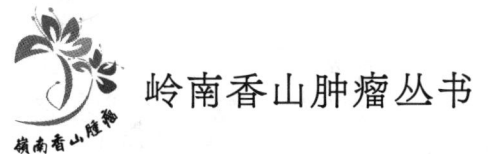

抗肿瘤药神经毒性中西医防治与康复

方灿途 孟金成 陈婷 主编

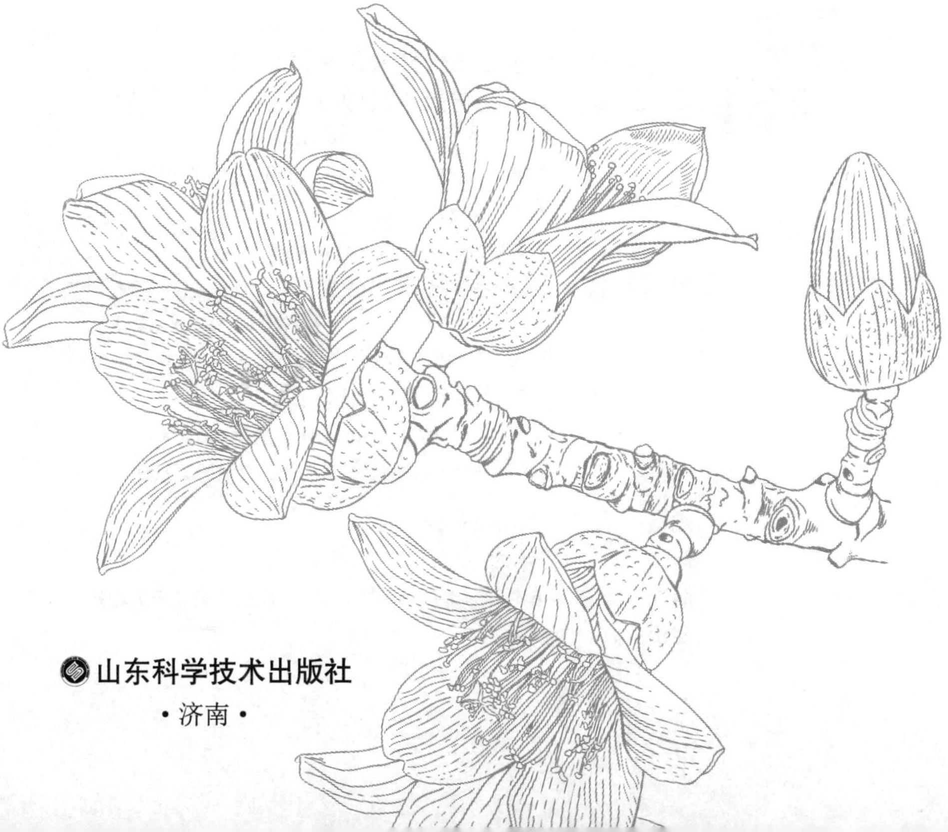

山东科学技术出版社

·济南·

图书在版编目（CIP）数据

抗肿瘤药神经毒性中西医防治与康复 / 方灿途，孟金成，陈婷主编. -- 济南：山东科学技术出版社，2025. 6. --（岭南香山肿瘤丛书）. -- ISBN 978-7-5723-2746-9

Ⅰ. R286.91

中国国家版本馆 CIP 数据核字第 20252W1W87 号

抗肿瘤药神经毒性中西医防治与康复
KANGZHONGLIU YAO SHENJING DUXING ZHONGXIYI FANGZHI YU KANGFU

责任编辑：马　祥
装帧设计：孙小杰

主管单位：山东出版传媒股份有限公司
出 版 者：山东科学技术出版社
　　　　　地址：济南市市中区舜耕路 517 号
　　　　　邮编：250003　电话：（0531）82098088
　　　　　网址：www.lkj.com.cn
　　　　　电子邮件：sdkj@sdcbcm.com
发 行 者：山东科学技术出版社
　　　　　地址：济南市市中区舜耕路 517 号
　　　　　邮编：250003　电话：（0531）82098067
印 刷 者：济南华林彩印有限公司
　　　　　地址：山东省济南市商河县新盛街10号
　　　　　邮编：251600　电话：（0531）82339899

规格：16 开（170 mm×240 mm）
印张：13.5　　字数：206 千
版次：2025 年 6 月第 1 版　印次：2025 年 6 月第 1 次印刷
定价：48.00 元

主　编　方灿途　孟金成　陈　婷

副主编　（按姓氏笔画排序）

　　　　　白伟杰　李陆振　何怡瀚　张华堂　陈汉锐

编　委　（按姓氏笔画排序）

　　　　　王　瑶（中山市中医院/广州中医药大学第十临床医学院）

　　　　　王可欣（中山市中医院/广州中医药大学第十临床医学院）

　　　　　方灿途（中山市中医院/广州中医药大学第十临床医学院）

　　　　　叶秋明（中山市中医院/广州中医药大学第十临床医学院）

　　　　　白伟杰（中山市中医院/广州中医药大学第十临床医学院）

　　　　　朱婉珊（中山市陈星海中西医结合医院）

　　　　　刘俊桐（广州中医药大学第十临床医学院）

　　　　　孙玉霞（中山市中西医结合医院）

　　　　　李陆振（中山市中医院/广州中医药大学第十临床医学院）

　　　　　吴乐霞（中山市陈星海中西医结合医院）

　　　　　吴朝洋（广州中医药大学第十临床医学院）

　　　　　何怡瀚（广东省中医院/广州中医药大学第二临床医学院）

　　　　　张华堂（中山市中医院/广州中医药大学第十临床医学院）

　　　　　陈　婷（中山市中医院/广州中医药大学第十临床医学院）

　　　　　陈小平（中山市中医院/广州中医药大学第十临床医学院）

陈汉锐（广州中医药大学第一附属医院／广州中医药大学第一临床医学院）

杨春芳（中山市中西医结合医院）

林思宏（广州中医药大学科技创新中心）

孟金成（中山市中医院／广州中医药大学第十临床医学院）

胡博文（中山市中西医结合医院）

莫炎华（广州中医药大学第十临床医学院）

唐　露（湖南省邵阳市洞口县中医院）

黄少辉（中山市中西医结合医院）

梁展鹏（中山市中医院／广州中医药大学第十临床医学院）

赖惠芹（中山市古镇镇社区卫生服务中心）

学术秘书　莫炎华（兼）

丛书序言

在医学探索的浩瀚星空中，岭南犹如一颗璀璨的明珠，因其独特的地理位置和丰富的自然资源，自古以来便是中医药学的沃土。香山，作为岭南文化的重要分支，更是以其深厚的文化底蕴和独特的医学智慧，开创了中医药防治肿瘤的璀璨篇章。

"岭南香山肿瘤丛书"正是在这片充满生机与活力的土地上应运而生。本丛书汇聚了岭南乃至全国的中医药界精英，他们凭借深厚的学术造诣与丰富的临床经验，深入挖掘岭南特有的中草药资源，结合中医学基础理论，对中医药防治肿瘤的奥秘进行了全面而深入的探讨。

本丛书在传承中医药精髓的同时，积极吸纳现代医学最新成果，实现了中西医的深度融合与优势互补。这种跨学科的探索与创新，不仅拓宽了肿瘤防治的视野，更为患者提供了更加多元化、个性化治疗方案，彰显了岭南医学与时俱进、开放包容的风貌。

此外，本丛书还深刻体现了岭南文化的人文关怀。针对肿瘤这一身心俱损的疾病，本丛书不仅传授专业知识，更关注患者的心理需求，通过岭南特有的文化元素与心理调适技巧，为患者点亮希望之光，帮助他们重拾对生活的勇气与信心。这种以人为本的医学理念，正是中医药学所倡导的"治未病"思想的生动体现。

随着医学科技的飞速发展,人们对健康重视程度日益提升。"岭南香山肿瘤丛书"的出版,无疑为广大读者提供了一个了解岭南中医药防治肿瘤知识、增强防癌抗癌意识的重要窗口。我们坚信,通过本丛书的广泛传播与深入影响,将激发更多人对岭南医学的热爱与传承,共同推动岭南乃至全国肿瘤防治事业的蓬勃发展。

最后,谨以此序言表达我对"岭南香山肿瘤丛书"出版的热烈祝贺和支持。希望本丛书能够成为广大读者的良师益友,为人类的健康事业贡献力量,共创岭南医学的辉煌未来。

方灿途

2023 年 11 月

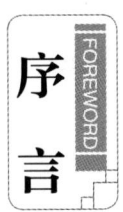

序言

在当今的肿瘤治疗领域，抗肿瘤药物的应用已成为不可或缺的一部分。然而，这些药物在带来疗效的同时，也常常伴随着一系列不良反应，尤其是神经毒性。神经毒性不仅影响患者的生活质量，还可能限制药物的使用剂量，因此，如何有效预防和管理这些毒性反应已成为临床治疗中的重要课题。

抗肿瘤药物引起的神经毒性主要分为中枢神经系统毒性和外周神经系统毒性两大类。中枢神经系统毒性虽然较少见，但其严重性不容忽视，可能引发惊厥、癫痫样发作等严重症状。周围神经毒性（CIPN）则更为常见，表现为四肢末端感觉异常、麻木或疼痛等症状，且停药后症状可能持续加重。

在应对这些毒性反应时，中西医结合治疗模式显示出其独特的优势。中医通过辨证施治，采用针灸、中药泡洗等方法，可以有效改善周围神经病变，并在一定程度上预防和缓解神经毒性。此外，中医药还可以通过扶正祛邪、调节免疫等机制，增强患者的整体抗病能力，从而提高治疗效果。

现代医学研究也在不断探索新的预防和治疗策略。例如，维生素B及其衍生物被证明可以预防某些化疗药物引起的神经毒性。此外，针对特定药物的生物标志物研究也在逐步推进，以期更早地识别和干预神经毒性的发展。

《抗肿瘤药神经毒性中西医防治与康复》旨在系统总结抗肿瘤药物神经毒性的发生机制、临床表现及防治策略，特别介绍了中西医结合在这一领域的应用与进展。希望通过本书的汇编，能够为临床医师提供全面的参考依据，帮助患者更好地应对治疗过程中的挑战，提高他们的生活质量。

卢传坚

2025 年 2 月

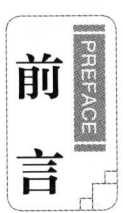

前言

在现代肿瘤治疗中，抗肿瘤药物的应用是不可或缺的手段之一。然而，这些药物在发挥疗效的同时，也常常伴随着一系列的不良反应，其中神经毒性是最常见的副作用之一。抗肿瘤药物所致的周围神经毒性（CIPN）不仅影响患者的日常生活质量，还可能限制肿瘤化疗方案中的剂量和疗程，从而影响整体治疗效果。

中医和西医在抗肿瘤药物所致神经毒性的防治方面各有优势。现代医学通过调节离子通道药物、抗氧化剂及神经营养药物等方法来缓解 CIPN 的症状，但这些方法往往效果有限。而中医药在减轻化疗药物引起的 CIPN 方面表现出独特的优势，如黄芪桂枝五物汤已被证实可以有效预防奥沙利铂引起的 CIPN，并且不影响化疗疗效。此外，中医外治法如针灸、中药泡洗等，也在治疗 CIPN 中取得了显著成效，能够有效改善患者的症状。例如，双筋龙汤在治疗抗肿瘤相关 CIPN 方面显示出良好的疗效。

本书旨在整合中西医在抗肿瘤药物所致神经毒性防治方面的最新研究成果和实践经验，为临床医师提供更为全面的参考依据。通过中西医结合的方式，我们期望能够更好地减轻患者的痛苦，提高他们的生活质量，并最终实现对肿瘤的有效控制和治疗。

因编者水平有限，书中缪误在所难免，期待读者不吝指正。

编者

2025 年 2 月 5 日

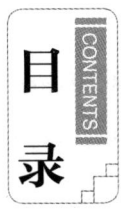

目录

第一章 抗肿瘤药物神经毒性的基本概念与流行病学 ………… 1
 第一节 抗肿瘤药物概论 ……………………………………… 1
 第二节 抗肿瘤药物神经毒性的概念 ………………………… 7
 第三节 抗肿瘤药物神经毒性的流行病学研究 ……………… 12

第二章 抗肿瘤药物神经毒性的中医学认识 …………………… 34
 第一节 中医学对神经毒性的基本理解 ……………………… 34
 第二节 中药防治神经毒性的研究进展 ……………………… 39
 第三节 中医疗法在抗肿瘤药物神经毒性中的应用 ………… 45

第三章 抗肿瘤药物神经毒性实验研究与临床试验设计 ……… 50
 第一节 神经毒性研究的实验模型 …………………………… 50
 第二节 神经毒性的细胞和分子机制 ………………………… 55
 第三节 神经保护和神经修复的新策略 ……………………… 60
 第四节 不同类型抗肿瘤药物引起的神经毒性的比较 ……… 65
 第五节 神经毒性的生物标志物和评估方法 ………………… 70
 第六节 评估方法与临床试验设计 …………………………… 75

第四章 抗肿瘤药物神经毒性的中西医诊断 ······ 80
第一节 西医诊断 ······ 80
第二节 中医辨证分型 ······ 97

第五章 抗肿瘤药物神经毒性的中西医治疗 ······ 110
第一节 抗肿瘤药物神经毒性的西医治疗方法 ······ 110
第二节 抗肿瘤药物神经毒性的中医治疗方法 ······ 113
第三节 毫火针在抗肿瘤药物神经毒性治疗中的应用 ······ 117

第六章 抗肿瘤药物神经毒性的中西医康复方法与饮食疗法 ······ 127
第一节 抗肿瘤药物神经毒性的西医康复方法 ······ 127
第二节 抗肿瘤药物神经毒性的中医康复方法 ······ 141
第三节 抗肿瘤药物神经毒性患者的饮食建议 ······ 154

第七章 抗肿瘤药物神经毒性的典型病例及分析 ······ 190

第一章

抗肿瘤药物神经毒性的基本概念与流行病学

第一节 抗肿瘤药物概论

一、抗肿瘤药物的分类与作用机制

抗肿瘤药物的分类与作用机制是肿瘤治疗领域中的核心议题。根据药物的作用机制，抗肿瘤药物可以分为多个类别，包括细胞毒性药物、靶向治疗药物、免疫治疗药物、内分泌治疗药物及抗血管生成药物等。

细胞毒性药物是传统化疗的主要组成部分，它们通过干扰细胞分裂过程中的关键步骤来杀死快速增殖的癌细胞。这类药物包括烷化剂、抗代谢药物、植物碱类和铂类药物等。例如，烷化剂能够通过与DNA交联来阻止癌细胞的复制，而抗代谢药物则通过模拟细胞代谢过程中的必需分子来干扰DNA合成。

靶向治疗药物则是针对癌细胞特异性分子靶点的药物，它们能够识别并结合这些靶点，从而抑制癌细胞的生长、增殖或存活。这些靶点可能包括受体酪氨酸激酶、细胞周期蛋白依赖性激酶、表皮生长因子受体等。靶向治疗药物的例子包括酪氨酸激酶抑制剂、单克隆抗体和抗体药物偶联物等[1]。

免疫治疗药物通过增强或恢复机体自身的免疫系统来识别和攻击癌细胞。这类药物包括免疫检查点抑制剂、细胞因子、过继细胞转移疗法和癌症疫苗等。免疫检查点抑制剂如PD-1和CTLA-4抑制剂能够解除免疫系统的"刹车"，使T细胞能够更有效地攻击癌细胞。

内分泌治疗药物主要用于治疗激素受体阳性的乳腺癌和前列腺癌。这些药物通过抑制激素的产生或阻断激素与受体的结合来治疗疾病。例如，芳构化酶抑制剂可以减少雌激素的产生[2]，而选择性雌激素受体调节剂（如他莫昔芬）则可以阻断雌激素与受体的结合。

抗血管生成药物则是通过抑制肿瘤血管的形成来限制肿瘤的生长和扩散。肿瘤血管生成是肿瘤生长和转移的关键步骤，因此抗血管生成药物如贝伐珠单抗可以通过抑制血管内皮生长因子（VEGF）的活性来治疗肿瘤。

每种抗肿瘤药物的作用机制都有其独特性，了解这些机制对于合理选择治疗方案、预测药物反应及管理治疗相关副作用至关重要。随着对肿瘤生物学认识的不断深入，新的药物靶点和治疗策略正在不断被发现，为肿瘤治疗提供了更多的可能性[3]。

二、抗肿瘤药物在治疗中的应用概况

抗肿瘤药物是现代肿瘤治疗的重要组成部分，它们通过抑制肿瘤细胞的生长、分裂或直接导致肿瘤细胞死亡来达到治疗效果。随着分子生物学和肿瘤学研究的不断深入，抗肿瘤药物的种类和作用机制日益丰富，治疗策略也逐渐从传统的细胞毒性药物向靶向治疗和免疫治疗转变。

在临床应用中，抗肿瘤药物通常根据肿瘤的类型、分期、患者的身体状况以及是否有药物敏感的分子标记物来选择。例如，乳腺癌患者可能根据其激素受体状态和HER2表达情况来选择内分泌治疗或抗HER2治疗。而对于非小细胞肺癌患者，则可能根据其*EGFR*或*ALK*基因突变状态来选择相应的靶向治疗药物。

化疗是肿瘤治疗的传统手段，它通过使用细胞毒性药物来杀伤肿瘤细胞。化疗药物可以单独使用，也可以根据特定的化疗方案组合使用，以提高疗效并减少耐药性的产生。化疗方案的选择需要综合考虑药物的毒副作用、患者的耐受性及肿瘤的生物学特性。

靶向治疗是近年来肿瘤治疗的一大进展，它针对肿瘤细胞的特异性分子靶点进行治疗，从而减少对正常细胞的损伤。靶向药物如酪氨酸激酶抑制剂、单克隆抗体等，已经在多种肿瘤治疗中显示出良好的效果。

免疫治疗则是通过激活或恢复患者自身的免疫系统来识别和攻击肿瘤细胞。免疫检查点抑制剂如PD-1/PD-L1抑制剂和CTLA-4抑制剂，已经在多种晚期肿瘤治疗中取得了突破性的进展。

除了上述治疗手段外，抗肿瘤药物的应用还包括辅助治疗、新辅助治疗、姑息治疗等。辅助治疗旨在手术或放疗后清除残余的微小病灶，减少复发和转移的概率；新辅助治疗则是在手术前给予药物治疗，以缩小肿瘤体积，提高手术切除率；姑息治疗主要针对晚期肿瘤患者，旨在缓解症状，提高生活质量。

总之，抗肿瘤药物在治疗中的应用是一个复杂而精细的过程，需要综合考虑多种因素，包括肿瘤的生物学特性、患者的个体差异及药物的毒副作用等。随着医学研究的不断进步，抗肿瘤药物的应用将更加精准和个性化，为肿瘤患者带来更多的治疗选择和生存希望。

三、现代肿瘤治疗策略分析

随着医学科技的不断进步，肿瘤治疗已经从单一的手术治疗发展成为多学科综合治疗模式。现代肿瘤治疗策略主要包括手术治疗、放疗、化疗、靶向治疗、免疫治疗及中医治疗等。这些治疗方法各有特点，可以根据患者的具体情况进行个体化治疗。

手术治疗是肿瘤治疗的传统方法之一，适用于早期肿瘤或部分中期肿瘤患者。通过手术切除肿瘤，可以有效控制疾病的发展。然而，手术治疗也有其局限性，例如对于晚期肿瘤或转移性肿瘤，手术往往难以彻底清除肿瘤细胞。

放疗是通过使用高能量射线破坏肿瘤细胞的DNA，从而阻止肿瘤细胞的生长和繁殖。放疗既可以作为单独治疗手段，也可以与手术、化疗等其他治疗方法联合使用。放疗在头颈部肿瘤、乳腺癌、肺癌等疾病的治疗中发挥着重要作用。

化疗是通过使用化学药物来杀死或抑制肿瘤细胞的生长。化疗药物可以口服或通过静脉注射进入体内，它们能够到达手术难以触及的区域，对全身性肿瘤治疗尤为重要。化疗在乳腺癌、肺癌、结直肠癌等疾病的治疗中是不可或缺的。

靶向治疗是一种针对肿瘤细胞特定分子靶点的治疗方法。通过识别和攻击肿瘤细胞特有的分子，靶向治疗可以更精确地杀死肿瘤细胞，同时减少对正常细胞的损害。靶向治疗在乳腺癌、肺癌、白血病等疾病的治疗中显示出显著效果。

免疫治疗是利用患者自身的免疫系统来识别和攻击肿瘤细胞。通过激活或增强免疫系统的功能，免疫治疗可以帮助患者长期控制甚至治愈某些类型的癌症。免疫检查点抑制剂是免疫治疗的一种重要形式，已经在黑色素瘤、肺癌等疾病治疗中取得突破性进展。

中医治疗在肿瘤治疗中扮演着辅助角色，通过中药、针灸、推拿等手段，可以缓解化疗和放疗引起的副作用，提高患者的生活质量。中医治疗强调整体观念和辨证施治，注重调整患者的身体状态，以增强机体抵抗力。

现代肿瘤治疗策略的综合运用，需要多学科团队的紧密合作，包括肿瘤外科医师、放疗科医师、化疗科医师、病理医师、影像科医师及中医专家等。通过多学科会诊，可以为患者制订最合适的个体化治疗方案，从而提高治疗效果，延长患者生存期，并改善患者的生活质量。

四、抗肿瘤药物研发的历史背景

抗肿瘤药物研发的历史背景可以追溯到 20 世纪初，当时科学家们开始探索化学物质对癌细胞的杀伤作用。这一领域的先驱者包括德国化学家保罗·埃利希，他提出了"魔法子弹"的概念，即寻找能够特异性靶向并杀死癌细胞而不伤害正常细胞的药物。埃利希的工作为后来的化学治疗奠定了基础。

20 世纪 40 年代，随着第二次世界大战的结束，抗肿瘤药物的研究得到了迅速发展。科学家们发现了一些具有抗癌活性的化合物，如氮芥类化合物，这些化合物最初是作为化学武器研究的，但后来被发现对某些类型的癌症有治疗效果。这些发现激发了对更多抗肿瘤药物的探索，包括抗代谢物、抗生素和植物提取物等。

20 世纪 50~60 年代，随着分子生物学和细胞生物学的发展，科学家们对癌细胞的生物学特性有了更深入的了解，这为开发更有效的抗肿瘤药物提供了理论基础。这一时期，一些重要的抗肿瘤药物如多柔比星、顺铂和氨甲蝶呤等被引入临床使用，显著提高了某些癌症的治疗效果。

进入 20 世纪 70 年代和 80 年代，随着对癌细胞信号传导和生长调控机制的深入研究，靶向治疗的概念应运而生。科学家们开始寻找能够干扰癌细胞生长和扩散的关键分子，如酪氨酸激酶抑制剂和抗体药物等。这些靶向药物的出现为癌症治疗带来了革命性的变化。

21世纪以来，随着基因组学、蛋白质组学和生物信息学的发展，个性化医疗和精准治疗成为抗肿瘤药物研发的新趋势。通过分析患者的遗传信息，科学家们能够为特定患者群体设计出更具针对性的治疗方案，从而提高治疗效果并减少副作用。

总的来说，抗肿瘤药物的研发历程是一个不断探索和创新的过程，从最初的化学治疗到现代的靶向治疗和免疫治疗，每一次进步都为癌症患者带来了新的希望。随着科学技术的不断进步，未来的抗肿瘤药物研发将继续朝着更加精准和个性化的方向发展。

五、抗肿瘤药物发展的现状与趋势

随着分子生物学、基因组学和蛋白质组学等领域研究的深入，抗肿瘤药物的研发已经进入了一个全新的时代。目前，抗肿瘤药物的发展呈现出以下几个显著的特点和趋势。

（一）靶向治疗的兴起

传统的化疗药物往往缺乏特异性，对癌细胞和正常细胞均有杀伤作用。而靶向治疗药物则针对癌细胞特有的分子标志物，如HER2、EGFR、ALK等，进行精准打击，显著提高了治疗效果并减少了对正常细胞的损害。

（二）免疫治疗的革命

免疫检查点抑制剂如PD-1和PD-L1抑制剂的问世，彻底改变了晚期癌症患者的治疗格局。这些药物通过激活患者自身的免疫系统来识别和攻击肿瘤细胞，为许多之前无法治疗的癌症患者带来了希望。

（三）个性化医疗的推进

随着基因测序技术的普及和成本降低，越来越多的肿瘤患者可以接受个体化的基因检测，从而选择最适合自己病情的治疗方案。这不仅提高了治疗的成功率，也减少了不必要的治疗费用和副作用。

（四）新药研发速度加快

生物技术的发展和药物筛选模型的优化，使得新药从实验室到临床应用的时间大大缩短。同时，全球范围内对抗肿瘤药物研发的投入不断增加，促进了新药研发的速度和效率。

（五）多学科合作的加强

肿瘤治疗不仅是肿瘤科医师的工作，还需要包括病理学家、放射科医师、外科医师、药理学家等多学科专家的共同努力。这种跨学科的合作模式有助于为患者提供更加全面和有效的治疗方案。

（六）临床试验的创新

为了更快地评估新药的疗效和安全性，临床试验设计越来越灵活，采用适应性设计、无缝对接设计等创新方法，以适应药物研发过程中不断出现的新情况。

（七）国际合作的深化

全球范围内对抗肿瘤药物研发的合作日益紧密，跨国公司与学术机构、政府部门的合作项目不断增多，促进了药物研发资源的共享和技术的交流。

（八）药物可及性的提升

随着新型抗肿瘤药物的不断上市，越来越多的患者能够获得这些先进的治疗手段。同时，药品审批流程的优化和药品价格谈判机制的建立，使得药物的可及性得到了显著提升。

总之，抗肿瘤药物的发展正处于一个快速变革的时期，新技术的应用、新药物的研发及治疗模式的创新，都在不断推动肿瘤治疗向前发展。未来的抗肿瘤药物将更加精准、高效，为癌症患者带来更多的生存希望。

（方灿途　孟金成　陈　婷　莫炎华）

参考文献

[1] NELSON E L, NELSON E. An increasingly important therapeutic target: Part 2 Distribution of HER2/neu Overexpression and Gene Amplification by Organ, Tumor Site and Histology[J]. 2014.

[2] 孟洁, 张瑾. 年轻女性乳腺癌临床资料分析[J]. 中国肿瘤临床, 2006, 33(22): 1316-1320.

[3] 刘一帆, 罗星, 宋天慈, 等. 恶性黑色素瘤靶向治疗及其耐药机制研究进展[J]. 昆明医科大学学报, 2025, 46(2): 158-163.

第二节 抗肿瘤药物神经毒性的概念

一、神经毒性的定义与分类

神经毒性是指抗肿瘤药物在治疗过程中对神经系统产生的不良影响。这种毒性可以表现为多种形式,包括感觉异常、运动障碍、认知功能下降等。根据受影响的神经系统部分,可以将神经毒性分为中枢神经系统毒性和周围神经系统毒性。中枢神经系统毒性主要影响大脑和脊髓,可导致头痛、头晕、记忆力减退等症状。周围神经系统毒性则影响神经末梢和神经纤维,表现为手脚麻木、刺痛、肌肉无力等症状。

在抗肿瘤药物治疗中,不同类型的药物可能导致不同形式的神经毒性。例如,铂类药物(如顺铂、卡铂和奥沙利铂)常引起周围神经病变[1],而某些抗代谢药物(如 5-氟尿嘧啶)则可能导致中枢神经系统损害。此外,一些靶向治疗药物和免疫治疗药物也可能引发神经毒性,其机制和表现形式可能与传统化疗药物有所不同。

为了更好地理解和管理抗肿瘤药物引起的神经毒性,需要对不同类型的神经毒性进行详细的分类和定义。这不仅有助于临床医师对患者进行准确的诊断和治疗,也有助于研究人员开发新的治疗策略和药物,以减轻或预防神经毒性的发生。

二、抗肿瘤药物神经毒性的临床表现

抗肿瘤药物神经毒性是肿瘤治疗中常见的副作用之一,它可以影响患者的生活质量,甚至可能导致治疗中断[2]。以下是抗肿瘤药物神经毒性的一些常见临床表现。

(一)周围神经病变

这是抗肿瘤药物神经毒性最常见的表现,患者感到手脚麻木、刺痛或烧灼感,有时还伴有肌肉无力和协调障碍。这些症状通常在夜间加剧,可降低患者的睡眠质量。

(二)感觉异常

患者可能会有感觉异常,如触觉过敏或感觉减退,这可能导致日常活动

困难，如穿衣、握笔或使用手机。

（三）运动功能障碍

抗肿瘤药物可能影响神经肌肉接头功能，导致肌肉无力、震颤或行走困难。严重情况下，患者可能会有跌倒风险增加。

（四）自主神经功能障碍

抗肿瘤药物可能影响自主神经系统，导致便秘、腹泻、尿潴留或性功能障碍等症状。

（五）认知功能障碍

一些患者可能会出现记忆力减退、注意力不集中或思维混乱等认知功能障碍，这些症状可能会影响患者的工作和日常生活。

（六）情绪变化

抗肿瘤药物神经毒性还可能引起情绪波动、焦虑或抑郁等情绪问题。

（七）疼痛

抗肿瘤药物神经毒性可能导致慢性疼痛，这种疼痛可能难以用常规的镇痛药物控制。

（八）睡眠障碍

除了由于周围神经病变导致的睡眠问题外，抗肿瘤药物还可能直接影响睡眠周期，导致患者失眠或睡眠质量下降。

（九）疲劳

抗肿瘤药物神经毒性可能导致患者感到异常疲劳，这种疲劳可能与癌症本身或治疗的其他副作用相叠加，使得患者难以进行日常活动。

（十）其他症状

在某些情况下，患者可能会经历头痛、视力异常、听力下降或其他感觉器官功能障碍。

值得注意的是，不同类型的抗肿瘤药物可能导致不同程度和类型的神经毒性，而且个体差异较大。因此，在治疗过程中，医师需要密切监测患者的神经功能，并根据具体情况调整治疗方案，以减轻神经毒性的影响。

三、抗肿瘤药物神经毒性的诊断方法

抗肿瘤药物神经毒性的诊断是肿瘤治疗中的一个重要环节，它对于及时发现和处理治疗过程中出现的神经系统副作用具有重要意义[3]。以下是关于神经毒性诊断方法的详细内容。

（一）临床评估

临床评估是诊断抗肿瘤药物神经毒性的基础。医师通过详细询问患者的症状和体征，包括疼痛、麻木、刺痛、肌肉无力等，来初步判断神经毒性的存在。此外，医师还会进行神经系统检查，如深浅反射、感觉和运动功能测试等，以进一步确认神经毒性的程度和类型。

（二）神经电生理检查

神经电生理检查是评估神经功能的重要手段，包括神经传导速度（NCV）和肌电图（EMG）等[3]。通过这些检查，可以客观测量神经和肌肉的功能，从而帮助医师确定神经毒性的严重程度和受累范围。

（三）影像学检查

影像学检查，如磁共振成像（MRI）和计算机断层扫描（CT），可以用来评估抗肿瘤药物对中枢神经系统的影响。这些检查可以帮助医师发现脑部或脊髓的病变，如炎症、水肿或结构性损伤，从而为神经毒性的诊断提供依据。

（四）生物标志物检测

生物标志物检测是近年来发展起来的一种诊断方法，通过检测血液、尿液或其他体液中的特定生物标志物，可以间接反映神经系统的损伤情况。例如，神经丝轻链蛋白（NfL）等生物标志物水平的升高可能与神经毒性相关[4]。

（五）患者报告结局

患者报告结局（PRO）是指患者对自己健康状况的直接描述，包括疼痛、功能障碍和生活质量等方面。通过使用标准化问卷和量表，如欧洲癌症研究与治疗组织生活质量问卷（EORTC QLQ-C30），可以收集患者的主观感受，这些信息对于评估神经毒性具有重要价值。

（六）综合评估

在实际临床工作中，通常需要结合多种诊断方法来综合评估抗肿瘤药物神经毒性。医师会根据患者的具体情况，选择合适的检查手段，并综合分析各项检查结果，以制订合理的治疗方案。

（七）未来发展方向

随着科技的进步，神经毒性的诊断方法也在不断发展。例如，利用基因组学和蛋白质组学技术，可以更深入地了解个体对药物的反应，从而实现个体化治疗。此外，人工智能和机器学习等新技术也被应用于神经毒性的预测和诊断中，有望提高诊断的准确性和效率。

通过上述方法，医师可以对肿瘤患者在接受治疗过程中可能出现的神经毒性进行全面评估，及时发现问题并采取相应措施，以减轻患者的痛苦并提高治疗效果。

四、抗肿瘤药物神经毒性的机制初探

抗肿瘤药物在治疗癌症的过程中，往往会因为其非特异性的作用机制而对正常细胞造成损伤，其中神经系统是易受影响的靶标之一。神经毒性是指抗肿瘤药物对神经系统造成的损害，可能表现为多种形式，包括感觉神经病变、运动神经功能障碍、认知功能下降等。

目前，关于抗肿瘤药物神经毒性的具体机制尚未完全阐明，但已有一些研究指向了可能涉及的几个关键途径。首先，抗肿瘤药物可能直接作用于神经细胞，导致细胞膜的损伤、细胞骨架的破坏或细胞内信号传递的紊乱。例如，一些化疗药物能够干扰微管的功能，而微管在神经细胞中对于轴突的运输和维持细胞形态至关重要。

其次，氧化应激被认为是抗肿瘤药物神经毒性的重要机制之一。化疗药物可能导致细胞内活性氧种类的产生增加，这些活性氧能够损伤细胞膜、蛋白质和DNA，从而引发细胞死亡。此外，氧化应激还可能激活炎症反应，进一步加剧神经损伤。

再者，神经毒性也可能与神经细胞的能量代谢障碍有关。神经细胞对能量的需求极高，而抗肿瘤药物可能干扰线粒体的功能，导致ATP生成减少，进而影响神经细胞的正常功能。

此外，神经炎症也是抗肿瘤药物神经毒性的一个潜在机制。化疗药物可能激活小胶质细胞，释放炎症因子，这些因子能够损伤神经细胞，并可能导致慢性疼痛等症状[5]。

最后，神经毒性的发生可能还与神经细胞的凋亡和自噬有关。化疗药物

可能触发细胞内凋亡信号通路，导致神经细胞的程序性死亡。同时，自噬功能异常也可能导致神经细胞的损伤和死亡。

总之，抗肿瘤药物神经毒性的机制复杂，可能涉及多个途径的相互作用。未来的研究需要进一步探索这些机制的细节，以便开发出有效的预防和治疗策略，减轻癌症患者的神经系统损伤。

五、抗肿瘤药物神经毒性的严重性

抗肿瘤药物神经毒性是癌症治疗中一个严重且普遍存在的问题，它不仅影响患者的生活质量，还可能导致治疗中断或剂量减少，从而影响治疗效果。本节将详细探讨抗肿瘤药物神经毒性的严重性，包括其对患者生理和心理的影响，以及对治疗计划和预后的潜在影响。

首先，抗肿瘤药物引起的神经毒性可能导致多种神经系统症状，包括感觉异常、疼痛、肌肉无力和协调障碍等。这些症状的严重程度可以从轻微到严重不等，严重时可能导致患者无法进行日常活动，甚至丧失自理能力。例如，化疗引起的周围神经毒性（CIPN）是乳腺癌和结直肠癌患者中最常见的神经毒性形式，它可能导致患者出现手脚麻木、刺痛或烧灼感，严重影响患者的行走和抓握能力。

其次，神经毒性还可能对患者的精神状态产生负面影响。长期的神经系统症状可能导致患者出现焦虑、抑郁和睡眠障碍，这些心理问题进一步加剧了患者的痛苦，并可能影响其社交活动和家庭关系。此外，由于神经毒性可能导致患者对化疗产生恐惧和抗拒，这可能影响患者的治疗依从性，进而影响治疗效果。

再者，神经毒性的严重性还体现在它对治疗计划的影响上。为了减轻神经毒性的症状，医师可能需要减少化疗药物的剂量或延长给药间隔，这可能降低治疗的有效性。在某些情况下，如果神经毒性过于严重，医师甚至可能需要更换化疗方案或暂停治疗，这无疑增加了癌症复发和转移的风险。

最后，神经毒性的严重性还与患者的预后密切相关。研究表明，神经毒性的严重程度与患者的生存率有一定的相关性。虽然这一关联的具体机制尚不完全清楚，但可以推测，严重的神经毒性可能导致治疗不足，从而影响癌症的控制和患者的长期生存。

综上所述，抗肿瘤药物引起的神经毒性是一个多维度的严重问题，它不仅影响患者的生活质量，还可能对治疗计划和预后产生深远的影响。因此，对于癌症患者和医疗专业人员来说，识别和有效管理神经毒性是癌症治疗中的一个重要挑战。

（方灿途　孟金成　陈　婷　莫炎华）

参考文献

［1］张学兰, 张侠. 奥沙利铂致周围神经病变及其防治研究进展[J]. 药物不良反应杂志, 2016, 18(2): 132.

［2］AMPTOULACH S, TSAVARIS N. Neurotoxicity caused by the treatment with platinum analogues[J]. Chemotherapy research and practice, 2011, 2011(1): 843019.

［3］TANKISI H, PUGDAHL K, BENICZKY S, et al. Evidence-based recommendations for examination and diagnostic strategies of polyneuropathy electrodiagnosis[J]. Clinical Neurophysiology Practice, 2019, 4: 214-222.

［4］GAETANI L, BLENNOW K, CALABRESI P, et al. Neurofilament light chain as a biomarker in neurological disorders[J]. Journal of Neurology, Neurosurgery & Psychiatry, 2019, 90(8): 870-881.

［5］HAN R, YANG Y M, DIETRICH J, et al. Systemic 5-fluorouracil treatment causes a syndrome of delayed myelin destruction in the central nervous system[J]. Journal of biology, 2008, 7: 1-22.

第三节　抗肿瘤药物神经毒性的流行病学研究

化疗引起的周围神经病变（CIPN）是铂类药物（顺铂、奥沙利铂）、长春新碱、紫杉烷类（紫杉醇、多西他赛）、蛋白酶体抑制剂（硼替佐米）及免疫调节剂（沙利度胺）等抗肿瘤药物的常见并发症[1]。CIPN 的发展可能需要减少化疗剂量或停止化疗，这可能会影响疾病预后，增加癌症相关死亡率[2]。

CIPN 的发病率为 30%~40%，其中奥沙利铂所致轻度神经毒性可达 90%[3,4]。部分荟萃分析综合多项研究[5]得出化疗后 1 个月 CIPN 患病率为 68.1%（57.7%~78.4%），3 个月随访患病率 60.0%（36.4%~81.6%），6 个月随访患病率为 30.0%（6.4%~53.5%）。不同的化疗药物、累计剂量及治疗周期、治疗时间、联合用药使 CIPN 患病率存在差异，遗传危险因素及基线神经病变、吸烟、酗酒、肌酐异常清除，以及化疗期间的特殊感觉变化等临床风险是 CIPN 的影响因素，许多遗传和临床危险因素被确定需要进一步的研究[5,6]。亦有研究调查表明焦虑、抑郁等心理因素将增加 CIPN 的发生风险[7]。CIPN 可以在化疗结束后持续较长时间，对治疗方案实施及患者后续生存质量有着非常负面的影响[8,9]。

以铂为基础的化疗药物（奥沙利铂、顺铂和卡铂）用于治疗肠道、膀胱、睾丸、卵巢、子宫、肺等实体瘤中，铂化疗药物在 CIPN 中发病率最高，影响约 70% 的患者[10,11]，主要的铂损伤的解剖结构为背根神经节，表现为感觉神经病变伴明显疼痛或由寒冷引起的异常疼痛和由于周围神经过度兴奋或肌强直引起的肌肉抽搐。急性奥沙利铂所致周围神经毒性（oxaliplatin-induced peripheral neuropathy，OIPN）可导致延长输注次数（22%）、剂量减少（15%~43%）和治疗停止（6%~21.4%）[12]，受异质性给药方案、药物组合、给药间隔和筛查器械（用来确定急性 OIPN）等影响，其发病率存在显著差异。

奥沙利铂是第三代铂类化疗药物。与顺铂相反，奥沙利铂不产生肾毒性或耳毒性，但仍存在各种不良反应，包括骨髓毒性和 CIPN 等。奥沙利铂的神经毒性分为急性和慢性两种[13]。急性毒性会在输注后数小时内出现急性、短暂性神经病变，通常表现为冷诱导的感觉异常、喉和下颚经常出现肌肉紧张，少数会出现肢体痉挛，症状可在 1 周内消失。有 85.9% 的患者会出现急性毒性，大多数症状可以耐受，但有 21.9% 的患者会出现严重急性毒性，这类患者往往会发展成更严重的慢性毒性[14]。奥沙利铂引起的慢性神经病变的症状与急性形式的症状非常相似，包括手脚感觉异常、感觉减退和感觉迟钝。相关研究表明，奥沙利铂引起的慢性周围神经性毒性的发生率为 71.4%[15]。对于慢性神经毒性，刺痛是最严重的症状，其次是麻木感。在化疗期间，手部的症状比脚部的症状更突出；到 18 个月时，足部的症状比手部更严重[16]。随着累积剂量的增加，奥沙利铂诱导的感觉神经病变发病率急剧增加，相关研究显示，累积剂量为 750~850 mg/m^2 时，10%~20% 的患者通常会发生严重的神经病变，而且在 9 个治疗周期后，10% 的患者发生严重神经病变，在 14 个治疗周期之后，50% 的患者发生了严重神经病变[17]。故化疗药物剂量调整是预防策略之一。

顺铂（DDP）有许多毒性作用，其中最严重的是肾脏和神经系统。水化和利尿剂可有效降低肾毒性，所以，目前神经毒性仍是 DDP 的主要剂量限制副作用，累积剂量达 250~350 mg/m² 后，通常会出现周围神经毒性[18]。其常见的神经毒性有振动敏感性降低、麻木、感觉异常和听力损失，严重的可出现共济失调[19,20]。临床试验显示1个周期的顺铂联合博来霉素和依托泊苷后，5.2% 的患者表现出轻微的神经毒性[21]。在3个周期后，据报道有 20%~30% 的患者出现了神经毒性[22]。与奥沙利铂相似，顺铂引起的手部疼痛性神经病变在化疗期间发展，停止化疗后达到平台期。相反，足部疼痛性神经病变同样在化疗期间开始，但在停止后恶化。停止化疗后，手足刺痛和麻木感明显加重。但不同的是奥沙利铂以引起急性神经病综合征而闻名，每次治疗后都会恶化，然后治疗间期逐渐改善，而顺铂很少会引起急性神经病变，以慢性神经病变为主[23]。有研究发现顺铂神经毒性的发病和严重程度与饮酒、吸烟或糖尿病之间没有显著相关性[19]。单次剂量大小及剂量累积是顺铂神经毒性发生的关键因素[18]。此外，超过 50% 的患者在停止治疗后症状继续恶化[24]。这表明顺铂诱发的神经病变是不可逆的。

卡铂是第二代铂类化疗药物，具有较低的胃肠毒性、肾毒性和神经毒性。卡铂的治疗效应已在所有肿瘤中得到证实，顺铂在生殖细胞肿瘤、卵巢、膀胱癌、肺癌、头颈癌和间皮瘤中具有"可比"的治疗效果[25]。作为顺铂的替代品，卡铂可应用于难以耐受顺铂不良反应的患者，而且具有减少胃肠道反应的额外益处，并减少水合和止吐治疗的需要[26]。卡铂的肾毒性和致吐性均低于顺铂，几乎不存在神经毒性和耳毒性，但它的主要毒副反应是骨髓抑制。

长春新碱是最具神经毒性的长春花生物碱，大多数患者出现长春新碱诱发的神经病变（vincristine-induced neuropathy，VIPN）。长春花生物碱是从植物长春花中提取的一类化疗药物，主要分为天然生物碱（长春碱和长春新碱）及其半合成衍生物（长春瑞滨）两大类。用于单独或联合治疗恶性血液系统疾病、睾丸癌、骨髓瘤、肉瘤、非小细胞肺癌和肾癌、肝癌、肺癌、脑癌和乳腺癌等，其严重程度与剂量有关[27]。

长春新碱是一种从植物长春花中提取的生物碱，在 35%~45% 的患者中出现感觉神经病变，具体表现为早期出现手足感觉异常，反射丧失，对称性远端运动和感觉障碍，甚至导致共济失调和手功能受损[28]。"滑行"在长春新碱诱导的神经病变中也很突出。24%~30% 的患者在长春新碱治疗后的第一个月出现神经病变的"滑行"现象,在高剂量强度组更为明显。症状和体征的改善通常在 VCR 治疗中断后几周出现,停药后,感觉异常和运动无力症状的平均持续时间为 3 个月[29]。除了感觉神经毒性外,长春新碱还可导致运动神经和自主神经病变。36% 的患者出现运动性麻痹,常表现为肌肉痉挛和远端肌肉无力,约 10% 的患者发生自主神经病变,包括心率变异性降低、直立性低血压、膀胱和肠道功能障碍。较少见的是眼麻痹和声带麻痹[28]。长春新碱还会引起急性运动神经病变,这类似于吉兰 - 巴雷综合征(GBS)的变异型急性运动轴索神经病[30]。虽然比较罕见,但这种急性运动神经病变还需要与白血病和淋巴瘤导致免疫系统功能障碍相关的急性炎症性脱髓鞘区分开来[31]。神经毒性与剂量相关,且随着剂量的增加而累积,大多数患者在每周服用 6~8 次长春新碱(累积剂量为 15~20 mg)后会产生显著毒性[32]。长春新碱超过此剂量通常会导致严重残疾,因此在累积剂量为 30~50 mg 时常需要停止药物治疗。虽然这种神经毒性通常在中断治疗后可以逆转,但复苏缓慢,需要数月的时间[33]。VIPN 是一种时间长度依赖的感觉神经病变,具有显著的运动障碍和偶尔脑神经受累,91% 的患者在停止治疗 12 个月后仍有症状。有证据表明经长春新碱治疗的癌症幸存者存在长期的远端感觉和运动缺陷。Charcot-Marie Tooth(CMT)疾病相关基因的遗传多态性似乎增加了 VIPN 的风险。高龄、肝功能不全、先前存在神经功能障碍和当前的神经毒性药物(抗真菌唑类药物、抗结核药物异烟肼、L- 天冬酰胺酶)可能会导致敏感性增加和更严重的神经病变的症状和体征[33~35]。

长春瑞滨属于长春碱家族的半合成衍生物,是长春碱家族中神经毒性最小的长春花生物碱。长春花生物碱是有丝分裂纺锤体毒物,在细胞分裂过程中通过抑制微管组装而诱导细胞毒性[36]。长春瑞滨似乎比其他长春碱对有丝分裂纺锤体更具选择性,对轴突微管的影响较小[37]。抑制有丝分裂纺锤体聚合所需的药物最低浓度与能够损伤轴突微管的浓度之比为 20∶1[38]。这意味着长春瑞滨诱发神经毒性的可能性很小。与其他长春碱相比,长春瑞滨治疗引起的神经毒性的发生率相对较低,研究报告发病率为 6%~29%[39]。其常见的神经毒性为感觉运动远端对称性轴索神经病,表现为深部肌腱反射丧失和感觉异常,严重运动神经毒性发生率低于 5%。便秘也经常发生,可能与自主神经病变有关,但很少出现严重的情况(发生率最高 7%)[40]。

47%的患者服用长春瑞滨4个周期后出现轻度神经病变的临床症状和体征，包括踝关节抽搐减少或消失和下肢远端感觉异常，神经症状通常在停药后恢复[39]。老年患者可能会出现药代动力学的变化，并可能更容易受到药物毒性的影响[41]。剂量增加和联合用药也是增加神经毒性的危险因素[40]。

沙利度胺是美国食品药品监督管理局（FDA）批准的治疗多发性骨髓瘤（MM）的药物。沙利度胺的主要毒性是便秘、嗜睡和神经毒性。特别是神经毒性，其发生率为25%~75%[42,43]，这也是导致沙利度酰胺剂量减少和停药的最常见原因。沙利度胺能产生大、小纤维感觉性神经毒性，主要影响下肢远端。相关的临床症状和体征通常包括刺痛或感觉异常疼痛，甚至麻木。沙利度胺很少引发运动神经病变，即使有，其严重程度通常较轻；反而自主神经症状很常见，包括胃肠道症状（如便秘、厌食、恶心）和心血管症状（如低血压、心动过缓）[44]。尽管沙利度胺诱发的神经毒性在剂量减少或停止治疗后通常是可逆的，但某些影响可能是永久性的。使用沙利度胺维持治疗超过1年，75%的患者患有周围神经损伤，其中27.5%的患者出现致残性3级毒性，导致停药[45]。研究显示，65岁或65岁以上患者的周围神经病变发生率较高，41%的老年患者出现这种并发症，而年轻患者只有17%[46]。说明神经毒性的发生率与年龄相关，因此，许多老年患者也不太愿意以生存率换取当前的生活质量，也不太能接受沙利度胺的副作用。沙利度胺类似物来那度胺引起的周围神经病变较轻，发生率较低，故成为那些已有神经病变患者的首选药物。一项研究表明，沙利度胺在10.6%的患者中产生了严重的神经毒性，但来那度胺仅在0.9%患者中发生了严重的神经毒性[47]。另一项研究中，来那度胺的3级以上神经毒性发生率为2%，也显著低于沙利度胺（16%）[48]。另一种沙利度胺类似物波马度胺也在Ⅲ期临床试验中被证实可减少神经毒性的发生率，其引起的3级或更严重的神经病变发生率为1%。这与沙利度胺相比，显著降低了神经毒性[49]。MM目前是无法治愈的，需要长期使用沙利度胺及其类似物，这导致累积化学毒性。神经毒性与神经病变的发展与沙利度胺累积剂量之间的可能关系存在争议。然而，一些研究表明，累积剂量越高，神经病变越有可能发生，并且随着累积剂量的增加，神经病变的严重程度会恶化[50]。因此，减少剂量和修改给药时间表是预防神经毒性的方法之一。具体如下：对于1级PN患者，沙利度胺治疗可以继续进行，剂量减少50%，尤其是在没有其他治疗选择的情况下。对于2级PN患者，应停止沙利度胺治疗，直到神经病变恢复到基线水平或严重程度低于1级，随后可恢复治疗，剂量水平减少一半。一些人建议将沙利度胺治疗时间缩短，尽量小于6个月或采用低剂量（如50 mg/d）[44]。

硼替佐米所致周围神经病变（bortezomib-induced peripheral neuropathy，BIPN）是一种远端、对称、长度依赖的轴突感觉运动神经病，其特征是轻至中度感觉丧失、轻至重度神经性疼痛和轻度下肢远端运动无力。Ⅱ期临床试验已确定BIPN发生率为31%~37%，28%的受试者出现C2级神经病变。BIPN发病多在治疗后的任意时间，但通常发生于治疗的第2个周期后。大部分BIPN在第5个周期前发生[51]。在极少数情况下，硼替佐米也可能在少数患者中产生脱髓鞘性感觉运动神经病变，这类似于免疫介导的神经病变[52]，虽然发生率不高，但也需引起重视。硼替佐米引起的神经毒性的发生率通常与危险因素有关，包括治疗方案、输注时间和先前存在的遗传性或营养缺乏引起的周围神经病变与副肿瘤性质、糖尿病、酗酒等情况[53]。一项研究指出：新诊断MM患者的BIPNF发病危险因素与年龄相关。老年患者因存在基线PN致BIPN更严重。存在基线PN患者的PFS/OS比无基线PN的患者差[54]。引起周围神经损伤的基线神经病变和糖尿病等共病也可预测BIPN的发生，通常与其严重程度相关。值得注意的是，长期服用硼替佐米与BIPN发病率和严重程度的增加无显著相关性[55]。一项临床试验结果显示，在接受1.3 mg/m^{2}硼替佐米的患者中，37%出现神经性毒性，而在接受1.0 mg/m^{2}硼替佐米的患者有21%出现神经毒性。在累积剂量30 mg/m^{2}时（约在第5个疗程），出现最严重的BIPN，此后一直持续到第8个疗程仍可见[56]。不过，轻至中度感觉性神经毒性在大多数患者中被证明是可逆的。通过严格监测，并遵循既定的剂量调整指南，可使85%的神经性毒性得到有效逆转[57]，因此，减少硼替佐米的使用剂量可以减轻BIPN的症状，防止更高级别不良反应的发生。因硼替佐米与沙利度胺联合能降低药物剂量的使用，而且沙利度胺的抗炎作用可以降低BIPN[58]，所以硼替佐米与沙利度胺联合是一种"双赢"的方法，但鉴于两种药物的毒性仍较高，故需严重控制剂量和给药间隔，做好随访工作，及时调整方案。

伊沙唑米是一种口服蛋白酶体抑制剂，具有良好的抗骨髓瘤效果和较低的周围神经病变发生率。在一项临床试验中，伊沙唑米与来那度胺和低剂量地塞米松联合使用的最大耐受剂量为 2.97 mg/m^2；43% 患者出现周围神经病变。大多数患者的周围神经病变为 1 级和 2 级，3 级神经毒性的发生率为 6%，未发生 4 级神经毒性。49% 患者的神经毒性在治疗结束后逐渐得到缓解，其中大多数是轻至中度病变[59]。

卡非佐米（carfilzomib）是美国 FDA 批准的一种选择性蛋白酶体抑制剂，可作为单一药物用于复发和难治性多发性骨髓瘤患者，或与来那度胺和地塞米松联合用于复发性多发骨髓瘤患者。卡非佐米的起始剂量和目标剂量分别为 20 mg/m^2 和 27 mg/m^2，注射时间需超过 10 分钟。与硼替佐米相比，卡非佐米的神经毒性发生率更低。一项Ⅲ期临床研究中，硼替佐米组发生 2 级或 2 级以上周围神经病变的患者人数占 32%，而接受卡非佐米治疗的患者中只有 6% 出现神经毒性[60]。而且在疗效上，卡非佐米不亚于硼替佐米，是一种相当不错的替代选择。

紫杉醇类药物（如紫杉醇、多西他赛和卡巴他赛）目前是治疗乳腺癌、卵巢癌、肺癌、膀胱癌、前列腺癌和其他实体肿瘤的一线药物，紫杉诱导的周围神经病变（taxane-induced peripheral neuropathy，TIPN）是治疗中最常见的非血液学不良事件，可能导致剂量减少和停止治疗，同时，TIPN 对癌症患者的家庭、工作和社会生活中的日常活动、功能和行为产生负面影响，影响患者的生存质量。TIPN 主要引起急性、长度依赖的远端感觉神经病，并伴有神经性疼痛，即使停止紫杉类药物治疗后，紫杉类药物相关周围神经病变仍可能继续恶化，这一过程被称为滑行现象[61]。化疗结束 1 个月后的患者 TIPN 的患病率接近 68%，并且接近 1/3 的患者 TIPN 持续 6 个月以上[5]。由此可见滑行现象较为常见。一项研究显示：运动和感觉 TIPN 的累计发生率分别为 31.5% 和 21.3%，运动 TIPN 比感觉 TIPN 更常见，运动 TIPN 和感觉 TIPN 的中位持续时间分别为 6 周和 13 周[62]。

接受紫杉醇类药物治疗的患者发生 TIPN 的发病率较高，发病率为 57%~83%，其中 3~4 级 TIPN 占 2%~33%。紫杉醇类药物的神经毒性往往呈现累积性，随治疗周期增加而增加。每周和每 3 周使用 PTX 的患者出现 2~4 级 TIPN 的发生率分别为 3%~24% 和 12%~17.4%；而连续 12 周和 24 周输注 PTX，TIPN 的发生率为 71% 和 96%，相比前者有大幅度增加[63]。一项关于晚期非小细胞肺癌患者的Ⅲ期临床试验表明：接受紫杉醇加卡铂治疗的患者治疗第 4 周期和第 8 周期的 TIPN 发生率分别为 20% 和 43%[64]。

多西他赛在标准剂量下的神经毒性一般低于紫杉醇[65]。多西他赛的总体发病率和重度发病率分别为 11%~64% 和 3%~14%[66]。多西他赛的 PN 症状多在 2~4 个周期后出现，症状可以在治疗周期之间改善，但随着疗程推进症状会逐渐进展，大多数患者的 TIPN 症状在停药后的几周内消退[67]。

靶向治疗：靶向治疗是指通过靶向肿瘤生长所必需的特定分子（通常是一种蛋白质或一类蛋白质）来发挥抗癌作用的多种药物。这些药物的毒性可能来自对非肿瘤组织的直接靶点抑制，因此在不同类型的靶向治疗中可能存在显著性差异，或者通过间接机制介导。神经系统并发症是统计接受肿瘤靶向药物治疗的癌症患者发病率和死亡率的重要来源。这些并发症可能导致影响中枢神经系统（CNS）和（或）外周神经系统（PNS），导致显著神经损伤。一些神经系统并发症发生在治疗过程中，但其他，如认知功能障碍，在治疗结束后的几个月到几年内并不明显。它们还可能导致剂量减少和过早停止治疗，从而限制其潜在的治疗效果。由于神经组织修复是有限的，预防和早期识别是避免永久性神经损伤的关键。

抗 HER-2 靶向药物：曲妥珠单抗是一种抗人表皮生长因子 2（HER-2）的单克隆抗体，被批准用于治疗 HER-2 阳性乳腺癌。神经系统不良反应通常是轻微的，包括头痛、疼痛、头晕，很少有神经病变。有病例报告发现曲妥珠单抗治疗诱发、可逆性后部白质脑病综合征（PRES），该患者在接受曲妥珠单抗治疗时出现癫痫发作[68]。

曲妥珠单抗－美坦新偶联物（T-DM1）是曲妥珠单抗和微管抑制剂 DM1 的抗体－药物偶联物。与曲妥珠单抗相比，T-DM1 治疗增加 10 倍脑立体定向放射手术（SRS）后发生放射性坏死的风险[69]。病例报告发现 T-DM1 可诱发中枢神经系统毒性，该例患者输注 T-DM1 后出现短暂的 2~3 级视物模糊，第二次输注 T-DM1 后并发 2 级复视，引起眩晕[70]。

小分子抑制剂：受体酪氨酸激酶（RTK）的小分子抑制剂（TKIs）通常与轻度神经症状有关，如疲倦和头痛。尽管 TKIs 的神经系统毒性发病率相对较低，但 TKIs 的血脑屏障和血－脑脊液屏障被穿透可导致神经系统毒性。表皮生长因子受体（EGFR）抑制剂包括吉非替尼、厄洛替尼和奥希替尼等。

其中第三代 EGFR 酪氨酸激酶抑制剂（EGFR-TKI）奥希替尼具有显著的脑穿透性，在 *EGFR* 突变的非小细胞肺癌脑转移和软脑膜癌病中显示出单药活性，因此与第一代、第二代 EGFR-TKI 相比，第三代 EGFR-TKI 更可能诱发中枢神经系统毒性[71,72]。ALK/ROS1 抑制剂的周围神经病变发生率为 25%~50%，症状通常轻微。此外，洛拉替尼还与认知功能障碍（如注意力障碍、记忆障碍、谵妄或定向障碍）、情绪变化和语言困难有关，这似乎是该药物所特有的，而不是一种类别效应[73,74]。

阿伐替尼（avapritinib）是一种 KIT 和 PDGFRA 抑制剂，最近被批准用于治疗晚期胃肠间质瘤（GIST）。超过 50% 的患者经历中枢神经系统不良事件，最常见的是疲倦、认知和记忆障碍。一些患者还出现睡眠障碍和情绪障碍、语言障碍、头晕和幻觉。它还带有颅内出血的警告，在临床试验中颅内出血的发生率为 1%~3%，需要停药或减少剂量[75]。

神经营养受体酪氨酸激酶（NTRK）抑制剂被批准用于所有具有 *NTRK* 融合基因的实体肿瘤组织，这类药物包括拉罗替尼（larotrectinib）和恩曲替尼（entrectinib）。拉罗替尼与轻度神经系统症状有关，如头痛、疲倦和头晕[76]。恩曲替尼比拉罗替尼具有更高的 CNS 穿透性，似乎有更多的中枢神经系统不良事件[77,78]。恩曲替尼最常见的神经系统并发症是疲倦和精神状态改变/认知障碍，尽管后者的确切性质在文献中没有很好地定义。早期试验中更严重但罕见的不良中枢神经系统事件包括严重认知障碍、小脑性共济失调和头晕[77,78]。一项针对 TRK 抑制剂引起的靶向不良事件的回顾性分析报告了 96 例患者中有 39 例（41%）发生头晕。33% 的头晕被描述为体位性头晕，18% 的头晕不平衡，8% 的眩晕，5% 的头晕与以上症状混合。减少剂量和服用支持性药物后，头晕症状有所改善[79]。

伊马替尼抑制剂具有阻断一种或多种蛋白激酶的作用。临床用于治疗慢性髓性白血病和恶性胃肠道间质肿瘤。伊马替尼治疗最常见的不良反应是轻度和短暂性肌肉痉挛和肌痛（发病率分别为 49% 和 20%）[80~82]。值得注意的是，在接受伊马替尼治疗患者中，2%~7% 的患者在没有并发创伤或抗凝的情况下出现自发性硬膜下血肿。因此，任何在伊马替尼治疗中出现新发神经系统症状的患者都应评估是否存在颅内出血[83,84]。

舒尼替尼（sunitinib）和索拉非尼（sorafenib）都是针对血管内皮生长因

子（VEGF）受体和其他受体家族的多激酶抑制剂。这两种药物都被批准用于晚期肾细胞癌。舒尼替尼还用于恶性胃肠道间质肿瘤（GIST），索拉非尼用于不可切除的肝细胞癌。抗 VEGF 药物会增加缺血性脑卒中的风险。此外，舒尼替尼和索拉非尼可诱发后路可逆性脑病综合征（PRES），这是一种特殊的脑病综合征，表现为癫痫、头痛、皮质性失明和精神状态改变，但发生率很低（<1%）[85,86]。除高血压脑病外，舒尼替尼还与 70 岁以上患有动脉硬化性白质脑病患者的幻觉、精神错乱和锥体外系症状有关[87]。

布鲁顿酪氨酸激酶（BTK）抑制剂通过阻断 BCR 信号通路帮助触发细胞死亡，目前用于几种 B 细胞恶性肿瘤的治疗，包括慢性淋巴细胞白血病和套细胞淋巴瘤。第一代 BTK 抑制剂依鲁替尼（ibrutinib）与感染风险增加相关，特别是在开始治疗后的前几个月。一些病例报告发现依鲁替尼可诱发隐球菌性脑膜脑炎、JC 病毒引起的进行性多灶性白脑病和累及中枢神经系统的侵袭性真菌感染[88]。一项依鲁替尼联合化疗治疗原发性中枢神经系统淋巴瘤的Ⅰb期试验报道了侵袭性曲霉菌病的意外发生率为 39%[89]。第二代 BTK 抑制剂（阿卡替尼和泽布替尼）通常具有更轻的副作用谱，目前仅有两例阿卡替尼相关侵袭性真菌感染病例被报道。

塞利尼索（selinexor）是全球首款且唯一一款口服型选择性核输出抑制剂，已经获得美国 FDA 批准治疗复发/难治性多发性骨髓瘤和复发/难治性弥漫大 B 细胞淋巴瘤，可通过阻断 XPO1，可逆性抑制抑白蛋白和致癌蛋白 mRNA 的核输出，导致肿瘤抑制蛋白在细胞核中积累、几种癌蛋白的减少、细胞周期停止及癌细胞凋亡；而正常细胞不受影响。在临床试验中，尽管神经毒性可能是继发于药物诱导的低钠血症，但使用塞利尼索与精神错乱、头晕和其他精神状态改变有关[90]。

单克隆抗体：免疫检查点抑制剂（ICI）是一类免疫调节单克隆抗体，针对所谓的免疫检查点分子如程序性细胞死亡1（PD-1），其配体 PD-L1，或细胞毒性 T 淋巴细胞蛋白4（CTLA4），抑制适应性免疫反应，导致炎症抗肿瘤作用。受 ICI 毒性影响最常见的器官是皮肤、胃肠道、肝脏和内分泌组织，但神经系统毒性并发症也时常发生。使用 ICI 的神经免疫相关不良事件（irAEs）的发生率因生物靶标而异。抗 CTLA4 治疗的发生率为 1%~4%，抗 PD1 治疗的发生率为 3%~6%，联合治疗的发生率为 12%~14%[91,92]。然而，大多数神经系统毒性是轻微的，只有不到 1% 的患者经历 CTCAE 3 级或更高级别的并发症。神经性急性发作通常发生在治疗开始后的前 3 个月内。大多数患者能痊愈，但有 1/3 的患者报告残余损伤，并可能发生致命的神经并发症。ICI 最常见的神经系统 irAEs 是头痛，通常是轻微的。其他常见的 1 级或 2 级 irAEs 包括头晕、视觉障碍、轻度意识混乱或记忆障碍、轻度感觉障碍和周围神经病变。更严重（≥3 级）的神经系统 irAEs 包括剧烈头痛、脑病、脑膜炎、神经肌肉疾病，以及少见的脑积水和颅内出血[93]。

贝伐珠单抗是一种针对 VEGF 的人源化单克隆抗体，被批准用于治疗肾癌、结直肠癌、肺癌和宫颈癌及复发性胶质母细胞瘤。贝伐珠单抗主要通过抑制血管生成来发挥抗癌作用，因此与颅外和颅内出血的风险增加有关，然而，颅内出血的总体风险仍然相对较低（<3%）[94,95]。贝伐珠单抗很少会引起伴有癫痫、视力障碍、脑病或其他局灶性神经症状的可逆性后部白质脑病综合征（RPLS），但这些症状可以继发于贝伐珠单抗诱发的高血压。

戈沙妥珠单抗（sacituzumab govitecan）是一种抗体-药物偶联物，由靶向人类滋养细胞表面抗原 2（Trop-2）的抗体通过专有的可水解连接子偶联到 SN-38（拓扑异构酶Ⅰ抑制剂）组成。它现在被美国 FDA 批准用于治疗转移性三阴性乳腺癌。在Ⅲ期随机试验中，戈沙妥单抗的神经病变发生率为 25%（几乎全部为 1 级），无 3 级或 4 级神经病变报告[96]。

利妥昔单抗（rituximab）和阿仑单抗（alemtuzumab）均为单克隆抗体。利妥昔单抗是一种针对 B 淋巴细胞 CD20 的人源化单克隆抗体，是治疗各种 B 细胞恶性肿瘤的重要组成部分[97]。阿仑单抗可中和 CD25 受体，被批准用于治疗慢性淋巴细胞白血病[98]。神经毒性是罕见的，但非特异性症状，如头痛、肌痛、头晕和感觉异常均可发生。利妥昔单抗和阿仑单抗均与 JC 病毒的再激活和进行性多灶性白质脑病（PML）有关[99]。

维布妥昔单抗（brentuximub vedotin）是一种 cd30 导向的抗体药物偶联物，用于 CD30 阳性淋巴瘤，在 36%~69% 患者中与主要感觉周围神经病变相关[100,101]。

泊洛妥珠单抗（polatuzumab）是一种抗 B 细胞受体 CD79b 的单克隆抗体，也是一种抗体-药物偶联物（ADC），被批准与苯达莫司汀和利妥昔单抗联合用于治疗复发或难治性弥漫性大 B 细胞淋巴瘤。泊洛妥珠单抗联合这些药物导致近50%的患者出现周围神经病变。周围神经病变一般较轻，大多数患者完全缓解，但部分患者须减少泊洛妥珠单抗剂量[102]。

恩诺单抗（enfortumab）是一种抗体-药物偶联物，由靶向连接蛋白4（Nectin-4，一种在包括尿路上皮癌在内的多种实体肿瘤中高度表达的治疗靶点）的人IgG1单克隆抗体恩诺单抗与细胞毒制剂MMAE（monomethyl auristatin E，一种微管破坏剂）偶联而成。最常见的神经系统并发症是疲倦、视觉障碍和周围神经病变。周围神经病变最常见的是感觉神经病变，运动神经病变较为少见，大多数患者的神经毒性症状可以缓解[103]。

那西他单抗（danyelza）是一种靶向神经节苷脂（GD2）的人源化单克隆抗体，并被批准用与粒细胞-巨噬细胞集落刺激因子（GM-CSF）联合用于骨或骨髓中的高危神经细胞瘤。虽然一般可耐受，但已有严重神经毒性的报道，包括严重的神经性疼痛、横断性脊髓炎和可逆性后部白质脑病综合征[21]。在临床试验中，25%~32%的患者出现周围神经病变（包括感觉神经病变、运动神经病变、感觉异常和神经痛），通常在输注当天出现症状。对于严重神经毒性患者，建议永久停用那西他单抗[104]。

危险因素和预防措施：临床上发现有许多危险因素与神经毒性相关，总的来说分为两部分，分别是治疗相关风险因素和个体危险因素。

治疗相关风险因素包括抗肿瘤药物类型、单次给药和累积剂量，治疗时间、给药计划及联合治疗等。个体危险因素包括独立危险因素、潜在危险因素和其他危险因素。化疗后神经毒性（CIPN）的发生具有较大的个体差异性，许多研究证明糖尿病和年龄增长与神经毒性有很大的相关性，是神经毒性的独立危险因素。同时接受其他神经毒性物质、先前存在的神经病变，以及易诱发神经病变的疾病或自身缺陷［酒精滥用、肾功能不全、甲状腺功能减退、维生素缺乏、感染如人类免疫缺陷病毒（HIV）感染和自身免疫性风湿病］，都应被视为潜在风险因素。其他危险因素包括吸烟、遗传等[5,105]。因此，在化疗过程中需要及时识别危险因素，尽早预防和治疗CIPN。

CIPN是一种常见的、累积的、剂量依赖性的抗癌治疗相关不良事件，对生活质量有重大影响，甚至可能影响治疗效果，需要减少化疗药物剂量或停药。许多神经毒性可以通过有效的手段达到预防的效果，因此，预防显得非常重要。

减少剂量、使用替代化疗或暂时停止化疗一直是治疗CIPN的主要策略。许多药物因其预防神经毒性的潜力而被研究。药物预防也能起到一定的效果，理想的CIPN预防药物应具有以下特点：①它应作为多靶点药物，因为这可能会增加其保护功效；②不应降低所用化疗药物的抗肿瘤功效；③应根据个体患者报告结果将其引入治疗，以提高其预防CIPN症状和原因的功效。几种预防CIPN的实验性疗法已进入临床试验阶段[106]。但2020年欧洲肿瘤内科学会（ESMO）关于化疗诱发的CIPN的预防和管理指南中没有推荐任何预防CIPN的药物。NCI临床试验网站列出了目前积极的研究，如联合维生素B_{12}和维生素B_6，联合维生素D和Omega-3和低多胺饮食。

中医治未病分为两方面，一方面为未病先防，即积极预防神经毒性的发生；另一方面为既病防变，即预防轻至中度神经毒性转为严重神经毒性，以及预防急性毒性向慢性转变。许多研究已表明轻中度神经毒性大部分是可以逆转或缓解的，因此，我们需未雨绸缪，避免出现严重神经毒性。

非药物治疗包括针灸、运动锻炼、冷冻疗法、手套压迫疗法、中药治疗等。作为最具代表性的中医特色疗法之一，针灸已有三千多年的历史，是一种将特制的针刺入特定的穴位，刺激经络达到治疗目标的传统疗法。目前针灸能否预防CIPN尚无定论，一项CIPN的随机假对照试验中，针灸治疗12周，与未经治疗的疼痛或神经病变症状者无明显差异[107]。运动和功能训练对CIPN有预防作用，一项系统评价中表明运动在帮助预防和缓解CIPN症状方面具有一致的益处。在临床实践中，鼓励癌症患者在身体状况稳定且没有明显化疗副作用的情况下进行轻度体育锻炼，以尽量减少CIPN对日常功能和生活质量的影响[108]。冷冻疗法也可以对神经毒性起到一定的预防作用，一项随机对照研究表明冷冻疗法在预防每周接受紫杉醇治疗的乳腺癌患者周围神经病变中有获益[109]。手套压迫疗法也是潜在的有效预防方法。在一项小型研究中，42例患者接受了紫杉醇治疗，保护手的C2级或更高级别感觉和运动周围神经病变的发生率显著低于对照组（感觉神经病变21.4% vs 76.1%；运动神经病变26.2% vs 57.1%）[110]。

中山市中医院肿瘤科在预防神经毒性方面有独特的见解，充分发挥中医学在预防神经毒性方面的优势，形成自身的科室特色。神经毒性反应与中医病证相比照，属中医学"麻木""血痹"范畴。本科室针对奥沙利铂神经毒性"虚、瘀、寒"特点化裁组成具有益气养血、活血通络、温经止痛功效的双筋龙汤，外用治疗化疗诱发的神经毒性。在中山市中医院肿瘤科发起的一项研究中[111]，笔者探究了外用双筋龙汤对减弱奥沙利铂诱发神经毒性的疗效观察，共纳入了90例患者。化疗6个周期后，双筋龙汤治疗组的发生率显著低于安慰剂组（40% vs 66.7%）。治疗组没有发生4级神经毒性，表明双筋龙汤不但能减少对临床后续化疗的影响，也改善了肿瘤患者的生活质量。本科室在神经毒性方面潜心研究了10余年，形成了预防神经毒性的高效体系，积累了丰富的经验，有效减轻了患者化疗所致的神经毒性，保证患者在接受化疗的同时不影响生活质量。

目前，癌症发病率日益增加、化疗药物范围的扩大及新兴药物带来新的毒性，遭受化疗所致神经毒性困扰的患者会越来越多。鉴于患者数量和发病率的巨大规模，化疗诱发的神经毒性作为抗肿瘤治疗的一个常见副作用，需引起我们的重视。如何充分预防神经毒性这一问题，仍需更多医护同行参与进来解答。

（方灿途　孟金成　陈　婷　莫炎华）

参考文献

［1］KERCKHOVE N,COLLIN A,CONDé S,et al.Chemotherapy-induced peripheral neuropathy:Symptomatology and epidemiology［J］. Bull Cancer,2018,105（11）:1020-1032.

［2］HERSHMAN D L,LACCHETTI C,DWORKIN R H,et al.Prevention and management of chemotherapy-induced peripheral neuropathy in survivors of adult cancers:American Society of Clinical Oncology clinical practice guideline［J］. J Clin Oncol,2014,32（18）:1941-1967.

［3］BALAYSSAC D,FERRIER J,DESCOEUR J,et al.Chemotherapy-induced peripheral neuropathies:from clinical relevance to preclinical evidence［J］. Expert Opin Drug Saf,2011,10（3）:407-417.

［4］CAVALETTI G,ZANNA C.Current status and future prospects for the treatment of chemotherapy-induced peripheral neurotoxicity［J］. Eur J Cancer,2002,38（14）:1832-1837.

［5］SERETNY M,CURRIE G L,SENA E S,et al.Incidence,prevalence,and predictors of chemotherapy-induced peripheral neuropathy:A systematic review and meta-analysis［J］. Pain,2014,155（12）:2461-2470.

［6］BURGESS J,FERDOUSI M,GOSAL D,et al.Chemotherapy-Induced Peripheral Neuropathy:Epidemiology,Pathomechanisms and Treatment［J］.Oncol Ther,2021,9（2）:385-450.

［7］VERHOEFF-JAHJA R,TER KUILE M M,WEIJL N I,et al.Symptoms of anxiety but not depression before start of taxane-based chemotherapy are associated with peripheral neuropathy:a multicenter study in women with breast cancer[J].Support Care Cancer,2022,30(8):6947-6953.

[8] STEFANSSON M,NYGREN P.Oxaliplatin added to fluoropyrimidine for adjuvant treatment of colorectal cancer is associated with long-term impairment of peripheral nerve sensory function and quality of life[J].Acta Oncol,2016,55(9-10):1227-1235.

[9] TOFTHAGEN C.Surviving chemotherapy for colon cancer and living with the consequences[J].J Palliat Med,2010,13(11):1389-1391.

[10] SOVERI L M,LAMMINMäKI A,HäNNINEN U A,et al.Long-term neuropathy and quality of life in colorectal cancer patients treated with oxaliplatin containing adjuvant chemotherapy[J].Acta Oncol,2019,58(4):398-406.

[11] KRøIGåRD T,SCHRøDER H D,QVORTRUP C,et al.Characterization and diagnostic evaluation of chronic polyneuropathies induced by oxaliplatin and docetaxel comparing skin biopsy to quantitative sensory testing and nerve conduction studies[J].Eur J Neurol,2014,21(4):623-629.

[12] GEBREMEDHN E G,SHORTLAND P J,MAHNS D A.The incidence of acute oxaliplatin-induced neuropathy and its impact on treatment in the first cycle:a systematic review[J].BMC Cancer,2018,18(1):410.

[13] LEHKY T J,LEONARD G D,WILSON R H,et al.Oxaliplatin-induced neurotoxicity:acute hyperexcitability and chronic neuropathy[J].Muscle Nerve,2004,29(3):387-392.

[14] ARGYRIOU A A,CAVALETTI G,BRIANI C,et al.Clinical pattern and associations of oxaliplatin acute neurotoxicity:a prospective study in 170 patients with colorectal cancer[J].Cancer,2013,119(2):438-444.

[15] MOLASSIOTIS A,CHENG H L,LOPEZ V,et al.Are we mis-estimating chemotherapy-induced peripheral neuropathy?Analysis of assessment methodologies from a prospective,multinational,longitudinal cohort study of patients receiving neurotoxic chemotherapy[J].BMC Cancer,2019,19(1):132.

[16] PACHMAN D R,QIN R,SEISLER D K,et al.Clinical Course of Oxaliplatin-Induced Neuropathy:Results From the Randomized Phase III Trial No 8CB(Alliance)[J].J Clin Oncol,2015,33(30):3416-3422.

[17] DE GRAMONT A,FIGER A,SEYMOUR M,et al.Leucovorin and fluorouracil with or without oxaliplatin as first-line treatment in advanced colorectal cancer[J].J Clin Oncol,2000,18(16):2938-2947.

[18] CAVALETTI G,MARZORATI L,BOGLIUN G,et al.Cisplatin-induced peripheral neurotoxicity is dependent on total-dose intensity and single-dose intensity[J].Cancer,1992,69(1):203-207.

[19] MOLLMAN J E,GLOVER D J,HOGAN W M,et al.Cisplatin neuropathy.Risk factors,prognosis,and protection by WR-2721[J].Cancer,1988,61(11):2192-2195.

[20] VAN DER HOOP R G,VECHT C J,VAN DER BURG M E,et al.Prevention of cisplatin neurotoxicity with an ACTH（4-9）analogue in patients with ovarian cancer［J］.N Engl J Med,1990,322（2）:89-94.

[21] ALBERS P,SIENER R,KREGE S,et al.Randomized phase Ⅲ trial comparing retroperitoneal lymph node dissection with one course of bleomycin and etoposide plus cisplatin chemotherapy in the adjuvant treatment of clinical stage I Nonseminomatous testicular germ cell tumors:AUO trial AH 01/94 by the German Testicular Cancer Study Group［J］.J Clin Oncol,2008,26（18）:2966-2972.

[22] DE WIT R,ROBERTS J T,WILKINSON P M,et al.Equivalence of three or four cycles of bleomycin,etoposide,and cisplatin chemotherapy and of a 3-or 5-day schedule in good-prognosis germ cell cancer:a randomized study of the European Organization for Research and Treatment of Cancer Genitourinary Tract Cancer Cooperative Group and the Medical Research Council［J］.J Clin Oncol,2001,19（6）:1629-1640.

[23] ALBANY C,DOCKTER T,WOLFE E,et al.Cisplatin-associated neuropathy characteristics compared with those associated with other neurotoxic chemotherapy agents（Alliance A151724）［J］.Support Care Cancer,2021,29（2）:833-840.

[24] VON SCHLIPPE M,FOWLER C J,HARLAND S J.Cisplatin neurotoxicity in the treatment of metastatic germ cell tumour:time course and prognosis［J］.Br J Cancer,2001,85（6）:823-826.

[25] LOKICH J,ANDERSON N.Carboplatin versus cisplatin in solid tumors:an analysis of the literature［J］.Ann Oncol,1998,9（1）:13-21.

[26] HAMAUCHI S,YOKOTA T,ONOZAWA Y,et al.Safety and efficacy of concurrent carboplatin plus radiotherapy for locally advanced head and neck cancer patients ineligible for treatment with cisplatin［J］.Jpn J Clin Oncol,2015,45（12）:1116-1121.

[27] MADSEN M L,DUE H,EJSKJæR N,et al.Aspects of vincristine-induced neuropathy in hematologic malignancies:a systematic review［J］.Cancer Chemother Pharmacol,2019,84（3）:471-485.

[28] POSTMA T J,BENARD B A,HUIJGENS P C,et al.Long-term effects of vincristine on the peripheral nervous system［J］.J Neurooncol,1993,15（1）:23-27.

[29] VERSTAPPEN C C,KOEPPEN S,HEIMANS J J,et al.Dose-related vincristine-induced peripheral neuropathy with unexpected off-therapy worsening［J］.Neurology,2005,64（6）:1076-7.

[30] GONZáLEZ PéREZ P,SERRANO-POZO A,FRANCO-MACíAS E,et al.Vincristine-induced acute neurotoxicity versus Guillain-Barrésyndrome:a diagnostic dilemma［J］.Eur J Neurol,2007,14（7）:826-828.

[31] WANSCHITZ J,DICHTL W,BUDKA H,et al.Acute motor and sensory axonal neuropathy in Burkitt-like lymphoma［J］.Muscle Nerve,2006,34（4）:494-498.

[32] GRINBERG R,NEMOTO T,DAO T L.VINCRISTINE（NSC-67574）:DOSAGE

AND RESPONSE IN ADVANCED BREAST CANCER［J］.Cancer Chemother,1965, 45:57-61.

［33］LEGHA S S.Vincristine neurotoxicity.Pathophysiology and management［J］.Med Toxicol,1986,1（6）:421-427.

［34］HUSSAIN M,WOZNIAK A J,EDELSTEIN M B.Neurotoxicity of antineoplastic agents［J］.CROH,1993,14（1）:61-75.

［35］MORIYAMA B,HENNING S A,LEUNG J,et al.Adverse interactions between antifungal azoles and vincristine:review and analysis of cases［J］.Mycoses,2012,55（4）:290-297.

［36］JORDAN M A,THROWER D,WILSON L.Mechanism of inhibition of cell proliferation by Vinca alkaloids［J］.Cancer Res,1991,51（8）:2212-2222.

［37］POTIER P.The synthesis of Navelbine prototype of a new series of vinblastine derivatives［J］.Semin Oncol,1989,16（2 Suppl 4）:2-4.

［38］BINET S,FELLOUS A,LATASTE H,et al.In situ analysis of the action of Navelbine on various types of microtubules using immunofluorescence［J］.Semin Oncol,1989,16（2 Suppl 4）:5-8.

［39］PACE A,BOVE L,NISTICòC,et al.Vinorelbine neurotoxicity:clinical and neurophysiological findings in 23 patients［J］.J Neurol,Neurosurg Psychiatry,1996,61（4）:409-411.

［40］PICCIRILLO M C,DANIELE G,DI MAIO M,et al.Vinorelbine for non-small cell lung cancer［J］.Expert Opinion on Drug Safety,2010,9（3）:493-510.

［41］Effects of vinorelbine on quality of life and survival of elderly patients with advanced non-small-cell lung cancer.The Elderly Lung Cancer Vinorelbine Italian Study Group［J］.J Natl Cancer Inst,1999,91（1）:66-72.

［42］MILESHKIN L,STARK R,DAY B,et al.Development of neuropathy in patients with myeloma treated with thalidomide:patterns of occurrence and the role of electrophysiologic monitoring［J］.J Clin Oncol,2006,24（27）:4507-4514.

［43］KROPFF M,BAYLON H G,HILLENGASS J,et al.Thalidomide versus dexamethasone for the treatment of relapsed and/or refractory multiple myeloma:results from OPTIMUM,a randomized trial［J］.Haematologica,2012,97（5）:784-791.

［44］RICHARDSON P G,LAUBACH J P,SCHLOSSMAN R L,et al.Complications of multiple myeloma therapy,part 1:risk reduction and management of peripheral neuropathy and asthenia［J］.JNCCN,2010,8 Suppl 1:S4-S12.

［45］TOSI P,ZAMAGNI E,CELLINI C,et al.Neurological toxicity of long-term（>1 yr）thalidomide therapy in patients with multiple myeloma［J］.Eur J Haematol,2005,74（3）:212-216.

［46］BARLOGIE B,TRICOT G,ANAISSIE E,et al.Thalidomide and hematopoietic-cell transplantation for multiple myeloma［J］.N Engl J Med,2006,354（10）:1021-1030.

［47］GAY F,HAYMAN S R,LACY M Q,et al.Lenalidomide plus dexamethasone versus thalidomide plus dexamethasone in newly diagnosed multiple myeloma:a comparative analysis of 411 patients［J］.Blood,2010,115（7）:1343-1350.

［48］ZWEEGMAN S,VAN DER HOLT B,MELLQVIST U H,et al.Melphalan,prednisone,and lenalidomide versus melphalan,prednisone,and thalidomide in untreated multiple myeloma［J］.Blood,2016,127（9）:1109-1116.

［49］MIGUEL J S,WEISEL K,MOREAU P,et al.Pomalidomide plus low-dose dexamethasone versus high-dose dexamethasone alone for patients with relapsed and refractory multiple myeloma（MM-003）:a randomised,open-label,phase 3 trial［J］.Lancet Oncol,2013,14（11）:1055-1066.

［50］MILESHKIN L,PRINCE H M.The troublesome toxicity of peripheral neuropathy with thalidomide［J］.Leuk Lymphoma,2006,47（11）:2276-2279.

［51］FARQUHAR-SMITH P.Chemotherapy-induced neuropathic pain［J］.Curr Opin Support Palliat Care,2011,5（1）:1-7.

［52］RAVAGLIA S,CORSO A,PICCOLO G,et al.Immune-mediated neuropathies in myeloma patients treated with bortezomib［J］.Clin Neurophysiol,2008,119（11）:2507-2512.

［53］ARGYRIOU A A,ICONOMOU G,KALOFONOS H P.Bortezomib-induced peripheral neuropathy in multiple myeloma:a comprehensive review of the literature［J］.Blood,2008,112（5）:1593-1599.

［54］DONG M,ZHANG J,HAN X,et al.Baseline peripheral neuropathy was associated with age and a prognostic factor in newly diagnosed multiple myeloma patients［J］.Sci Rep,2022,12（1）:10061.

［55］CALHOUN E A,WELSHMAN E E,CHANG C H,et al.Psychometric evaluation of the Functional Assessment of Cancer Therapy/Gynecologic Oncology Group-Neurotoxicity（Fact/GOG-Ntx）questionnaire for patients receiving systemic chemotherapy［J］.Int J Gynecol Cancer,2003,13（6）:741-748.

［56］RICHARDSON P G,BRIEMBERG H,JAGANNATH S,et al.Frequency,characteristics,and reversibility of peripheral neuropathy during treatment of advanced multiple myeloma with bortezomib［J］.J Clin Oncol,2006,24（19）:3113-3120.

［57］RICHARDSON P G,XIE W,MITSIADES C,et al.Single-agent bortezomib in previously untreated multiple myeloma:efficacy,characterization of peripheral neuropathy,and molecular correlations with response and neuropathy［J］.J Clin Oncol,2009,27（21）:3518-3525.

［58］BADROS A,GOLOUBEVA O,DALAL J S,et al.Neurotoxicity of bortezomib therapy in multiple myeloma:a single-center experience and review of the literature［J］.Cancer,2007,110（5）:1042-1049.

［59］KUMAR S K,BERDEJA J G,NIESVIZKY R,et al.Safety and tolerability of ixazomib,an oral proteasome inhibitor,in combination with lenalidomide and dexamethasone in patients with previously untreated multiple myeloma:an open-label phase 1/2 study［J］.

Lancet Oncol,2014,15（13）:1503-1512.

[60] DIMOPOULOS M A,MOREAU P,PALUMBO A,et al.Carfilzomib and dexamethasone versus bortezomib and dexamethasone for patients with relapsed or refractory multiple myeloma（ENDEAVOR）:a randomised,phase 3,open-label,multicentre study［J］.Lancet Oncol,2016,17（1）:27-38.

[61] FLATTERS S J L,DOUGHERTY P M,COLVIN L A.Clinical and preclinical perspectives on Chemotherapy-Induced Peripheral Neuropathy（CIPN）:a narrative review［J］.Br J Anaesth,2017,119（4）:737-749.

[62] CHENG H L,MOLASSIOTIS A,LEUNG A K T,et al.Docetaxel-Induced Peripheral Neuropathy in Breast Cancer Patients Treated with Adjuvant or Neo-Adjuvant Chemotherapy［J］.Breast Care（Basel）,2021,16（3）:269-275.

[63] 韩滨,李正翔.紫杉醇致外周神经毒性的研究现状与进展［J］.中国新药与临床杂志,2018,37（7）:375-379.

[64] RIVERA E,CIANFROCCA M.Overview of neuropathy associated with taxanes for the treatment of metastatic breast cancer［J］.Cancer chemother Pharmacol,2015,75（4）:659-670.

[65] BREWER J R,MORRISON G,DOLAN M E,et al.Chemotherapy-induced peripheral neuropathy:Current status and progress［J］.Gynecol Oncol,2016,140（1）:176-183.

[66] TOFTHAGEN C,MCALLISTER R D,VISOVSKY C.Peripheral neuropathy caused by Paclitaxel and docetaxel:an evaluation and comparison of symptoms［J］.J Adv Pract Oncol,2013,4（4）:204-215.

[67] VELASCO R,BRUNA J.Taxane-Induced Peripheral Neurotoxicity［J］.Toxics,2015,3（2）:152-169.

[68] ABUGHANIMEH O,ABU GHANIMEH M,QASRAWI A,et al.Trastuzumab-associated Posterior Reversible Encephalopathy Syndrome［J］.Cureus,2018,10（5）:e2686.

[69] STUMPF P K,CITTELLY D M,ROBIN T P,et al.Combination of Trastuzumab Emtansine and Stereotactic Radiosurgery Results in High Rates of Clinically Significant Radionecrosis and Dysregulation of Aquaporin-4［J］.Clin Cancer Res,2019,25（13）:3946-3953.

[70] PAPAGEORGIOU G I,SYMEONIDIS D G,TSAKATIKAS S A,et al.Central neurotoxicity induced by trastuzumab emtansine（T-DM1）:a case report［J］.Anticancer Drugs,2021,32（10）:1146-1149.

[71] PARK S,LEE M H,SEONG M,et al.A phase Ⅱ,multicenter,two cohort study of 160 mg osimertinib in EGFR T790M-positive non-small-cell lung cancer patients with brain metastases or leptomeningeal disease who progressed on prior EGFR TKI therapy［J］.Ann Oncol,2020,31（10）:1397-1404.

[72] YANG J C H,KIM S W,KIM D W,et al.Osimertinib in Patients With Epidermal Growth Factor Receptor Mutation-Positive Non-Small-Cell Lung Cancer and Leptomeningeal

Metastases:The BLOOM Study[J].J Clin Oncol,2020,38(6):538-547.

[73] SOLOMON B J,BESSE B,BAUER T M,et al.Lorlatinib in patients with ALK-positive non-small-cell lung cancer:results from a global phase 2 study[J].Lancet Oncol,2018,19(12):1654-1667.

[74] CAMIDGE D R,BANG Y J,KWAK E L,et al.Activity and safety of crizotinib in patients with ALK-positive non-small-cell lung cancer:updated results from a phase 1 study[J].Lancet Oncol,2012,13(10):1011-1019.

[75] DHILLON S.Avapritinib:First Approval[J].Drugs,2020,80(4):433-439.

[76] DRILON A,LAETSCH T W,KUMMAR S,et al.Efficacy of Larotrectinib in TRK Fusion-Positive Cancers in Adults and Children[J].N Engl J Med,2018,378(8):731-739.

[77] FISCHER H,ULLAH M,DE LA CRUZ C C,et al.Entrectinib,a TRK/ROS1 inhibitor with anti-CNS tumor activity:differentiation from other inhibitors in its class due to weak interaction with P-glycoprotein[J].Neuro Oncol,2020,22(6):819-829.

[78] DOEBELE R C,DRILON A,PAZ-ARES L,et al.Entrectinib in patients with advanced or metastatic NTRK fusion-positive solid tumours:integrated analysis of three phase 1-2 trials[J].Lancet Oncol,2020,21(2):271-282.

[79] LIU D,FLORY J,LIN A,et al.Characterization of on-target adverse events caused by TRK inhibitor therapy[J].Ann Oncol,2020,31(9):1207-1215.

[80] GAMBACORTI-PASSERINI C,LE COUTRE P,MOLOGNI L,et al.Inhibition of the ABL kinase activity blocks the proliferation of BCR/ABL+leukemic cells and induces apoptosis[J].Blood Cells Mol Dis,1997,23(3):380-394.

[81] VAN DER KUIP H,MOEHRING A,WOHLBOLD L,et al.Imatinib mesylate(STI571)prevents the mutator phenotype of Bcr-Abl in hematopoietic cell lines[J].Leuk Res,2004,28(4):405-408.

[82] SLEIJFER S,WIEMER E,VERWEIJ J.Drug Insight:gastrointestinal stromal tumors(GIST)—the solid tumor model for cancer-specific treatment[J].Nat Clin Pract Oncol,2008,5(2):102-111.

[83] THEODOTOU C B,SHAH A H,IVAN M E,et al.Subdural hematoma in a patient taking imatinib for GIST:a case report and discussion of risk with other chemotherapeutics[J].Anticancer Drugs,2016,27(3):259-263.

[84] SONG K W,RIFKIND J,AL-BEIROUTI B,et al.Subdural hematomas during CML therapy with imatinib mesylate[J].Leuk Lymphoma,2004,45(8):1633-1636.

[85] MARTíN G,BELLIDO L,CRUZ J J.Reversible posterior leukoencephalopathy syndrome induced by sunitinib[J].J Clin Oncol,2007,25(23):3559.

[86] OZCAN C,WONG S J,HARI P.Reversible posterior leukoencephalopathy syndrome and bevacizumab[J].N Engl J Med,2006,354(9):980-982;discussion-2.

[87] VAN DER VELDT A A,VAN DEN EERTWEGH A J,HOEKMAN K,et al.Reversible cognitive disorders after sunitinib for advanced renal cell cancer in patients with preexisting arteriosclerotic leukoencephalopathy[J].Ann Oncol,2007,18(10):1747-1750.

［88］MASCHMEYER G,DE GREEF J,MELLINGHOFF S C,et al.Infections associated with immunotherapeutic and molecular targeted agents in hematology and oncology.A position paper by the European Conference on Infections in Leukemia（ECIL）［J］.Leukemia,2019,33（4）:844-862.

［89］LIONAKIS M S,DUNLEAVY K,ROSCHEWSKI M,et al.Inhibition of B Cell Receptor Signaling by Ibrutinib in Primary CNS Lymphoma［J］.Cancer Cell,2017,31（6）:833-843.e5.

［90］GAVRIATOPOULOU M,CHARI A,CHEN C,et al.Integrated safety profile of selinexor in multiple myeloma:experience from 437 patients enrolled in clinical trials［J］.Leukemia,2020,34（9）:2430-2440.

［91］CUZZUBBO S,JAVERI F,TISSIER M,et al.Neurological adverse events associated with immune checkpoint inhibitors:Review of the literature［J］.Eur J Cancer,2017,73:1-8.

［92］SPAIN L,TIPPU Z,LARKIN J M,et al.How we treat neurological toxicity from immune checkpoint inhibitors［J］.ESMO open,2019,4（Suppl 4）:e000540.

［93］LARKIN J,CHMIELOWSKI B,LAO C D,et al.Neurologic Serious Adverse Events Associated with Nivolumab Plus Ipilimumab or Nivolumab Alone in Advanced Melanoma,Including a Case Series of Encephalitis［J］.Oncologist,2017,22(6):709-718.

［94］CARDEN C P,LARKIN J M,ROSENTHAL M A.What is the risk of intracranial bleeding during anti-VEGF therapy?［J］.Neurooncology,2008,10（4）:624-630.

［95］SANDLER A,HIRSH V,RECK M,et al.An evidence-based review of the incidence of CNS bleeding with anti-VEGF therapy in non-small cell lung cancer patients with brain metastases［J］.Lung Cancer,2012,78（1）:1-7.

［96］BARDIA A,HURVITZ S A,TOLANEY S M,et al.Sacituzumab Govitecan in Metastatic Triple-Negative Breast Cancer［J］.N Engl J Med,2021,384（16）:1529-1541.

［97］MALONEY D G,GRILLO-LóPEZ A J,BODKIN D J,et al.IDEC-C2B8:results of a phase I multiple-dose trial in patients with relapsed non-Hodgkin's lymphoma［J］.J Clin Oncol,1997,15（10）:3266-3274.

［98］FORAN J M,ROHATINER A Z,CUNNINGHAM D,et al.European phase II study of rituximab（chimeric anti-CD20 monoclonal antibody）for patients with newly diagnosed mantle-cell lymphoma and previously treated mantle-cell lymphoma,immunocytoma,and small B-cell lymphocytic lymphoma［J］.J Clin Oncol,2000,18（2）:317-324.

［99］PICCINNI C,SACRIPANTI C,POLUZZI E,et al.Stronger association of drug-induced progressive multifocal leukoencephalopathy（PML）with biological immunomodulating agents［J］.Eur J Clin Pharmacol,2010,66（2）:199-206.

［100］PRO B,ADVANI R,BRICE P,et al.Brentuximab vedotin（SGN-35）in patients with relapsed or refractory systemic anaplastic large-cell lymphoma:results of a phase II study［J］.J Clin Oncol, 2012,30（18）:2190-2196.

［101］YOUNES A,BARTLETT N L,LEONARD J P,et al.Brentuximab vedotin（SGN-35） for relapsed CD30-positive lymphomas[J].N Engl J Med,2010,363(19):1812-1821.

[102] SEHN L H,HERRERA A F,FLOWERS C R,et al.Polatuzumab Vedotin in Relapsed or Refractory Diffuse Large B-Cell Lymphoma[J].J Clin Oncol,2020,38(2):155-165.

[103] ROSENBERG J E,O'DONNELL P H,BALAR A V,et al.Pivotal Trial of Enfortumab Vedotin in Urothelial Carcinoma After Platinum and Anti-Programmed Death 1/Programmed Death Ligand 1 Therapy[J].J Clin Oncol,2019,37(29):2592-2600.

[104] SLATNICK L R,JIMENO A,GORE L,et al.Naxitamab:a humanized anti-glycolipid disialoganglioside(anti-GD2)monoclonal antibody for treatment of neuroblastoma[J]. Drugs Today(Barc),2021,57(11):677-688.

[105] BAKOGEORGOS M,GEORGOULIAS V.Risk-reduction and treatment of chemotherapy-induced peripheral neuropathy[J].Expert Rev Anticancer Ther,2017, 17(11):1045-1060.

[106] SA AT K.Chemotherapy-induced peripheral neuropathy-part 2:focus on the prevention of oxaliplatin-induced neurotoxicity[J].Pharmacological Reports,2020,72(3):508-527.

[107] GREENLEE H,CREW K D,CAPODICE J,et al.Randomized sham-controlled pilot trial of weekly electro-acupuncture for the prevention of taxane-induced peripheral neuropathy in women with early stage breast cancer[J].Breast Cancer Res Treat,2016,156(3):453-464.

[108] CHEN S C,JANE S W,LIN Y C,et al.[The Effect of Exercise Interventions on Alleviating Chemotherapy-Induced Peripheral Neuropathy:A Systematic Review][J]. Hu Li Za Zhi,2022,69(4):99-110.

[109] SHIGEMATSU H,HIRATA T,NISHINA M,et al.Cryotherapy for the prevention of weekly paclitaxel-induced peripheral adverse events in breast cancer patients[J]. Support care Cancer,2020,28(10):5005-5011.

[110] TSUYUKI S,SENDA N,KANNG Y,et al.Evaluation of the effect of compression therapy using surgical gloves on nanoparticle albumin-bound paclitaxel-induced peripheral neuropathy:a phase Ⅱ multicenter study by the Kamigata Breast Cancer Study Group[J]. Breast Cancer Res Treat,2016,160(1):61-67.

[111] 方灿途,孟金成,张华堂,等.双筋龙汤外用对奥沙利铂导致神经毒性的预防作用[J]. 中医临床研究,2012,4(3):36-37.

第二章

抗肿瘤药物神经毒性的中医学认识

第一节 中医学对神经毒性的基本理解

一、中医病理学对肿瘤及其并发症的认识

中医病理学对肿瘤及其并发症的认识是建立在中医整体观念和辨证论治的基础之上的。中医认为，肿瘤的发生是由于机体内、外因素相互作用，导致脏腑功能失调，气血失和，阴阳失衡，最终形成包块。以下是中医病理学对肿瘤及其并发症的详细认识。

首先，中医将肿瘤的病因归纳为内因和外因两大类。内因主要包括情志内伤、饮食失调、劳逸失度等，这些因素可以导致脏腑功能失调，气血运行不畅，从而为肿瘤的发生创造条件。外因则包括风、寒、暑、湿、燥、火等六淫邪气，以及外伤、虫兽伤害等，这些外在因素侵袭人体，可以直击脏腑，损伤正气，为肿瘤的发生埋下隐患。

其次，中医认为肿瘤的发生与发展是一个渐进的过程，通常与脏腑功能失调密切相关。例如，肝郁气滞可以导致乳腺增生甚至乳腺癌；脾虚湿聚可以引起消化系统的肿瘤；肾虚精亏则可能与泌尿生殖系统肿瘤有关。这些脏腑功能失调不仅影响肿瘤的发生，还可能导致其他并发症的出现。

再者，中医强调肿瘤的发生与气血运行密切相关。气为血之帅，血为气之母，气血相互依存，共同维持着机体的正常生理功能。气滞血瘀是肿瘤形成的重要病理基础，而血瘀又可以进一步加重气滞，形成恶性循环。此外，气虚、血虚、阴虚、阳虚等体质状态也与肿瘤的发生发展密切相关。

最后，中医认为肿瘤的并发症与正气虚弱、邪气盛行有关。正气不足，机体的防御和修复功能下降，容易导致肿瘤的扩散和转移。同时，邪气盛行，如痰湿、瘀血、热毒等，可以进一步侵袭脏腑，导致各种并发症的出现，如疼痛、发热、消瘦、乏力等。

综上所述，中医病理学对肿瘤及其并发症的认识是多维度的，涉及情志、饮食、劳逸、外邪侵袭等多个方面。中医治疗肿瘤及其并发症，强调辨证施治，通过调和脏腑功能、疏通气血、扶正祛邪等方法，以期达到治疗疾病、改善症状、提高生活质量的目的。

二、"以毒攻毒"理论在神经毒性中的体现

在中医学理论中，"以毒攻毒"是一种治疗原则，是指利用某些具有毒性的药物来治疗疾病，尤其是那些顽固的、难以治愈的疾病。这种治疗方法基于"以毒攻毒"的理念，即用一种毒性物质来对抗另一种毒性物质，或者用药物的毒性来驱除体内的病邪。在抗肿瘤药物神经毒性的治疗中，这一理论也有所体现[1]。

首先，抗肿瘤药物本身就具有一定的毒性，它们在杀死癌细胞的同时，也可能对正常细胞造成损害，从而引发神经毒性。中医学认为，这些药物的毒性可以看作是"攻毒"的一种形式，即通过药物的毒性来攻击体内的"毒邪"——癌细胞。然而，这种攻击往往是不分敌我的，因此在杀死癌细胞的同时，也可能伤害到神经系统，导致神经毒性的发生。

其次，中医在治疗抗肿瘤药物神经毒性时，可能会采用一些具有"解毒"功能的药物，这些药物在中医学理论中同样具有一定的毒性，但它们能够中和或减轻抗肿瘤药物对神经系统的损害。这种治疗方法可以看作是"以毒攻毒"的另一种体现，即利用一种毒性较小的药物来对抗另一种毒性较强的药物所带来的副作用。

例如，某些中药材如黄连、黄柏等，它们虽然具有一定的毒性，但在中医学理论中被认为具有清热解毒的作用，可以用来减轻抗肿瘤药物引起的发热、炎症等症状，从而间接减轻神经毒性。此外，中医还可能会使用一些具有滋补作用的药物，如人参、黄芪等，这些药物虽然不直接解毒，但通过增强机体抵抗力，帮助身体更好地应对抗肿瘤药物的毒性，也可以看作是"以

毒攻毒"理论的一种应用。

总之,"以毒攻毒"理论在抗肿瘤药物神经毒性治疗中体现为:一方面,认识到抗肿瘤药物的毒性是治疗癌症的必要手段;另一方面,通过使用具有解毒、滋补作用的药物来减轻或对抗这些药物对神经系统的损害。这种治疗方法强调了药物的毒性与治疗效果之间的平衡,以及在治疗过程中对患者整体状况的考虑。

三、"扶正祛邪"原则在神经毒性治疗中的应用

在中医学理论中,"扶正祛邪"是治疗疾病的基本原则之一,它强调在治疗过程中既要增强机体的抗病能力,又要祛除病邪。这一原则在抗肿瘤药物神经毒性的治疗中同样适用。以下是关于"扶正祛邪"原则在神经毒性治疗中应用的详细内容。

1. 中医学对神经毒性的认识　中医学认为,抗肿瘤药物神经毒性是由于药物毒性损伤了人体的正气,导致气血运行不畅,经络阻塞,进而引起一系列神经系统的症状。因此,治疗的关键在于扶助正气,祛除药物毒性,恢复气血运行。

2. 扶正的策略　在扶正方面,中医通常采用补益类中药,如人参、黄芪、党参等,这些药物能够增强机体的免疫力[2],提高抗病能力。通过这些药物的应用,可以改善患者的体质,增强对神经毒性的抵抗力。

3. 祛邪的方法　在祛邪方面,中医会根据患者的具体情况,采用不同的方法。例如,使用清热解毒的药物如金银花、连翘等,以清除体内的热毒;或者使用活血化瘀的药物如川芎、红花等,以改善血液循环,减轻神经损伤[3]。

4. 综合治疗方案　在实际应用中,中医往往会结合患者的具体情况,制订个性化的治疗方案。例如,对于气血两虚的患者,可能会采用补气养血的药物,如四物汤、八珍汤等;对于湿热内蕴的患者,可能会采用清热利湿的药物,如三仁汤、茵陈蒿汤等。

5. 临床实践与案例分析　在临床实践中,中医治疗抗肿瘤药物神经毒性的效果已经得到了一定的验证。例如,有研究表明,采用中医综合治疗方案的患者,其神经毒性症状得到了明显缓解,生活质量也有所提高。通过具体

的案例分析，可以更直观地了解"扶正祛邪"原则在治疗中的实际应用和效果。

6. 未来研究方向　随着对中医治疗抗肿瘤药物神经毒性研究的深入，未来可以进一步探讨中药的有效成分，以及它们在调节机体免疫反应、保护神经细胞等方面的具体机制。此外，还可以通过现代科学技术手段，如分子生物学、药理学等，来验证中医治疗的效果和机制，为临床治疗提供更多的科学依据。

通过上述内容，我们可以看到"扶正祛邪"原则在抗肿瘤药物神经毒性治疗中的重要作用。中医治疗不仅能够缓解症状，还能够提高患者的整体健康状况，为肿瘤患者提供了一种有效的辅助治疗手段。

四、中医药调理机体反应的作用机制

中医药调理机体反应的作用机制是中医药理论的核心之一，它强调通过调整机体的整体状态来恢复健康。以下是关于这一机制的详细阐述。

首先，中医药认为人体是一个有机的整体，各个部分之间相互联系、相互影响。在健康状态下，人体的"气""血""津液"等基本物质循环通畅，脏腑功能协调，阴阳平衡。然而，当受到内、外因素的影响时，这种平衡状态可能会被打破，导致疾病的发生。

中医药调理的基本原则是"辨证施治"，即根据个体病情的不同，采用相应的治疗方法。这种治疗不仅仅是针对症状，更是针对病因和病机，旨在恢复机体的正常生理功能。中医药通过调整机体的反应，使之能够更好地适应内、外环境的变化，从而达到治疗疾病的目的。

具体来说，中医药调理机体反应的作用机制主要包括以下几个方面。

1. 调整阴阳平衡　中医药认为阴阳是宇宙间一切事物对立统一的两个方面，人体健康与否取决于阴阳的平衡状态。通过使用药物、针灸、推拿等方法，可以调整阴阳的偏盛偏衰，恢复其平衡。

2. 调和脏腑功能　中医药认为脏腑是人体内脏器官的总称，它们各司其职，共同维持着人体的正常生理活动。通过调理脏腑的功能，可以增强机体的抵抗力，改善其对疾病的应答反应。

3. 疏通经络　经络是人体气血运行的通道，它们遍布全身，联系着脏腑和体表。通过针灸、推拿等方法，可以疏通经络，促进气血流通，从而改善机体的反应能力。

4. 调补气血　气血是维持人体生命活动的基本物质，气血充足是身体健康的基础。通过使用中药，可以调补气血，增强机体的生命活力，提高其对疾病的抵抗力。

5. 调整免疫反应　中医药可以通过调节机体的免疫反应，增强或抑制免疫系统的功能，以达到治疗疾病的目的。例如，某些中药可以增强巨噬细胞的吞噬功能，提高机体的非特异性免疫力。

6. 调整内分泌系统　中医药可以通过调整内分泌系统的功能，影响激素的产生和作用，从而调节机体的代谢和生长发育，改善其对环境的适应能力。

总之，中医药调理机体反应的作用机制是多方面的，它通过调整人体的整体状态，恢复其正常的生理功能，以达到治疗疾病的目的。这种整体观和辨证施治的原则，是中医药区别于现代医学的重要特点，也是其独特疗效的理论基础。

五、中医药协同化疗的临床实践

中医药协同化疗的临床实践是现代肿瘤治疗中一个重要的研究领域。在化疗过程中，中医药的应用可以有效地减轻化疗药物的副作用，提高患者的生活质量，甚至在某些情况下可以增强化疗的效果。以下是一些中医药协同化疗的临床实践案例和研究进展。

1. 中医辨证施治与化疗的结合　中医辨证施治是根据患者的具体病情，采用个性化的治疗方案。在化疗期间，中医师会根据患者的体质、病因、病机等因素，制订相应的治疗策略。例如，对于气血两虚的患者，中医可能会采用补气养血的方药，如四君子汤合四物汤，以增强患者的体质，减少化疗引起的贫血等副作用。

2. 中医药减轻化疗副作用　化疗常见的副作用包括恶心、呕吐、脱发、免疫抑制等。中医药在这方面有独特的优势。例如，使用生姜、半夏、陈皮等中药可以缓解恶心和呕吐；使用何首乌、黑芝麻等可以减轻脱发；使用黄芪、人参等可以增强免疫力。

3. 中医药增强化疗效果　有研究表明，某些中药可以增强化疗药物的抗肿瘤活性。例如，中药中的三氧化二砷（砒霜）在治疗急性早幼粒细胞白血病（APL）时，与化疗药物联合使用，可以显著提高治疗效果。此外，中药中的黄芪多糖、人参皂苷等成分也被发现具有增强化疗效果的潜力[4]。

4. 中医药在化疗后康复中的应用　化疗结束后，患者往往需要一段时间的康复。中医药在这方面可以发挥重要作用。通过调理脾胃、补益肝肾、调和气血等方法，帮助患者恢复体力，提高生活质量。例如，使用六君子汤、归脾汤等方剂，可以帮助患者恢复消化功能，增强体质。

5. 中医药与化疗的个体化治疗　随着精准医疗的发展，中医药与化疗的结合也越来越注重个体化治疗。中医师会根据患者的基因检测结果、肿瘤标志物水平等现代医学指标，结合中医辨证，制订更加精准的治疗方案[5]。

总之，中医药协同化疗的临床实践是一个多维度、个性化的治疗过程，它不仅可以减轻化疗的副作用，还能提高治疗效果，促进患者的康复。随着研究的深入，中医药在肿瘤治疗中的作用将会得到更广泛的认可和应用。

（方灿途　孟金成　陈　婷　陈汉锐）

参考文献

[1] 章永红,章迅,叶丽红,等.论癌症以毒攻毒治法[J].南京中医药大学学报,2012, 28(2): 105-108.

[2] 王未希,陈欢畅,赵梦佳,等.中药免疫调节作用及临床应用的研究进展[J]. Pharmacy Information, 2020, 9: 197.

[3] 高振华.中医药防治肿瘤化疗毒副反应临床研究进展[J].中国中医药信息杂志, 2013, 20(11): 104-106.

[4] 林慧,梅全喜.中医药联合化疗抗肿瘤增效减毒实验与临床研究综述[J].亚太传统医药, 2022, 18(2): 230-233.

[5] 饶毅,黎润红,张大庆.化毒为药：三氧化二砷对急性早幼粒白血病治疗作用的发现[J].中国科学：生命科学, 2013, 43(8): 700-707.

第二节　中药防治神经毒性的研究进展

一、常用中草药的神经保护作用

在探讨常用中草药的神经保护作用时，我们首先需要了解神经保护的概念。神经保护是指通过各种手段减少神经细胞的损伤，延缓或阻止神经退行性疾病的发展，从而保护神经系统的功能。中草药作为中国传统医学的重要组成部分，其在神经保护方面的作用日益受到关注。

中草药的神经保护作用主要体现在以下几个方面。

1.抗氧化作用　许多中草药含有丰富的抗氧化成分，如黄酮类、多酚类等，这些成分能够清除自由基，减少氧化应激对神经细胞的损伤。例如，丹参中的丹参酮、黄芪中的黄芪多糖等都具有较强的抗氧化活性[1]。

2.抗炎作用　炎症反应是神经退行性疾病的重要病理过程。中草药中的某些成分能够抑制炎症因子的产生，减轻神经炎症反应。例如，川芎中的川芎嗪、红花中的红花黄色素等都具有抗炎作用[2]。

3.改善微循环　中草药可以通过扩张血管、改善血液流变性等方式，增加脑部血流量，改善脑微循环，从而为神经细胞提供充足的氧气和营养物质。例如，当归中的当归多糖、三七中的三七皂苷等都具有改善微循环的作用。

4.促进神经细胞修复　一些中草药成分能够促进神经细胞的生长和修复，如人参中的人参皂苷、天麻中的天麻素等，这些成分能够促进神经细胞的再生和修复，有助于恢复神经功能。

5.调节神经递质水平　中草药中的某些成分能够调节神经递质的合成和代谢，维持神经递质水平的平衡，从而保护神经系统。例如，远志中的远志皂苷、酸枣仁中的酸枣仁总黄酮等都具有调节神经递质的作用。

6.抗休克作用　在神经损伤或疾病状态下，中草药中的某些成分能够提高机体的应激能力，减轻神经系统的损伤。例如，人参中的人参皂苷、黄芪中的黄芪多糖等都具有抗休克作用。

综上所述，中草药在神经保护方面具有多方面的作用，其通过抗氧化、抗炎、改善微循环、促进神经细胞修复、调节神经递质水平及抗休克等多种机制，为神经系统的健康提供了重要保障。随着研究的深入，中草药在神经保护领域的应用前景将更加广阔。

二、中药复方对神经毒性的防治效果

中药复方作为中医治疗的重要组成部分，在抗肿瘤药物神经毒性的防治中显示出独特的优势和潜力。这些复方通常由多种中药材按照特定的配比组合而成，旨在通过协同作用增强疗效，同时减少单味药物可能带来的副作用。以下是中药复方在神经毒性防治方面的一些研究进展和临床应用。

1. 复方的配制原理与作用机制　中药复方的配制基于中医的辨证施治原则，通过调整药物的性味归经，以达到调和阴阳、平衡气血、疏通经络的目的。复方中的各味药材可以相互促进、相互制约，从而发挥整体的治疗效果。例如，一些复方中可能包含有活血化瘀的成分，这些成分可以改善微循环，减轻神经组织的缺血缺氧状态，从而缓解神经毒性。

2. 临床研究与案例分析　在临床实践中，中药复方已被用于减轻化疗药物引起的神经毒性。例如，某些复方被报道可以有效减轻化疗后患者的周围神经病变症状，如麻木、刺痛等[3]。此外，复方中的某些成分还可能具有抗氧化和抗炎作用，有助于保护神经细胞免受自由基和炎症因子的损害。

3. 实验研究的支持　实验研究表明，中药复方可以通过多种途径减轻神经毒性。例如，它们可能通过调节神经递质的释放、改善神经细胞的能量代谢、增强神经细胞的抗应激能力等方式发挥作用。此外，复方中的某些成分还可能具有直接的神经保护作用，能够促进神经细胞的修复和再生。

4. 安全性与耐受性　中药复方的安全性通常较高，因为它们是通过天然植物提取的，并且在中医学理论指导下合理配制。然而，仍需注意个体差异和药物相互作用，确保在专业医师指导下使用。

5. 未来研究方向　尽管中药复方在神经毒性防治方面显示出积极的效果，但仍需进一步的科学研究来阐明其具体的作用机制，优化复方的组成，以及评估其长期使用的安全性。此外，通过现代科学技术手段，如药物代谢动力学研究和分子生物学技术，可以更好地理解中药复方的作用机制，并为临床应用提供科学依据。

总之，中药复方在抗肿瘤药物神经毒性的防治中展现出广阔的应用前景。随着研究的深入，相信中药复方将在肿瘤治疗领域发挥越来越重要的作用。

三、中药成分的药效学与药动学研究

中药成分的药效学与药动学研究是中医药现代化的重要组成部分，它不仅关系到中药的科学性和安全性，也直接影响到中药的临床应用和国际化推广。以下是对中药成分药效学与药动学研究的深入探讨。

（一）药效学研究

药效学研究旨在揭示中药成分对机体的作用机制，包括其对细胞、组织、

器官乃至整体生物体的影响。中药成分的药效学研究通常包括以下几个方面。

1. 作用靶点鉴定　通过分子生物学和生物化学技术，鉴定中药成分与生物大分子（如蛋白质、核酸）的相互作用，揭示其作用的分子靶点。

2. 信号传导途径分析　研究中药成分如何影响细胞内的信号传导途径，从而调节细胞的功能和行为。

3. 药效学模型建立　利用细胞模型、动物模型及人体组织模型，建立药效学评价体系，评估中药成分的生物活性。

4. 剂量-效应关系　通过实验确定中药成分的有效剂量范围，以及剂量与生物效应之间的关系。

5. 安全性评价　评估中药成分的毒性，包括急性毒性、亚慢性毒性和慢性毒性，以及可能的副作用和不良反应。

（二）药动学研究

药动学研究关注中药成分在体内的吸收、分布、代谢和排泄过程，以及这些过程如何影响药物的疗效和安全性。中药成分的药动学研究主要包括以下内容。

1. 吸收研究　通过体外模拟和体内试验，研究中药成分在胃肠道中的吸收机制和吸收率。

2. 分布研究　利用标记技术或生物分析方法，研究中药成分在血液、组织和器官中的分布情况。

3. 代谢研究　通过体外代谢模型（如肝微粒体、肝细胞）和体内代谢研究，揭示中药成分的代谢途径和代谢产物。

4. 排泄研究　研究中药成分及其代谢产物如何通过尿液、粪便、呼吸和汗液等途径排出体外。

5. 药物相互作用　评估中药成分与其他药物同时使用时的相互作用，包括对药物代谢酶和转运体的影响。

（三）研究方法与技术

在进行中药成分的药效学与药动学研究时，研究者通常会采用多种实验技术和方法，包括但不限于：

1. 分子生物学技术　如基因表达分析、蛋白质组学和代谢组学，用于揭示中药成分的作用机制。

2. 生物化学技术　如酶活性测定、受体结合实验，用于评估中药成分对特定生物分子的影响。

3. 细胞生物学技术　如细胞培养、流式细胞术，用于研究中药成分对细胞功能的影响。

4. 动物实验　建立动物模型，进行药效学和药动学实验，以模拟中药成分在人体内的作用。

5. 生物分析技术　如高效液相色谱－质谱联用（HPLC-MS）、核磁共振（NMR）等，用于定量分析中药成分及其代谢产物。

（四）研究意义

中药成分的药效学与药动学研究对于中医药的现代化和国际化具有重要意义。通过这些研究，可以为中药的安全、有效使用提供科学依据，同时也有助于开发新药和改进现有药物的给药方案。此外，这些研究还有助于揭示中医药的科学内涵，促进中医药与现代医学的融合发展。

四、中药复方现代化及质量控制困境

随着现代科学技术的发展，中药复方的现代化进程也在不断推进。然而，在这一过程中，中药复方的质量控制面临着诸多挑战和困境。

首先，中药复方成分复杂，包含了多种化学成分，这些成分之间可能存在相互作用，使得其药效和安全性难以预测和控制。传统的质量检查方法往往只能检测有限的几个指标成分，无法全面反映复方的整体质量。

其次，中药复方的生产工艺复杂，从原料的采集、加工到配制，每一个环节都可能影响最终产品的质量。现代化的生产线虽然提高了效率，但也可能因为自动化程度高而难以控制每一个细节，导致产品质量不稳定。

再者，中药复方的标准化问题一直是个难题。由于中药材的生长环境、采收时间和加工方法等因素都会影响药材的质量，因此，即使是同一品种的中药材，其有效成分的含量也可能有很大差异。这给中药复方的标准化生产带来了极大的挑战。

此外，中药复方的质量检查标准和方法也存在不足。目前，许多中药复方的质量检查标准还不够完善，缺乏统一的、科学的评价体系。同时，由于中药复方的复杂性，现有的检测技术难以全面覆盖所有的有效成分和潜在的有害物质，这使得质量控制难以达到理想的效果。

为了解决这些问题，需要从多个方面入手。首先，需要加强对中药复方的基础研究，深入了解其成分和作用机制，为质量控制提供科学依据。其次，要建立和完善中药复方的生产工艺标准，确保每一环节的质量可控。此外，还需要开发新的检测技术和方法，提高质量检查的准确性和全面性。最后，要加强国际合作，借鉴国际上先进的质量控制理念和技术，推动中药复方质量控制的现代化进程。

总之，中药复方的现代化是一个复杂的过程，其中质量控制是关键的一环。只有不断创新和完善，才能确保中药复方的安全性和有效性，使其更好地服务于人类的健康。

五、中西药合用时潜在的药物相互作用

中西药合用时潜在的药物相互作用是肿瘤治疗中一个不容忽视的问题。随着中西医结合治疗肿瘤的普及，越来越多的患者在接受化疗的同时，也会使用中药进行辅助治疗。然而，这种联合用药可能会导致药物之间的相互作用，影响药物的疗效和安全性。

首先，中药中的某些成分可能会影响化疗药物的代谢。例如，一些中药含有能够抑制或诱导肝脏药物代谢酶的成分，如细胞色素 P_{450} 酶（CYP_{450}）的活性。当这些中药与化疗药物（如紫杉醇、多西他赛等）合用时，可能会导致化疗药物的血药浓度升高或降低，从而影响治疗效果或增加毒副作用。

其次，中药还可能与化疗药物在药效学上产生相互作用。一些中药具有抗炎、抗氧化或免疫调节作用，可能会增强或减弱化疗药物的抗肿瘤活性。此外，中药中的某些成分可能会影响肿瘤微环境，从而改变肿瘤细胞对化疗药物的敏感性。

再者，中药与化疗药物在给药途径上的相互作用也不容忽视。例如，中药可能会影响肠道菌群，进而影响化疗药物的吸收和代谢。此外，中药与化疗药物在注射给药时，可能会发生物理或化学性质的相互作用，导致药物稳定性下降或产生沉淀。

为了确保中西药合用的安全性和有效性，需要对潜在的药物相互作用进行充分的评估。这包括对中药成分与化疗药物代谢酶、转运蛋白之间的相互

作用进行研究，以及对中药与化疗药物在药效学上的协同或拮抗作用进行深入分析。同时，临床医师在开具处方时，应充分考虑患者的个体差异，以及中西药合用可能带来的风险和益处，以制订最佳的治疗方案。

总之，中西药合用时潜在的药物相互作用是一个复杂的问题，需要临床医师、药师和研究人员共同努力，通过基础研究、临床试验和药物监测等手段，来确保患者在接受治疗时的安全和疗效。

（方灿途　孟金成　陈　婷　何怡瀚）

参考文献

［1］MENG W, CHAO W, KAIWEI Z, et al. Bioactive compounds from Chinese herbal plants for neurological health: mechanisms, pathways, and functional food applications[J]. Frontiers in Nutrition, 2025, 12: 1537363.

［2］TANG H, PAN C S, MAO X W, et al. Role of NADPH oxidase in total salvianolic acid injection attenuating ischemia - reperfusion impaired cerebral microcirculation and neurons: implication of AMPK/Akt/PKC[J]. Microcirculation, 2014, 21(7): 615-627.

［3］LIU Y, ZHU G, HAN L, et al. Clinical Study on the Prevention of Oxaliplatin-Induced Neurotoxicity with Guilongtongluofang: Results of a Randomized, Double-Blind, Placebo-Controlled Trial[J]. Evidence-Based Complementary and Alternative Medicine, 2013, 2013(1): 541217.

第三节　中医疗法在抗肿瘤药物神经毒性中的应用

一、针灸在化疗神经毒性中的应用情况

针灸作为一种传统的中医治疗方法，在化疗引起的神经毒性管理中显示出一定的应用前景。以下是针灸在化疗神经毒性中应用情况的详细介绍。

针灸的原理是通过刺激特定的穴位来调整和平衡身体的能量流动，即所谓的"气"。这种平衡有助于减轻疼痛、改善睡眠质量、减少恶心和呕吐等化疗副作用，从而间接缓解神经毒性症状。

在临床实践中，针灸通常由经过专业培训的针灸师进行。他们会根据患者的具体情况选择合适的穴位进行针刺。例如，对于化疗后出现的手足麻木，针灸师可能会选择位于手臂和腿部的穴位进行刺激[1]，以促进血液循环和神经功能的恢复。

研究表明，针灸可以有效减轻化疗引起的神经痛[2]。一项研究发现，接受针灸治疗的癌症患者在治疗后疼痛评分显著降低。此外，针灸还被认为有助于改善患者的整体生活质量[3]，因为它可以缓解焦虑和抑郁等情绪问题，这些都是化疗患者常见的并发症。

然而，针灸的效果也受到多种因素的影响，包括患者的个体差异、针灸师的技能以及治疗的频率和持续时间。因此，在考虑将针灸作为化疗神经毒性的辅助治疗手段时，患者应与医疗团队进行充分的沟通，并由专业人员进行评估和指导。

总之，针灸作为一种非药物治疗手段，为化疗患者提供了一种缓解神经毒性的选择。虽然其机制尚未完全明了，但已有研究和临床经验表明，针灸在某些情况下可以提供有益的帮助。未来，随着研究的深入，针灸在化疗神经毒性管理中的作用可能会得到进一步的明确和优化。

二、推拿手法在缓解神经毒性中的效果

推拿手法作为中医传统疗法之一，在缓解抗肿瘤药物所致神经毒性方面展现出独特的优势。其原理是通过手法作用于体表，调整机体的气血运行，从而达到舒筋活络、缓解疼痛、改善功能的目的。以下将详细介绍推拿手法在缓解神经毒性中的具体应用和效果。

首先，推拿手法能够直接作用于受损的神经组织及其周围肌肉，通过轻柔的按压、揉捏、推拿等手法，促进局部血液循环，加速代谢产物的清除，减轻神经组织的炎症反应[4]和水肿，从而缓解神经压迫和刺激引起的疼痛。

其次，推拿还能调节神经系统的功能状态。抗肿瘤药物治疗可能导致自主神经系统的紊乱，表现为交感神经兴奋性增强，副交感神经活动减弱。推拿手法可以通过对特定穴位的刺激，调节自主神经系统的平衡[5]，减轻由神经系统紊乱引起的不适症状。

再者，推拿手法对于改善患者的整体状况也有积极作用。肿瘤患者在接受治疗过程中，往往伴随着身体虚弱、免疫力下降等问题。推拿手法不仅能够缓解局部症状，还能通过促进全身的气血流通，增强体质，提高患者的生活质量。

此外，推拿手法在心理层面对患者也有积极影响。推拿过程中，患者能够感受到身体上的舒适和放松,这有助于减轻焦虑和抑郁情绪,提高患者的情绪状态,增强其对抗肿瘤治疗的信心和耐受力。

在实际应用中,推拿手法需要根据患者的具体情况进行个性化调整。例如,对于化疗后出现周围神经病变的患者,可以重点采用轻柔的手法对患肢进行推拿,以减轻麻木感和疼痛。而对于放疗后出现的神经毒性,则可能需要结合其他中医治疗方法,如针灸、中药熏洗等,以达到更好的治疗效果。

总之,推拿手法在缓解抗肿瘤药物所致神经毒性方面具有显著的效果,它不仅能够直接作用于受损的神经组织,还能调节神经系统的功能状态,改善患者的整体状况,并提供心理层面的支持。因此,在肿瘤患者的综合治疗中,推拿手法是一个值得重视和应用的辅助治疗手段。

三、中医养生保健在预防神经毒性中的作用

中医养生保健在预防抗肿瘤药物所致神经毒性中的作用是多方面的,它强调通过调整生活习惯、饮食、心理状态及运用中医传统疗法来增强体质,减少药物副作用。以下是中医养生保健在预防神经毒性中的一些具体措施和理念。

首先,中医养生注重饮食调养。在化疗期间,患者应遵循高营养易吸收的饮食原则,选择富含优质蛋白、维生素和矿物质的食物,如瘦肉、鱼类、蛋类、豆制品、新鲜蔬菜和水果等。同时,中医学认为食物具有四性五味,应根据患者的体质和病情选择适宜的食物,以达到调和阴阳、平衡气血的目的。例如,对于气血两虚的患者,可适量食用具有补气养血功效的食物,如红枣、桂圆、黑芝麻等。

其次,中医养生强调适度运动。适当的体育锻炼可以增强体质,提高免疫力,有助于减轻神经毒性症状。太极拳、八段锦、气功等传统运动方式因其动作柔和、节奏缓慢,非常适合肿瘤患者在化疗期间进行。这些运动不仅能够促进血液循环,还有助于调节情绪,缓解压力。

再者,中医养生注重心理调适。良好的心理状态对于疾病的治疗和身体的恢复至关重要。中医认为,情志失调可导致脏腑功能紊乱,进而影响身体健康。因此,肿瘤患者应学会放松心情,保持乐观积极的态度,可通过冥想、瑜伽、音乐疗法等方式来缓解焦虑和抑郁情绪。

此外，中医传统疗法如针灸、按摩、拔罐等在预防神经毒性方面也发挥着重要作用。针灸可以通过调节经络气血，缓解疼痛和麻木等症状。按摩可以促进局部血液循环，减轻肌肉紧张和疲劳。拔罐则有助于疏通经络，缓解疲劳和疼痛。

最后，中医养生还包括了生活习惯的调整。保持规律的作息时间，保证充足的睡眠，避免过度劳累，以及戒烟限酒等都是重要的养生措施。

综上所述，中医养生保健通过综合调理患者的生活习惯、饮食、心理状态和运用传统疗法，能够在一定程度上预防和减轻抗肿瘤药物所致的神经毒性，提高患者的生活质量，促进康复。

四、整体疗法如太极、五禽戏在患者康复中的贡献

在肿瘤患者的康复过程中，整体疗法的应用越来越受到重视。太极和五禽戏作为中国传统的养生运动，不仅能够增强体质，还能在心理和精神层面为患者带来积极影响。

太极讲究以柔克刚，以静制动，通过缓慢而连贯的动作，调节呼吸，达到身心合一的境界。对于肿瘤患者来说，太极不仅能够帮助他们增强肌肉力量，改善柔韧性和平衡能力，还能缓解化疗和放疗带来的疲劳感[6]，减轻疼痛和焦虑。太极的练习还有助于提高患者的生活质量，增强他们的自我效能感，使他们在面对疾病时更加积极和自信。

五禽戏则是模仿五种动物的动作和神态，通过模仿虎的威猛、鹿的柔和、熊的沉稳、猿的灵活和鸟的轻盈，来锻炼身体的不同部位。这种运动形式不仅能够提高患者的身体协调性和灵活性，还能通过模仿动物的自然动作，让患者在心理上感受到一种回归自然、放松身心的效果。五禽戏对于改善患者的呼吸功能[7]、增强心肺耐力、提升免疫力等方面都有积极的作用。

整体疗法的另一个重要贡献在于它强调身心合一，注重患者的整体康复。太极和五禽戏的练习不仅能够改善患者的身体状况，还能帮助他们调整心态，提高应对疾病的能力。通过这些运动，患者能够更好地管理自己的情绪，减少抑郁和焦虑，从而在康复过程中发挥积极的作用。

此外，太极和五禽戏的社交属性也为患者提供了一个交流和分享的平台。在集体练习中，患者可以相互支持，分享康复经验，建立起积极的社交网络，

这对于提高患者的社会支持感和归属感具有重要意义。

总之，太极和五禽戏作为整体疗法的一部分，在肿瘤患者的康复中发挥着不可忽视的作用。它们不仅能够改善患者的身体状况，还能在心理和精神层面提供支持，帮助患者更好地应对疾病挑战，提高生活质量。

（方灿途　孟金成　陈　婷　李陆振）

参考文献

[1] 田艳萍, 张莹, 贾英杰. 温针灸对奥沙利铂化疗后外周神经毒性的疗效观察[J]. 天津中医药, 2011, 28(3): 212-213.

[2] 施舍, 章婷婷, 范神栋, 等. 针灸治疗化疗所致末梢神经炎研究进展[J]. Traditional Chinese Medicine, 2018, 7: 396.

[3] ZHAO Y X, YU X C, GAO J H, et al. Acupuncture for Paclitaxel-induced peripheral neuropathy: A review of clinical and basic studies[J]. Journal of pain research, 2021: 993-1005.

[4] 韦宗波, 龙炳材, 王雄将, 等. 枢经推拿对神经病理性疼痛大鼠TLR8/ERK信号通路及LncRNA-GAS5的影响及作用机制研究[J]. 中国全科医学, 2023, 26(36): 4565.

[5] LIU Z F, WANG H R, YU T Y, et al. Tuina for peripherally-induced neuropathic pain: a review of analgesic mechanism[J]. Frontiers in neuroscience, 2022, 16: 1096734.

[6] SHEN Y Z, CHEN F, YU J W, et al. Review of Baduanjin and resistance exercise for the mental health of patients with hematologic malignancies[J]. World Journal of Psychiatry, 2024, 14(8): 1165.

[7] 王玥, 张甘霖, 张博然, 等. 基于"修养宜行外功"探讨肿瘤患者的中医运动疗法[J]. 现代中医临床, 2023, 30(5): 76-79.

第三章

抗肿瘤药物神经毒性实验研究与临床试验设计

第一节 神经毒性研究的实验模型

一、细胞模型在神经毒性研究中的应用

细胞模型在神经毒性研究中的应用是理解抗肿瘤药物引起神经损伤的关键步骤。通过使用体外细胞培养系统，研究人员能够模拟药物对神经细胞的影响，从而揭示潜在的毒性机制。以下是细胞模型在神经毒性研究中的一些应用实例。

1.细胞存活率分析　通过MTT、CCK-8等细胞存活率检测方法，可以评估抗肿瘤药物对神经细胞的直接毒性作用。这些检测能够量化药物处理后细胞的存活率，从而帮助确定药物的安全剂量范围。

2.细胞形态观察　神经细胞在药物处理后的形态变化可以提供关于药物毒性的重要信息。通过显微镜观察，研究人员可以发现细胞萎缩、突起减少等形态学改变，这些改变通常与神经毒性相关。

3.细胞凋亡和坏死检测　使用Annexin V/PI双染色、Caspase活性检测等方法，可以区分药物引起的细胞凋亡和坏死。这些信息对于理解药物如何导致神经细胞死亡至关重要。

4.氧化应激评估　抗肿瘤药物可能通过产生氧化应激导致神经毒性。通过检测细胞内活性氧种（ROS）的水平，研究人员可以评估药物是否通过氧化应激途径引起神经损伤。

5.基因表达分析　使用RT-qPCR、微阵列或RNA-seq等技术，可以分析药物处理后神经细胞中基因表达的变化。这些数据有助于揭示药物如何影响神经细胞的分子机制。

6. 蛋白质组学和磷酸化蛋白质组学　通过蛋白质组学和磷酸化蛋白质组学分析，研究人员可以鉴定药物处理后神经细胞中蛋白质表达和磷酸化状态的变化，这些变化可能与神经毒性相关。

7. 细胞信号通路研究　使用 Western blot、免疫荧光等技术，可以研究药物如何影响神经细胞中的信号通路，如 MAPK、PI3K/Akt 等，这些信号通路的异常激活或抑制可能与神经毒性有关。

8. 高通量筛选　利用自动化细胞培养和检测技术，可以对大量化合物进行高通量筛选（HTS），以快速识别具有神经毒性的化合物，并为药物的开发提供指导[1]。

通过这些细胞模型研究，科学家们能够更深入地了解抗肿瘤药物如何影响神经细胞，从而为开发更安全的抗癌疗法提供科学依据。

二、动物模型在研究中的重要性

在抗肿瘤药物神经毒性的研究中，动物模型扮演着至关重要的角色。这些模型不仅能够模拟人类肿瘤的生物学特性，还能够反映药物在活体中的代谢、分布和作用机制。通过动物模型，科学家们可以评估药物的疗效和毒性，为临床试验提供重要的预实验数据。

首先，动物模型可以帮助研究者了解药物如何影响神经系统。通过观察动物在接受药物治疗后的行为变化和神经功能测试，科学家们可以推断药物可能引起的神经毒性。例如，如果实验动物在接受特定药物后出现运动协调障碍或感觉异常，这可能表明药物对神经系统有不良影响。

其次，动物模型为研究药物的剂量-反应关系提供了平台。通过在不同剂量下给予动物药物，研究者可以确定药物引起神经毒性的阈值，从而为临床用药提供安全剂量范围的参考[2]。

此外，动物模型还能够帮助科学家们探索神经毒性的潜在机制。通过解剖学、组织学和分子生物学的方法，研究者可以分析药物对神经细胞的结构和功能的影响，揭示神经毒性的分子机制。

在药物开发过程中，动物模型也是评估药物相互作用和潜在副作用的重要工具。通过在动物模型中同时给予多种药物,研究者可以观察到药物之间的相互作用是否会增加神经毒性的风险。

最后,动物模型在药物研发中的应用还包括预测药物在人体的代谢和清除率,这有助于调整药物剂量和给药频率,以减少神经毒性的发生。

总之,动物模型在抗肿瘤药物神经毒性的研究中具有不可替代的作用。它们为科学家们提供了一个安全、可控的环境,用于评估药物的疗效和毒性,揭示药物作用的机制,以及优化药物的给药方案。通过动物模型的研究,我们可以更好地理解和预防抗肿瘤药物引起的神经毒性,为癌症患者的治疗提供更安全、有效的药物。

三、人类组织和器官的实验模型

在肿瘤治疗领域,人类组织和器官的实验模型对于研究抗肿瘤药物的神经毒性具有重要意义。这些模型能够提供接近真实生理环境的研究平台,有助于科学家们更深入地理解药物作用机制,评估药物的安全性和有效性。以下是关于人类组织和器官实验模型的详细内容。

1. 人类肿瘤组织样本库的建立与应用　肿瘤组织样本库是研究肿瘤生物学特性和药物反应的关键资源。通过收集和保存来自不同患者的肿瘤组织样本,科学家们可以进行基因组学、转录组学和蛋白质组学分析,揭示肿瘤异质性和个体化治疗的潜在标志物。此外,样本库还为药物筛选和药效测试提供了宝贵材料,有助于发现新的治疗靶点和药物候选物。

2. 人类肿瘤细胞系的建立与应用　人类肿瘤细胞系是从患者肿瘤组织中分离培养的细胞,它们可以在实验室条件下无限增殖,为研究肿瘤生物学和药物作用提供了稳定的模型系统。通过基因编辑技术,可以构建携带特定基因突变的细胞系,模拟不同遗传背景下的肿瘤细胞行为,为药物开发和机制研究提供了有力的工具。

3. 人类肿瘤类器官模型的建立与应用　类器官是一种三维细胞培养技术,能够模拟人类器官的结构和功能[3]。肿瘤类器官模型是通过将肿瘤细胞植入含有特定生长因子的三维基质中,诱导其形成类似肿瘤组织的结构。这些模型能够更好地反映肿瘤的微环境和细胞间相互作用,为研究肿瘤侵袭、转移和药物反应提供了更为复杂的体外模型。

4. 人类肿瘤异种移植模型的建立与应用　异种移植模型是将人类肿瘤组织或细胞移植到免疫缺陷小鼠体内，以研究肿瘤生长和药物反应。这些模型能够模拟肿瘤在体内的生长环境，包括肿瘤与宿主免疫系统的相互作用。通过使用不同的免疫缺陷小鼠品系，科学家们可以研究免疫系统在肿瘤发展和药物反应中的作用，为免疫治疗的研究提供了重要的模型。

5. 人类肿瘤患者来源的异种移植模型的应用　患者来源的异种移植模型（PDX）是通过将患者肿瘤组织直接移植到免疫缺陷小鼠体内建立起来的[4]。这些模型保留了原始肿瘤的遗传和表型特征，为个性化治疗的研究提供了独特的平台。PDX 模型可以用于评估药物的个体化反应，为临床治疗方案的选择提供了依据。

通过上述人类组织和器官的实验模型，研究人员能够更全面地了解抗肿瘤药物的神经毒性，为药物的临床应用提供科学依据，并推动肿瘤治疗的进步。

四、体外实验模型的新技术

在体外实验模型的新技术领域，器官芯片（Organ-on-a-chip）技术作为一种前沿的生物工程方法，正在逐渐成为研究抗肿瘤药物神经毒性的重要工具[5]。器官芯片技术通过微流控系统模拟人体器官的微环境，能够更真实地反映药物在人体内的作用和毒性反应。

器官芯片通常由微流控通道、细胞培养室和传感器等部分组成，可以模拟血液循环、组织间液流动和细胞间相互作用。在研究抗肿瘤药物神经毒性时，神经芯片（Neuro-chip）或脑芯片（Brain-chip）等特定类型的器官芯片被用来模拟中枢神经系统或周围神经系统的结构和功能。

这些芯片能够提供一个动态的、可控的环境，用于研究药物如何影响神经细胞的生长、存活和功能。例如，通过在芯片上培养神经元和胶质细胞，科学家可以观察到药物处理后细胞形态的变化、细胞通信的改变及细胞死亡的模式。

此外，器官芯片技术还可以结合其他类型的芯片，如肝脏芯片或心脏芯片，来研究药物在多个器官中的相互作用，以及它们如何影响神经系统的功能。这种多器官芯片（Multi-Organ-chip）系统能够更全面地模拟药物在人体内的代谢过程和全身性效应。

在实际应用中,器官芯片技术可以用于筛选药物、评估药物毒性和优化给药方案。通过在芯片上进行药物测试,研究人员可以更快地识别出具有神经毒性的化合物,并探索减轻这些副作用的方法。

随着器官芯片技术的不断进步,其在药物研发和安全性评估中的应用前景越来越广阔。未来,通过整合更多的生物信息和工程技术,器官芯片有望成为连接基础研究和临床应用的桥梁,为抗肿瘤药物的开发和个体化治疗提供有力的支持。

五、转基因生物技术在模型建立中的应用

在转基因生物技术的应用下,科学家们能够精确地操控生物体的基因组,从而创建出用于研究抗肿瘤药物神经毒性的新型动物模型。这些模型通常是通过将人类基因导入动物体内,或者通过基因编辑技术修改动物的基因组来实现的。例如,通过 CRISPR-Cas9 技术,研究人员可以精确地敲除或修饰与神经毒性相关的基因,从而模拟人类肿瘤患者在接受化疗时可能遇到的神经系统损伤。

转基因动物模型在研究中的优势在于它们能够更真实地反映人类疾病的特点,因为这些模型在遗传背景上与人类更为接近。例如,转基因小鼠模型可以用来研究特定基因突变如何影响神经细胞对化疗药物的反应,以及这些基因突变是否会增加神经毒性的风险。此外,通过转基因技术,研究人员还可以在动物模型中表达人类特异性的药物代谢酶,从而更准确地模拟药物在人体的代谢过程。

除了小鼠模型,转基因大鼠、非人灵长类动物甚至转基因细胞系也被用于研究抗肿瘤药物的神经毒性。这些模型在研究药物的长期影响、药物相互作用及个体差异方面具有独特的优势。例如,通过在转基因大鼠模型中观察长期化疗后的神经功能变化,研究人员可以更好地理解神经毒性的长期影响,并探索可能的预防和治疗策略。

转基因生物技术在模型建立中的应用还包括开发能够报告神经毒性相关生物标志物的动物模型。这些模型通过表达与神经毒性相关的荧光或生物发光蛋白,使得研究人员能够实时监测神经细胞的损伤和修复过程,从而更深入地理解神经毒性的机制。

总之，转基因生物技术为研究抗肿瘤药物的神经毒性提供了强有力的工具，使得科学家们能够以前所未有的精确度探索这一复杂现象。随着技术的不断进步，转基因动物模型将在未来的神经毒性研究中发挥越来越重要的作用，为开发更安全、更有效的抗肿瘤药物提供重要的科学依据。

（方灿途　孟金成　陈　婷　王　瑶）

参考文献

［1］LOPEZ-SUAREZ L, AL AWABDH S, COUMOUL X, et al. The SH-SY5Y human neuroblastoma cell line, a relevant in vitro cell model for investigating neurotoxicology in human: Focus on organic pollutants［J］. Neurotoxicology, 2022, 92: 131-155.

［2］SANFELIU C, BARTRA C, SUÑOL C, et al. New insights in animal models of neurotoxicity-induced neurodegeneration［J］. Frontiers in Neuroscience, 2024, 17: 1248727.

［3］罗宝花, 张永斌, 刘晓秋, 等. 肿瘤类器官模型的建立及应用［J］. 实验动物与比较医学, 2020, 40(6): 540.

［4］YIN Z, MASWIKITI E P, LIU Q, et al. Current research developments of patient-derived tumour xenograft models［J］. Experimental and Therapeutic Medicine, 2021, 22(5): 1206.

［5］DENG J, QU Y, LIU T, et al. Recent organ-on-a-chip advances toward drug toxicity testing［J］. Microphysiological Systems, 2018, 2.

第二节　神经毒性的细胞和分子机制

一、细胞凋亡在神经毒性形成中的角色

细胞凋亡在神经毒性形成中的角色是多方面的，它不仅直接影响神经细胞的存活，还可能通过调节细胞间的相互作用和信号传递路径，间接影响神经系统的功能。以下是细胞凋亡在神经毒性形成中的几个关键方面。

首先，细胞凋亡是机体清除受损或不必要细胞的一种程序性死亡过程。在肿瘤治疗中，抗肿瘤药物往往会诱导肿瘤细胞的凋亡，从而达到治疗效果。然而，这些药物也可能对正常的神经细胞产生毒性作用，导致神经细胞的凋亡。例如，化疗药物如顺铂、多柔比星等，可以通过直接损伤DNA或干扰细胞周期，诱发神经细胞的凋亡。

其次，细胞凋亡与神经系统的发育和塑性密切相关。在神经系统的发育过程中，细胞凋亡是神经元选择性存活和突触重塑的重要机制。抗肿瘤药

物引起的神经毒性可能会干扰这一过程，导致神经系统的功能障碍。例如，化疗药物可能影响神经元的存活和突触的形成，从而影响学习和记忆等认知功能。

此外，细胞凋亡还可能通过影响神经胶质细胞的功能，间接影响神经系统的健康。神经胶质细胞在支持和保护神经元方面起着至关重要的作用。当这些细胞因药物毒性而发生凋亡时，它们对神经元的支持作用减弱，可能导致神经元的功能障碍甚至死亡。

在细胞水平上，细胞凋亡涉及一系列复杂的信号传导路径和分子事件。例如，线粒体损伤、caspase 级联反应的激活、Bcl-2 家族蛋白的调节等都是细胞凋亡过程中的关键步骤[1]。抗肿瘤药物可能通过干扰这些分子机制，诱导神经细胞的凋亡。

最后，细胞凋亡与炎症反应和氧化应激之间存在密切的联系。炎症和氧化应激是神经毒性的重要介质，它们可以激活细胞凋亡路径，导致神经细胞的死亡。因此，抗肿瘤药物引起的炎症和氧化应激可能通过促进细胞凋亡，加剧神经毒性。

综上所述，细胞凋亡在抗肿瘤药物所致神经毒性中扮演着复杂而关键的角色。了解细胞凋亡的机制和调控对于开发新的神经保护策略和改善肿瘤治疗的安全性具有重要意义。未来的研究需要进一步阐明细胞凋亡与神经毒性之间的具体联系，以及如何通过调节细胞凋亡来减轻抗肿瘤药物的副作用。

二、神经细胞自噬功能障碍的影响

自噬是细胞内的一种重要的降解和回收机制，通过这一过程，细胞可以清除受损的细胞器、蛋白质聚集体及入侵的病原体，从而维持细胞内环境的稳定。在肿瘤治疗中，抗肿瘤药物可能会影响神经细胞的自噬功能，导致功能障碍，进而引发神经毒性。

抗肿瘤药物可能通过多种途径干扰自噬过程。例如，某些药物可能直接抑制自噬的启动或执行，而另一些药物则可能通过影响细胞的能量代谢，间接影响自噬的进行。自噬功能障碍可能导致细胞内废物和受损成分的积累，这些物质的积累不仅会损害神经细胞的功能，还可能引发细胞死亡。

在神经细胞中，自噬功能障碍可能导致轴突和树突的退化，影响神经递质的释放和信号传递，进而影响认知功能和运动协调。此外，自噬功能障碍还可能导致神经细胞对氧化应激的敏感性增加，因为自噬是细胞清除氧化损伤产物的重要途径。

为了减轻抗肿瘤药物引起的神经毒性，研究者们正在探索如何通过调节自噬来保护神经细胞。例如，通过激活自噬或优化自噬过程，可能有助于减轻神经细胞的损伤。此外，了解不同抗肿瘤药物如何影响自噬，以及这种影响与神经毒性之间的关联，对于开发新的治疗策略和药物具有重要意义。

总之，神经细胞自噬功能障碍是抗肿瘤药物引起神经毒性的一个重要方面。深入研究自噬在神经细胞中的作用，以及如何通过调节自噬来减轻神经毒性，对于改善癌症患者的生活质量具有重要意义。

三、氧化应激在神经损伤中的作用

氧化应激在神经损伤中的作用是多方面的，它不仅能够直接损伤神经细胞，还能够通过激活炎症反应和细胞凋亡途径间接导致神经细胞的死亡。氧化应激是指机体在氧化过程中产生的自由基和活性氧种（ROS）超过了抗氧化系统的清除能力，导致细胞内氧化还原平衡失调的状态。

在抗肿瘤药物治疗过程中，某些药物如铂类和蒽环类药物能够诱导产生大量的ROS，这些ROS能够攻击细胞膜上的多不饱和脂肪酸，引发脂质过氧化，进而破坏细胞膜的结构和功能。此外，ROS还能与DNA发生反应，导致DNA断裂和碱基损伤，影响细胞的遗传稳定性。

神经细胞对氧化应激尤为敏感，因为它们具有高代谢率和相对较弱的抗氧化防御机制。氧化应激还能够激活细胞内的信号传导途径，如p38 MAPK和JNK通路，这些途径的激活能够诱导细胞凋亡[2]。同时，氧化应激还能够促进炎症因子的产生，如肿瘤坏死因子-α（TNF-α）和白细胞介素-1β（IL-1β），这些炎症因子能够进一步加剧神经损伤。

为了减轻氧化应激对神经细胞的损伤，研究者们正在探索各种抗氧化剂和抗炎药物的应用。例如，维生素E和维生素C作为天然抗氧化剂，能够直接清除ROS，保护细胞免受氧化损伤。此外，一些中药成分如黄酮类化合物也显示出良好的抗氧化和抗炎作用，可能成为治疗抗肿瘤药物所致神经毒性的新策略。

总之，氧化应激是抗肿瘤药物所致神经损伤的重要机制之一，深入理解这一过程对于开发新的治疗策略和改善患者预后具有重要意义。未来的研究需要进一步探讨氧化应激与神经损伤之间的复杂关系，以及如何通过调节氧化应激来保护神经细胞。

四、炎症途径与神经毒性的关联

炎症途径与神经毒性的关联是抗肿瘤药物研究中的一个重要领域。抗肿瘤药物在杀死癌细胞的同时，可能会引起一系列的炎症反应，这些炎症反应不仅影响药物的疗效，还可能导致神经系统的损害，即神经毒性。

炎症途径的激活可以由多种因素触发，包括细胞损伤、微生物感染、免疫反应失调等。在肿瘤治疗中，抗肿瘤药物可能直接或间接地激活炎症途径，例如通过诱导细胞死亡、释放损伤相关分子模式（DAMPs）或激活免疫细胞。这些炎症介质和细胞因子，如肿瘤坏死因子α（TNF-α）、白细胞介素（IL-1β、IL-6）和干扰素γ（IFN-γ），可以在肿瘤微环境中积累，并通过血脑屏障影响中枢神经系统。

神经毒性的发生与炎症途径的关联主要体现在以下几个方面。

1. 炎症介质可以直接作用于神经细胞，导致细胞损伤和死亡[3]。例如，TNF-α可以诱导神经元凋亡，而IL-1β可以激活小胶质细胞，进而释放更多炎症因子，形成正反馈循环。

2. 炎症反应可以引起血脑屏障的通透性增加，使得更多的炎症细胞和介质进入中枢神经系统，加剧神经炎症和损伤。

3. 炎症途径的激活可以影响神经递质的平衡，例如通过改变一氧化氮（NO）和谷氨酸的水平，进而影响神经元的功能和存活。

4. 炎症反应还可以通过激活补体系统和抗体介导的免疫反应，间接导致神经细胞的损伤。

为了减轻抗肿瘤药物引起的神经毒性，研究者们正在探索多种策略，包括使用抗炎药物、免疫调节剂和神经保护剂。此外，对炎症途径的深入了解也有助于开发新的抗肿瘤药物，这些药物在杀死癌细胞的同时，能够最小化对正常组织的损害，包括对神经系统的损伤。

总之，炎症途径与神经毒性的关联是复杂而多样的，涉及多种细胞类型、信号分子和生物学过程。深入研究这一领域对于改善肿瘤患者的生活质量和治疗效果具有重要意义。

五、信号传导通路在神经毒性发展中的作用

信号传导通路在神经毒性发展中的作用是多方面的，它涉及细胞内外信号的传递、细胞功能的调控及细胞应激反应的激活。在抗肿瘤药物治疗过程中，这些通路的异常激活或抑制可能会导致神经细胞的损伤和功能障碍。以下是信号传导通路在神经毒性发展中的几个关键作用。

1. 细胞凋亡通路的激活　抗肿瘤药物可能通过激活 caspase 级联反应，诱导细胞凋亡。例如，肿瘤坏死因子相关凋亡诱导配体（TRAIL）可以通过其受体激活死亡信号通路，导致神经细胞的凋亡。

2. 应激激活的蛋白激酶通路　如 c-Jun 氨基末端激酶（JNK）和 p38 丝裂原激活蛋白激酶（MAPK）通路，它们在细胞应激反应中起着重要作用。抗肿瘤药物可能通过这些通路的激活，导致细胞周期停滞和细胞死亡。

3. 核因子κB（NF-κB）通路　NF-κB 是一种转录因子，通常在细胞受到炎症或其他应激时被激活。在神经毒性中，NF-κB 的异常激活可能导致炎症反应的加剧，进而损害神经细胞。

4. 蛋白激酶 B（Akt）/哺乳动物西罗莫司靶蛋白（mTOR）通路　Akt/mTOR 通路在细胞生长、增殖和存活中起着关键作用。抗肿瘤药物可能通过抑制该通路，影响神经细胞的存活和功能。

5. 细胞周期调控通路　抗肿瘤药物可能干扰细胞周期的正常进程，导致神经细胞的损伤。例如，通过抑制细胞周期蛋白依赖性激酶（CDK）的活性，药物可以阻止细胞从 G1 期进入 S 期，从而影响神经细胞的增殖和修复。

6. 氧化应激反应通路　抗肿瘤药物可能诱导产生过量的活性氧种（ROS），激活氧化应激反应通路，如 Keap1-Nrf2 通路。这些通路的激活可以导致细胞抗氧化防御系统的增强，但长期的氧化应激也可能对神经细胞造成损伤。

7. 钙离子信号通路　钙离子是细胞内重要的第二信使，参与调节多种细胞功能。抗肿瘤药物可能干扰钙离子信号通路，导致神经细胞内钙离子浓度的异常波动，进而引发细胞损伤。

8. 神经生长因子信号通路　如神经生长因子（NGF）和脑源性神经营养

因子（BDNF）的信号通路，它们对神经细胞的存活和功能至关重要。抗肿瘤药物可能影响这些生长因子的表达或信号传递，从而影响神经细胞的健康状态。

总之，信号传导通路在神经毒性发展中扮演着复杂而关键的角色。深入了解这些通路的调控机制，对于开发新的治疗策略和减少抗肿瘤药物的神经毒性具有重要意义。

（方灿途　孟金成　陈　婷　朱婉珊　吴乐霞）

参考文献

［1］杨锐，向德标，袁芳，等.多黏菌素类药物神经毒性研究进展［J］实用临床医药杂志，28(2): 135-141.

［2］LIU N, LIU Y, WANG Y, et al. Oxidative cell death in the central nervous system: mechanisms and therapeutic strategies［J］. Frontiers in Cell and Developmental Biology, 2025, 13: 1562344.

［3］ZHONG S, ZHOU Q, YANG J, et al. Relationship between the cGAS-STING and NF-κB pathways-role in neurotoxicity［J］. Biomedicine & Pharmacotherapy, 2024, 175: 116698.

第三节　神经保护和神经修复的新策略

一、神经生长因子在神经修复中的应用

神经生长因子（nerve growth factor, NGF）是一种重要的神经递质，它在神经系统的发育、成熟和修复过程中扮演着关键角色。NGF通过与特异性受体结合，激活一系列信号传导途径，从而促进神经元的存活、生长和分化[1]。在神经修复领域，NGF的应用主要集中在以下几个方面。

首先，NGF能够促进受损神经纤维的再生。在神经损伤发生后，NGF可以诱导神经元生长出新的轴突，这些新生的轴突能够跨越损伤区域，重新建立起与目标细胞的联系。这种再生能力对于恢复神经功能至关重要，尤其是在周围神经系统损伤的治疗中。

其次，NGF能够增强神经元的存活率。在神经退行性疾病或损伤后，神经元往往会因为缺乏营养支持而凋亡。NGF通过提供生存信号，帮助神经元抵抗凋亡，维持神经系统的结构和功能。

再者，NGF在神经保护方面也发挥着作用。它能够减少氧化应激和炎症

反应，这些因素通常会导致神经元的损伤和死亡。通过减少这些有害过程，NGF 有助于保护神经元免受进一步的损害。

此外，NGF 还能够促进神经胶质细胞的增殖和分化，这些细胞在神经修复过程中起到了支持和保护神经元的作用。它们能够形成髓鞘，提高神经传导速度，同时还能够清除损伤区域的碎片，为神经再生提供适宜的环境。

在临床应用中，NGF 可以通过多种方式给药，包括直接注射、基因治疗和药物递送系统。这些方法的目的是将 NGF 递送到损伤部位，以促进神经修复和功能恢复。然而，NGF 的应用也面临着一些挑战：如何精确控制 NGF 的释放、如何避免 NGF 的非特异性扩散以及如何减少潜在的副作用等[2]。

总之，神经生长因子在神经修复中的应用是一个充满希望的研究领域，它为神经损伤和疾病的治疗提供了新的策略。随着对 NGF 作用机制的深入理解和给药技术的不断进步，未来有望开发出更有效的治疗方法，以帮助患者恢复受损的神经功能。

二、干细胞技术在神经损伤治疗中的进展

近年来，干细胞技术在神经损伤治疗领域取得了显著的进展。干细胞具有自我更新和多向分化的潜能，为修复受损神经组织提供了新的希望。以下是干细胞技术在神经损伤治疗中的一些关键进展。

1. 干细胞来源的多样化　研究人员已经从多种来源中分离和培养干细胞，包括胚胎干细胞、诱导多能干细胞（iPS 细胞）和成体干细胞。这些不同类型的干细胞在神经损伤治疗中展现出了各自的优势和潜力。

2. 分化诱导技术的进步　通过使用特定的生长因子和信号分子，科学家们能够更有效地诱导干细胞分化成神经细胞，包括神经元、星形胶质细胞和少突胶质细胞。这些分化技术的发展为受损神经组织的修复提供了细胞来源。

3. 移植技术的优化　干细胞移植技术在神经损伤治疗中的应用越来越成熟。研究人员已经开发出多种移植方法，以提高干细胞在受损组织中的存活率和整合能力。例如，通过局部注射、立体定向移植和细胞载体等方式，可以更精确地将干细胞递送到损伤部位。

4. 免疫排斥问题的解决　为了克服免疫排斥反应，研究人员正在探索使用患者自身的细胞来生成干细胞，如通过 iPS 细胞技术。此外，免疫抑制药物和基因编辑技术的应用也在帮助解决这一问题。

5. 临床试验的开展　多项临床试验正在进行,以评估干细胞疗法在治疗脊髓损伤、脑卒中、帕金森病和阿尔茨海默病等神经系统疾病中的安全性和有效性。一些初步结果显示了积极的治疗效果,为未来的应用奠定了基础。

6. 再生机制的研究　随着干细胞技术的发展,科学家们对神经组织再生的分子和细胞机制有了更深入的了解。这些研究不仅有助于改进干细胞疗法,也为开发新的治疗策略提供了理论基础。

7. 伦理和法律问题的讨论　干细胞研究,特别是涉及胚胎干细胞的研究,引发了广泛的伦理和法律讨论。随着技术的进步,这些问题的讨论也在不断演变,以确保研究和应用的合理性和可持续性。

总之,干细胞技术为神经损伤治疗提供了一种有前景的策略。随着研究的深入和技术的成熟,干细胞疗法有望在未来成为治疗神经系统疾病的重要手段。

三、小分子抑制剂和激动剂的研究动态

在抗肿瘤药物神经毒性的研究领域,小分子抑制剂和激动剂的开发是近年来备受关注的热点。这些化合物能够特异性地与生物分子的活性位点结合,从而调节其功能,为神经毒性的预防和治疗提供了新的策略。

小分子抑制剂通常用于阻断特定的生物学通路,以减轻神经毒性。例如,一些抑制剂可以针对神经细胞中的信号传导路径,如抑制细胞凋亡、炎症反应或氧化应激相关的酶活性,从而保护神经细胞免受损伤。此外,针对肿瘤细胞增殖和迁移的抑制剂,也有助于减少化疗药物对正常神经细胞的副作用。

激动剂则相反,它们能够激活某些生物分子的功能,以促进神经细胞的修复和再生。例如,神经生长因子受体的激动剂可以增强神经细胞的存活和生长能力,从而在神经损伤后促进神经功能的恢复。

目前,多个研究团队正在积极探索小分子抑制剂和激动剂在抗肿瘤药物神经毒性中的应用。这些研究不仅包括化合物的筛选和优化,还涉及其药效学和药代动力学的深入分析。通过动物模型和临床试验,研究人员正在评估这些小分子的安全性和有效性,以期为癌症患者提供更优化的治疗方案。

值得注意的是,小分子抑制剂和激动剂的研究也面临着挑战。例如,如

何确保这些化合物在体内的特异性,避免对其他生物分子的非特异性作用,以及如何克服药物耐受性和副作用等问题,都是当前研究需要解决的关键问题。

总之,小分子抑制剂和激动剂的研究动态为抗肿瘤药物神经毒性的治疗提供了新的希望。随着研究的深入和技术的进步,我们有理由相信,这些小分子化合物将在未来的癌症治疗中发挥越来越重要的作用。

四、靶向疗法在神经损伤中的潜能

随着对神经系统生物学和病理生理学的深入理解,靶向疗法已成为神经损伤治疗研究的一个重要方向。靶向疗法通过精确地针对特定分子、细胞或信号通路,旨在减少对正常细胞的损害,同时提高治疗效果。以下是靶向疗法在神经损伤治疗中的几个潜在应用领域。

1. 神经生长因子受体靶向　神经生长因子(NGF)对于神经元的存活、生长和分化至关重要。靶向NGF受体,如TrkA,可以促进神经再生和功能恢复。研究表明,通过激活TrkA信号通路,可以增强神经元的存活率,并促进轴突的生长和导向。

2. 炎症信号通路靶向　神经损伤后,炎症反应是导致继发性损伤的重要因素。靶向炎症信号通路,如抑制NF-κB或JAK-STAT通路,可以减少炎症介质的产生,减轻炎症反应,从而保护神经细胞免受进一步损害。

3. 氧化应激靶向　氧化应激是神经损伤后的另一个关键病理过程。通过靶向抗氧化酶,如超氧化物歧化酶(SOD)和过氧化氢酶(CAT),可以减少活性氧种的产生,减轻氧化应激对神经细胞的损伤。

4. 细胞凋亡信号通路靶向　细胞凋亡是神经损伤后神经元死亡的主要形式之一。靶向凋亡信号通路,如抑制caspase家族的蛋白酶活性,可以阻止或延迟神经元的死亡过程,为神经修复争取时间。

5. 神经保护性药物靶向　一些药物具有直接的神经保护作用,如钙通道阻滞剂、NMDA受体拮抗剂等。通过靶向这些药物的作用机制,可以减少兴奋性毒性,保护神经细胞不受损伤。

6. 干细胞靶向　干细胞疗法为神经损伤的修复提供了新的希望。通过靶向干细胞的增殖、分化和迁移,可以促进受损区域的神经再生和修复。例如,通过调节 Notch 信号通路，可以控制神经干细胞的分化和成熟。

7. 微环境调控靶向　神经损伤后的微环境对于神经修复至关重要。靶向微环境中的细胞外基质成分、生长因子和其他调节因子，可以优化神经修复的环境，促进轴突的生长和导向。

8. 基因编辑技术靶向　CRISPR-Cas9 等基因编辑技术的出现为靶向治疗提供了新的工具。通过精确编辑受损神经细胞的基因，可以修复遗传缺陷，或者引入新的基因以增强神经细胞的存活和再生能力。

靶向疗法的优势在于其高度的精确性和针对性，能够减少对正常细胞的副作用，提高治疗效果。然而，靶向疗法的开发和应用也面临诸多挑战，包括靶点的选择、药物递送系统的设计、疗效和安全性的评估等。未来的研究需要进一步探索靶向疗法的机制，优化治疗策略，以实现对神经损伤的有效治疗。

五、中药活性成分在神经保护中的应用前景

随着现代科学技术的发展，中药活性成分在神经保护中的应用前景日益广阔。中药作为中国传统医学的重要组成部分，其在治疗神经系统疾病方面的独特优势逐渐被现代医学所认识和利用。中药活性成分通过多种机制发挥神经保护作用，包括抗氧化、抗炎、调节神经递质水平、促进神经细胞存活和再生等。

近年来，越来越多的研究表明，中药活性成分在预防和治疗神经退行性疾病、脑卒中、脑外伤等方面具有显著效果。例如，黄酮类化合物、皂苷、多糖、生物碱等中药活性成分已被证实具有良好的神经保护活性。这些成分不仅能够减轻神经炎症，还能够通过激活内源性神经保护途径，如 PI3K/Akt 信号通路，促进神经细胞的存活和功能恢复。

此外，中药活性成分在调节神经递质水平方面也显示出潜力。例如，某些中药成分能够调节谷氨酸和 γ-氨基丁酸（GABA）的释放，从而在神经系统疾病中发挥治疗作用。这些发现为中药在神经系统疾病治疗中的应用提供了新的思路和方向。

值得注意的是，中药活性成分的应用前景不仅限于治疗已有的神经系统疾病，它们在预防神经损伤和促进神经再生方面的潜力同样值得关注。例如，通过调节细胞骨架蛋白的表达和功能，中药活性成分可能促进轴突生长和神经网络的重建，这对于恢复神经功能至关重要。

总之，中药活性成分在神经保护中的应用前景是多方面的，它们通过多种机制发挥作用，为神经系统疾病的治疗和预防提供了新的策略。随着对这些成分深入研究的不断进行，未来有望开发出更多基于中药活性成分的神经保护药物，为患者带来新的希望和治疗选择。

（方灿途　孟金成　陈　婷　王可欣　叶秋明）

参考文献

［1］徐如祥. 神经生长因子的神经损伤修复机制及作用［J］. 中华神经创伤外科电子杂志，2016, 2(1): 1-4.

［2］尹维田，潘清，崔树森，等. 神经生长因子促周围神经再生临床应用初步报告［J］. 中华手外科杂志，1997, 13(1): 6-8.

第四节　不同类型抗肿瘤药物引起的神经毒性的比较

一、铂类药物的神经毒性特点

铂类药物是抗肿瘤治疗中常用的化疗药物，它们通过与DNA结合，干扰肿瘤细胞的复制和转录，从而抑制肿瘤细胞的生长和增殖。然而，铂类药物在发挥抗肿瘤作用的同时，也会对正常细胞造成损伤，尤其是对神经细胞的影响较为显著，导致一系列神经毒性症状。

铂类药物的神经毒性特点主要表现在以下几个方面。

1. 周围神经病变　这是铂类药物最常见的神经毒性表现，患者可能会出现手足麻木、刺痛、烧灼感等感觉异常，以及肌肉无力、协调障碍等运动功能受损。这些症状通常在治疗开始后的几周内出现，并在治疗结束后持续一段时间。

2. 累积剂量依赖性　铂类药物的神经毒性与药物的累积剂量密切相关。随着治疗次数的增加和药物剂量的累积，神经毒性的风险和严重程度也会增加。

3. 个体差异性　不同患者对铂类药物的神经毒性反应存在较大差异，这可能与患者的遗传背景、年龄、性别、营养状况、合并症等多种因素有关。

4. 可逆性　铂类药物引起的神经毒性在停药后通常是可逆的，但恢复过程可能较慢，有些患者可能需要数月甚至更长时间才能完全恢复。

5. 神经电生理变化　通过神经电生理检测，如神经传导速度测定，可以发现铂类药物治疗后患者周围神经传导速度减慢，这是神经损伤的客观指标。

6. 神经影像学改变　在一些研究中，通过磁共振成像（MRI）等神经影像学技术，可以观察到铂类药物治疗后患者中枢神经系统的一些微小改变，这些改变可能与神经毒性有关。

7. 分子机制　铂类药物的神经毒性可能与氧化应激、线粒体功能障碍、神经细胞凋亡、轴突运输障碍等分子机制有关[1]。

为了减轻铂类药物的神经毒性，临床医师可能会采取调整药物剂量、使用神经保护剂、实施康复治疗等措施。此外，对患者进行充分的告知和心理支持也是管理神经毒性的重要方面。

二、紫杉醇类药物的神经毒性分析

紫杉醇类药物作为一种广泛应用于治疗多种恶性肿瘤的化疗药物，其在临床应用中展现出显著的抗肿瘤效果。然而，紫杉醇类药物在发挥其抗肿瘤作用的同时，也常常伴随着一系列的副作用，其中神经毒性是其最常见且较为严重的副作用之一。

紫杉醇类药物的神经毒性主要表现为周围神经病变，这种病变通常在治疗早期即可出现，并随着治疗的进行而逐渐加重。患者可能会出现手足麻木、刺痛、烧灼感等感觉异常，以及肌肉无力、协调障碍等运动功能受损。严重时，这些症状可能会影响患者的日常生活和治疗依从性。

紫杉醇类药物引起神经毒性的机制复杂，目前认为可能涉及多个方面。首先，紫杉醇能够干扰微管的正常功能，而微管在神经细胞中对于轴突运输和神经信号传导至关重要。紫杉醇的这种作用可能导致神经细胞内物质运输障碍，进而引发神经功能异常。其次，紫杉醇还可能通过激活某些信号通路，如 p38 MAPK 和 JNK 通路，导致神经细胞的炎症反应和细胞凋亡，这也是神经毒性的可能机制之一。此外，紫杉醇还可能影响神经细胞的能量代谢，导致能量供应不足，进一步加剧神经损伤[2]。

为了减轻紫杉醇类药物的神经毒性，临床医师和研究人员已经探索了多种策略。这些策略包括调整药物剂量和给药方案、联合使用神经保护剂，以及采用局部治疗方法如冷敷和神经阻滞等。此外，中医中药在缓解紫杉醇类药物神经毒性方面也显示出一定的潜力，通过调节机体整体状态和改善微循环，中药可能有助于减轻神经损伤。

综上所述，紫杉醇类药物的神经毒性是一个多因素、多环节参与的复杂过程，其机制尚未完全阐明。尽管如此，通过合理的治疗方案设计和综合管理措施，可以有效减轻紫杉醇类药物的神经毒性，提高患者的生活质量，并保证肿瘤治疗的顺利进行。未来的研究需要进一步深入探讨紫杉醇类药物神经毒性的具体机制，并开发出更为有效的预防和治疗策略。

三、其他化学药物引起的神经毒性

其他化学药物引起的神经毒性是肿瘤治疗中一个不容忽视的问题。这些药物包括但不限于抗代谢药物、抗微管药物、拓扑异构酶抑制剂等。它们通过不同的机制作用于肿瘤细胞，同时也可能对神经系统造成损害。

抗代谢药物如5-氟尿嘧啶（5-FU）和卡培他滨，它们通过模拟细胞代谢过程中的正常底物，干扰DNA和RNA的合成，从而抑制肿瘤细胞的增殖。然而，这些药物也可能影响神经细胞的代谢过程，导致神经功能障碍。例如，5-FU可以引起周围神经病变，表现为麻木、刺痛和肌肉无力等症状。

抗微管药物如长春碱类和埃坡霉素类，它们通过干扰微管的聚合和解聚，阻止细胞的有丝分裂，从而抑制肿瘤细胞的增殖。这些药物的神经毒性主要表现为周围神经病变，包括感觉异常、肌肉无力和深部感觉丧失等。

拓扑异构酶抑制剂如依托泊苷和多柔比星，它们通过抑制DNA拓扑异构酶，阻止DNA的解旋和复制，导致肿瘤细胞死亡。这些药物的神经毒性可能与氧化应激和线粒体功能障碍有关，表现为神经退行性改变和神经细胞凋亡。

此外，一些靶向药物和免疫检查点抑制剂虽然不是传统的化学药物，但在治疗过程中也可能引起神经毒性。例如，靶向EGFR的药物可能会影响神经细胞的生长和修复，而免疫检查点抑制剂可能通过激活免疫系统对神经组织的攻击，导致神经炎或神经病变。

总之，其他化学药物引起的神经毒性是一个复杂的问题，涉及多种药物和不同的作用机制。了解这些药物的神经毒性特征对于优化肿瘤治疗方案和提高患者生活质量具有重要意义。未来的研究需要进一步探索这些药物的神经毒性机制，并开发有效的预防和治疗策略。

四、靶向药物与免疫治疗引发的神经毒性

靶向药物与免疫治疗是近年来肿瘤治疗领域的重大突破，它们通过精确打击肿瘤细胞或激活机体的免疫系统来对抗癌症。然而，这些治疗方法在带来希望的同时，也可能引发一系列副作用，其中神经毒性是较为常见且备受关注的一种。

靶向药物通常针对肿瘤细胞特有的分子靶点，如受体、信号传导通路或基因突变，以减少对正常细胞的伤害。尽管如此，由于这些靶点在某些情况下也可能在神经系统中表达，因此靶向治疗可能会间接影响神经功能，导致神经毒性的发生。例如，一些靶向 EGFR 的药物可能会影响神经细胞的生长和修复，从而引发周围神经病变。

免疫治疗则是通过激活或调节机体的免疫系统来识别和攻击肿瘤细胞。这种治疗方式可能会导致免疫相关的神经毒性，因为免疫系统在攻击肿瘤细胞的同时，也可能错误地攻击神经系统。例如，免疫检查点抑制剂如抗 PD-1 或抗 CTLA-4 抗体，可能会引起自身免疫性神经疾病，如吉兰-巴雷综合征或自身免疫性脑炎。

靶向药物与免疫治疗引发的神经毒性可能表现为多种形式，包括但不限于周围神经病变、中枢神经系统功能障碍、认知障碍和情绪变化等。这些症状可能会严重影响患者的生活质量，甚至在某些情况下需要调整治疗方案。

为了更好地管理靶向药物与免疫治疗引发的神经毒性，临床医师需要对患者进行密切监测，并根据症状的严重程度采取相应的干预措施。这可能包括药物剂量的调整、支持性治疗的提供以及在必要时引入神经保护或神经修复的策略。

此外，随着对靶向药物与免疫治疗机制的深入理解，研究人员正在探索新的方法来减少这些治疗方法引起的神经毒性。例如，通过开发更具选择性的靶向药物或优化免疫治疗方案，以减少对神经系统的潜在影响。

总之，靶向药物与免疫治疗为肿瘤患者带来了新的希望，但同时也带来了神经毒性这一挑战。通过持续的临床监测、个体化的治疗策略和不断进步的科学研究，我们可以期待在未来更好地管理这些副作用，提高患者的治疗效果和生活质量。

五、放疗所致神经毒性和药物作用的关联

放疗所致神经毒性和药物作用的关联是肿瘤治疗领域的一个重要议题。放疗作为一种常见的肿瘤治疗手段，其在杀伤肿瘤细胞的同时，也可能对周围正常组织造成损伤，包括神经系统。这种损伤可能与抗肿瘤药物的联合使用产生复杂的相互作用，从而影响患者的治疗效果和生活质量。

首先，放疗对神经系统的直接影响主要表现为放射性脑病和周围神经病变。放射性脑病可能包括急性放射性脑病、亚急性放射性脑病和慢性放射性脑病。这些病变可能导致认知功能障碍、头痛、恶心、呕吐、癫痫发作等症状。周围神经病变则表现为麻木、刺痛、肌肉无力等周围神经功能障碍。

其次，抗肿瘤药物的使用可能会增加放疗引起的神经毒性。例如，某些化疗药物如紫杉醇、顺铂等本身就具有神经毒性，与放疗联合使用时，可能会加剧神经损伤。此外，一些靶向药物和免疫检查点抑制剂也可能与放疗相互作用，影响神经系统的功能。

在探讨放疗所致神经毒性和药物作用的关联时，需要考虑多个因素。首先，放疗的剂量、分次和总剂量是影响神经毒性的重要因素。高剂量的放疗更可能导致严重的神经毒性。其次，放疗的部位也很关键，颅内和脊髓附近的放疗更容易引起神经系统损伤。此外，患者的个体差异，如年龄、性别、遗传背景、合并症等，也会影响放疗和药物联合使用时的毒性反应。

为了减少放疗所致的神经毒性，临床医师通常会采取多种策略。例如，优化放疗计划以减少对正常组织的照射，使用神经保护剂，调整化疗药物的剂量和给药方案，以及在必要时暂停或调整治疗方案。同时，对患者进行密切监测，及时发现并处理可能出现的神经毒性，也是重要的管理措施。

总之，放疗所致神经毒性和药物作用的关联是一个复杂的问题，需要综合考虑放疗的物理参数、药物的化学特性、患者的个体差异及治疗方案的整体设计。通过深入研究和临床实践的积累，我们可以更好地理解这一关联，从而为患者提供更安全、更有效的治疗。

（方灿途　孟金成　陈　婷　陈小平　赖惠芹）

参考文献

［1］SUN M, MAO X F, LI Z M, et al. Endothelial peroxynitrite causes disturbance of neuronal oscillations by targeting caspase-1 in the arcuate nucleus[J]. Redox Biology, 2021, 47: 102147.

［2］FLATTERS S J L, BENNETT G J. Studies of peripheral sensory nerves in paclitaxel-induced painful peripheral neuropathy: evidence for mitochondrial dysfunction[J]. Pain, 2006, 122(3): 245-257.

第五节　神经毒性的生物标志物和评估方法

一、神经毒性生物标志物的研究进展

神经毒性生物标志物的研究进展是近年来肿瘤治疗领域的一个热点。随着对肿瘤生物学和抗肿瘤药物作用机制的深入理解，研究者们开始关注如何通过生物标志物来预测、评估和监测抗肿瘤药物引起的神经毒性。这些生物标志物可以是血液中的特定蛋白质、细胞因子，或者是神经组织中的特定基因表达模式。

在血液生物标志物的研究中，一些炎症相关的细胞因子，如白细胞介素（IL-6）、肿瘤坏死因子（TNF-α）等，被发现与神经毒性的发生发展有关[1]。这些细胞因子的水平变化可能反映了机体对药物治疗的炎症反应，进而影响神经系统的功能。此外，一些神经递质和其代谢产物，如5-羟色胺和多巴胺，也被认为是潜在的神经毒性生物标志物。

基因表达分析在神经毒性研究中扮演着越来越重要的角色。通过高通量测序技术，研究者可以鉴定出在神经毒性发生时特异性表达的基因。这些基因可能参与了神经细胞的损伤和修复过程，或者与神经细胞的存活和凋亡有关。例如，一些与氧化应激和DNA损伤修复相关的基因，如超氧化物歧化酶（SOD）和多聚ADP-核糖聚合酶（PARP），被发现与神经毒性有密切联系。

除了血液和基因表达分析，神经影像学技术也被用于寻找神经毒性的生物标志物。通过磁共振成像（MRI）和正电子发射断层扫描（PET）等技术，研究者可以观察到药物治疗后神经结构和功能的改变。这些影像学标志物有

助于更直观地评估神经毒性的程度和分布。

总之，神经毒性生物标志物的研究进展为肿瘤治疗提供了新的视角。通过这些生物标志物，医师可以更准确地预测和监测患者的神经毒性反应，从而调整治疗方案，提高患者的生活质量。未来的研究将继续探索更多、更敏感的生物标志物，以及它们在临床实践中的应用价值。

二、神经电生理检测在评估抗肿瘤药物神经毒性中的作用

神经电生理检测是一种通过记录神经系统的电活动来评估其功能的技术。在抗肿瘤药物引起的神经毒性评估中，神经电生理检测扮演着至关重要的角色。以下是神经电生理检测在评估抗肿瘤药物神经毒性中的作用。

首先，神经电生理检测能够提供客观的指标，用以衡量神经系统的功能状态。通过检测神经传导速度、动作电位的形态和振幅等参数，医师可以了解药物对神经纤维的影响程度。例如，周围神经病变是抗肿瘤药物常见的神经毒性表现，而神经传导速度的减慢是其典型特征。通过神经电生理检测，可以早期发现这些变化，从而及时调整治疗方案[2]。

其次，神经电生理检测有助于区分药物引起的神经毒性与其他原因导致的神经系统疾病。例如，肿瘤本身或其代谢产物也可能影响神经功能，而神经电生理检测可以帮助医师区分这些不同的影响因素，为临床决策提供依据。

此外，神经电生理检测还可以用于监测治疗效果。在调整药物剂量或引入神经保护性治疗后，通过定期的神经电生理检测，医师可以跟踪患者神经功能的恢复情况，评估治疗措施的有效性。

最后，神经电生理检测在研究抗肿瘤药物神经毒性的机制方面也具有重要价值。通过分析电生理数据，科学家可以深入了解药物如何影响神经细胞的功能，这有助于开发新的治疗策略和药物，以减少或预防神经毒性的发生。

总之，神经电生理检测是评估抗肿瘤药物神经毒性不可或缺的工具。它不仅能够提供客观的评估指标，帮助医师及时发现和处理神经毒性问题，还对研究神经毒性的机制和开发新的治疗方法具有重要意义。

三、神经影像学在神经毒性评估中的应用

在抗肿瘤药物治疗过程中，神经影像学作为一种非侵入性检测手段，对于评估药物引起的神经毒性具有重要价值。通过使用磁共振成像（MRI）、

计算机断层扫描（CT）和正电子发射断层扫描（PET）等技术，医师能够观察到患者脑部和脊髓的结构和功能变化，从而对神经毒性的程度和范围进行量化评估。

MRI在神经毒性评估中的应用尤为广泛。它能够提供高分辨率的脑部图像，帮助医师识别药物治疗后可能出现的脑部水肿、坏死或其他结构性改变。例如，某些化疗药物可能导致白质病变，这些病变在MRI上表现为高信号区，提示可能存在脱髓鞘或其他神经损伤。此外，功能性MRI（fMRI）可以用来评估药物治疗对脑部功能的影响，如认知功能和情绪调节等。

CT扫描虽然不如MRI在软组织分辨率上表现优异，但在评估颅内出血、钙化等病变方面具有独特优势。在某些情况下，CT扫描可以作为MRI的补充，尤其是在患者无法进行MRI检查时。

PET扫描则是一种能够反映脑部代谢活动的影像学技术。通过使用特定的放射性示踪剂，PET可以评估神经细胞的代谢活性，这对于了解药物如何影响神经细胞的功能具有重要意义。例如，使用氟脱氧葡萄糖（FDG）作为示踪剂的PET扫描可以显示脑部葡萄糖代谢的变化，从而帮助医师了解药物治疗对脑部能量代谢的影响[3]。

除了上述技术，神经影像学还包括其他一些高级成像技术，如磁共振波谱成像（MRS）、弥散张量成像（DTI）等。MRS能够提供脑内特定化学物质的浓度信息，有助于评估神经毒性对脑内代谢物的影响。而DTI则能够评估脑内白质纤维束的完整性，对于了解药物治疗对神经纤维的影响具有重要作用。

总之，神经影像学在抗肿瘤药物引起的神经毒性评估中扮演着关键角色。通过这些技术，医师可以更全面地了解药物对患者神经系统的影响，从而为个体化治疗方案的制订提供科学依据。随着影像学技术的不断进步，未来神经影像学在神经毒性评估中的应用将更加广泛，为肿瘤患者的治疗和康复提供更加精准的指导。

四、基因表达分析在神经毒性研究中的重要性

随着分子生物学技术的飞速发展，基因表达分析已经成为研究抗肿瘤药物神经毒性机制的重要手段。通过基因表达分析，科学家们能够深入了解药

物如何影响神经细胞的基因表达，进而揭示神经毒性的分子基础。

首先，基因表达分析能够帮助研究者识别与神经毒性相关的关键基因。通过比较接受抗肿瘤药物治疗前后神经细胞的基因表达谱，可以发现哪些基因的表达发生了显著变化。这些变化可能与神经细胞的功能障碍、细胞死亡或神经退行性变化有关[4]。例如，一些研究已经发现，某些抗肿瘤药物可以上调与细胞凋亡相关的基因，或者下调与神经保护相关的基因，这些基因表达的变化为理解药物的神经毒性提供了线索。

其次，基因表达分析有助于揭示神经毒性的信号传导路径。神经毒性往往涉及复杂的信号传导网络，包括转录因子、信号分子和受体等。通过分析基因表达数据，可以推断出这些分子如何相互作用，以及它们在神经毒性发展中的作用。例如，某些基因表达分析结果表明，抗肿瘤药物可能通过激活特定的信号通路，导致神经细胞的炎症反应，从而引发神经毒性。

此外，基因表达分析还有助于发现新的治疗靶点。通过识别与神经毒性相关的基因和信号通路，研究者可以开发新的药物或治疗策略，以减轻或预防抗肿瘤药物引起的神经毒性。例如，如果发现某个基因的过度表达与神经毒性有关，那么抑制该基因表达的药物可能成为潜在的治疗手段。

最后，基因表达分析在个体化医疗中扮演着重要角色。不同个体对同一种抗肿瘤药物的反应可能不同，这部分归因于遗传差异。通过分析患者的基因表达谱，医师可以预测患者对特定药物的反应，并据此调整治疗方案，以最大限度地减少神经毒性的发生。

总之，基因表达分析为理解和治疗抗肿瘤药物所致神经毒性提供了强有力的工具。通过深入研究基因表达的变化，科学家们不仅能够揭示神经毒性的内在机制，还能够开发新的治疗方法，从而提高癌症患者的生活质量。

五、患者报告结局量表在神经毒性评估中的利用

患者报告结局量表（patient-reported outcome measures, PROMs）在抗肿瘤药物神经毒性评估中扮演着重要角色。这些量表的收集者通过直接询问患者关于他们的症状、功能状态和生活质量，为临床医师提供了宝贵的信息。以下是患者报告结局量表在神经毒性评估中的利用方式。

1. 症状监测　患者报告的症状是评估神经毒性的直接证据。PROMs可以帮助患者描述他们的感觉，如疼痛、麻木、刺痛或其他感觉异常，这些症状可能难以通过客观测试来衡量。

2. 生活质量评估　神经毒性不仅影响患者的身体功能，还可能对他们的心理状态和社会功能产生影响。PROMs 收集者能够捕捉这些变化，帮助医师全面了解患者的生活质量。

3. 个体化治疗　通过 PROMs 收集者收集到的数据，医师可以根据患者的具体情况调整治疗方案。例如，如果患者报告的神经毒性症状严重，医师可能会考虑减少药物剂量或更换治疗方案。

4. 早期干预　通过 PROMs 收集的数据，可以用于监测症状的早期迹象，以便及时进行干预。早期识别和处理神经毒性可以减少其对患者生活的影响。

5. 研究和临床试验　在临床研究中，PROMs 是评估治疗效果的重要工具。它们可以用来比较不同治疗方法的副作用，以及评估新药的安全性和有效性。

6. 患者参与　通过 PROMs 收集，鼓励患者参与到自己的治疗过程中，增强他们的自我管理能力。通过填写量表，患者可以更好地了解自己的病情，并与医师进行更有意义的对话。

7. 长期监测　对于完成治疗的患者，PROMs 可以帮助监测长期的神经毒性影响，以及这些症状如何随时间变化。

8. 资源优化　通过 PROMs 收集的数据，医疗机构可以优化资源分配，将注意力集中在最需要帮助的患者身上。

为了有效利用 PROMs，需要确保量表的可靠性和有效性。这意味着量表需要经过验证，能够准确地测量它们所设计测量的内容。此外，量表应该易于理解和完成，以便所有患者都能参与。

总之，患者报告结局量表在抗肿瘤药物神经毒性评估中提供了独特的视角，它们通过直接从患者那里收集信息，帮助临床医师更好地理解和处理神经毒性问题。随着医疗保健越来越重视患者体验，PROMs 的作用预计将会继续增长。

（方灿途　孟金成　陈　婷　唐　露）

参考文献

［1］PARK S B, GOLDSTEIN D, KRISHNAN A V, et al. Chemotherapy - induced peripheral neurotoxicity: a critical analysis[J]. CA: a cancer journal for clinicians, 2013, 63(6): 419-437.

［2］廖丽红, 刘甲兴, 张江灵, 等. 神经传导速度在评价奥沙利铂相关性外周神经损伤中的应用［J］. 中华胃肠外科杂志, 2015, 18(10): 1060-1061.

［3］MORBELLI S, GAMBELLA M, RAIOLA A M, et al. Brain FDG-PET findings in chimeric antigen receptor T-cell therapy neurotoxicity for diffuse large B-cell lymphoma［J］. Journal of Neuroimaging, 2023, 33(5): 825-836.

［4］OJIRO R, WATANABE Y, OKANO H, et al. Gene expression profiles of multiple brain regions in rats differ between developmental and postpubertal exposure to valproic acid［J］. Journal of Applied Toxicology, 2022, 42(5): 864-882.

第六节 评估方法与临床试验设计

一、评估工具的选择与比较

在肿瘤治疗领域，评估工具的选择与比较是确保患者得到最佳护理和治疗效果的关键步骤。这些工具包括但不限于临床评分量表、生物标志物检测、影像学检查及患者报告结局量表（PROMs）等。以下是对这些评估工具的详细探讨。

1.临床评分量表　临床评分量表是评估肿瘤患者神经毒性最常用的方法之一。这些量表通常由一系列问题组成，旨在量化患者的症状和功能状态。例如，常见的神经毒性评分量表包括FACT/GOG-Ntx、EORTC QLQ-CIPN20等。这些量表的设计考虑了神经毒性的多种表现，如感觉异常、肌肉无力和协调障碍等，并通过患者的自我报告来评估症状的严重程度。

2.生物标志物检测　生物标志物检测是另一种评估神经毒性的方法，它通过检测血液、尿液或其他体液中的特定生物标志物来预测或评估毒性。例如，某些炎症标志物或神经生长因子的水平变化可能与神经毒性的发生有关。生物标志物检测的优点在于其客观性，但目前仍缺乏广泛认可的、具有高敏感性和特异性的生物标志物。

3.影像学检查　如磁共振成像（MRI）和计算机断层扫描（CT），可以提供神经结构的直接视觉信息，有助于评估肿瘤治疗对神经系统的潜在影响。

这些检查可以揭示神经组织的损伤或炎症，但它们通常用于诊断更严重或复杂的神经毒性病例，因为它们成本较高且可能需要暴露于辐射。

4. 患者报告结局量表（PROMs）[1]　PROMs是指患者对自己健康状况和生活质量的直接报告。这些报告通常通过问卷调查的形式收集，并用于评估治疗对患者日常生活的影响。PROMs的优点在于它们能够提供患者主观体验的第一手资料，但它们的有效性依赖于患者的理解和诚实回答。

在选择评估工具时，医师和研究人员需要考虑多种因素，包括工具的可靠性、有效性、实用性和成本效益。此外，不同的评估工具可能适用于不同阶段的患者或不同的研究目的。因此，综合使用多种评估工具往往能提供更全面的信息，有助于更准确地评估和监测抗肿瘤药物所致的神经毒性。

二、神经功能评定量表的运用

在肿瘤治疗领域，神经功能评定量表的运用是评估抗肿瘤药物所致神经毒性的重要手段。这些量表能够系统地记录和量化患者在治疗过程中出现的神经功能变化，为临床医师提供决策支持，并帮助患者更好地理解和管理他们的症状。以下是一些关于神经功能评定量表运用的关键点。

1. 量表选择[2]　选择合适的评定量表是准确评估神经功能的基础。医师需要根据患者的具体情况和评估目的来选择量表，例如，有的量表侧重于运动功能，而有的则更关注感觉或认知功能。

2. 标准化评估　为了确保评估结果的可靠性和有效性，评定量表的使用需要遵循标准化流程。这包括对评估人员进行培训，确保他们理解量表的各个项目和评分标准，以及在相同条件下对所有患者进行评估。

3. 定期评估　神经毒性可能在治疗的不同阶段出现，因此定期使用评定量表进行评估至关重要。这有助于监测症状的变化，及时调整治疗方案。

4. 个体化调整　每个患者的神经功能基础水平和反应模式都不同，因此在使用评定量表时需要考虑个体差异，对评估结果进行个体化解释。

5. 多维度评估　神经毒性可能影响多个方面，包括运动、感觉、认知和情绪。因此，使用能够覆盖这些多个维度的综合性评定量表是必要的。

6. 患者参与　鼓励患者参与评估过程，让他们了解评定量表的使用和意义，这有助于提高患者的依从性和自我管理能力。

7. 数据分析　收集的评估数据需要进行适当的分析，以识别趋势、模式和潜在的问题。这些分析结果可以用来指导临床实践和未来的研究。

8. 质量控制　确保评定量表的质量控制，包括定期校准和维护，以及对评估人员的持续教育和监督，以保持评估的一致性和准确性。

9. 跨学科合作　神经功能的评估往往需要跨学科团队的合作，包括医师、护士、物理治疗师、职业治疗师和心理学家等，他们可以提供全面的视角和专业的建议。

10. 患者教育　教育患者关于神经功能评定量表的重要性，以及如何使用这些量表来监测自己的症状，可以帮助他们更好地参与自己的治疗过程。

通过这些方法，神经功能评定量表的运用可以有效地帮助临床医师和患者管理抗肿瘤药物所致的神经毒性，提高治疗效果和患者的生活质量。

三、症状自我报告与定性描述

在肿瘤治疗过程中，患者主观的症状自我报告与定性描述是评估抗肿瘤药物所致神经毒性的重要手段。这种方法能够直接反映患者的实际感受和生活质量，对于临床医师调整治疗方案具有重要的参考价值。

症状自我报告通常包括患者对疼痛、麻木感、刺痛、肌肉无力等周围神经症状的描述。患者可能会使用不同的词汇来表达他们的感受，如"像针扎一样""像戴了紧手套"等。这些描述虽然主观，但却是患者体验的真实反映，有助于医师理解症状的严重程度和患者的实际需求。

定性描述则更侧重于患者对症状对日常生活影响的描述，如行走困难、握物不稳、睡眠障碍等。这些描述有助于医师全面评估患者的功能状态，并制订相应的康复计划或支持性治疗措施。

为了提高症状自我报告的准确性和一致性，临床中常使用标准化问卷或量表，如欧洲癌症研究与治疗组织（EORTC）的 QLQ-CIPN20 问卷，它专门用于评估化疗引起的周围神经病变。通过这些工具，患者可以更系统地报告他们的症状，医师也能更精确地追踪症状的变化。

此外，定性研究方法，如访谈和焦点小组讨论，也是获取患者定性描述的有效途径。通过深入的交流，研究者可以更全面地理解患者的体验，包括他们的情绪反应、应对策略及对治疗的期望和担忧。

总之，症状自我报告与定性描述是评估抗肿瘤药物所致神经毒性的重要组成部分。它们不仅为临床决策提供了依据，也为患者提供了表达自己感受的机会，有助于提高患者的满意度和治疗的整体效果。

四、临床评估与影像学的结合

在肿瘤治疗过程中，临床评估与影像学结合是确保患者得到最佳护理的关键步骤。通过将临床评估结果与影像学检查结果相融合，医师能够更全面地了解患者的病情，从而制订出更为精准的治疗方案。

临床评估通常包括患者的病史采集、体格检查及实验室检测等。医师会详细询问患者的症状、病程、家族病史及既往治疗情况，并通过体格检查来评估患者的当前健康状况。实验室检测则包括血液检查、肿瘤标志物检测等，这些信息能够帮助医师了解患者的生理状态和肿瘤的生物学特性。

影像学检查则是通过使用 X 线、CT、MRI、PET-CT 等技术，对患者体内的肿瘤进行成像，从而直观地显示肿瘤的大小、位置、形态及与周围组织的关系。这些影像学资料不仅能够帮助医师诊断肿瘤，还能够在治疗过程中监控肿瘤的变化，评估治疗效果。

将临床评估与影像学检查相结合，医师可以更准确地判断肿瘤的类型、分期及侵袭性，从而为患者选择最合适的治疗方法。例如，对于早期乳腺癌患者，如果临床评估显示肿瘤较小且影像学检查未发现远处转移，医师可能会建议进行保乳手术和放疗。而对于晚期肺癌患者，如果临床评估提示患者有呼吸困难等症状，且影像学检查显示肿瘤已经侵犯到胸膜或有远处转移，医师可能会推荐化疗、靶向治疗或免疫治疗等综合治疗方案。

此外，临床评估与影像学的结合还有助于识别治疗过程中可能出现的问题，如放疗引起的放射性肺炎或化疗引起的周围神经病变等，及时调整治疗方案以减轻患者的不适。

总之，临床评估与影像学的结合是现代肿瘤治疗中不可或缺的一部分。通过这种综合性的评估方法，医师能够为患者提供更加个性化和精准的治疗，从而提高治疗效果，改善患者的生活质量。

五、生物标志物在毒性评估中的应用前景

在抗肿瘤药物治疗中，生物标志物的应用前景广阔，它们为毒性评估提

供了更为精确和敏感的指标。随着分子生物学和生物技术的发展，越来越多的生物标志物被发现并应用于临床实践。这些生物标志物不仅能够帮助医师预测患者对特定药物的反应，还能够实时监测药物治疗过程中的毒性变化，为及时调整治疗方案提供科学依据。

生物标志物在毒性评估中的应用主要体现在以下几个方面。

首先，生物标志物可以用于早期识别和预测抗肿瘤药物可能引起的神经毒性。通过检测血液、尿液或其他体液中的特定生物标志物，医师可以预测患者在接受治疗后可能出现的毒性反应，从而在治疗初期就采取预防措施，减少毒性发生。

其次，生物标志物能够帮助医师监测治疗过程中的毒性变化。在化疗过程中，通过定期检测生物标志物的水平，医师可以了解患者对药物的耐受情况，及时调整药物剂量或治疗方案，以减轻毒性反应，提高患者的生活质量。

此外，生物标志物还可以用于评估治疗效果和预后。某些生物标志物与肿瘤的侵袭性、转移潜能及患者对治疗的反应密切相关。通过检测这些标志物，医师可以更准确地评估患者的病情，制订更为个性化的治疗计划。

在未来，随着生物标志物研究的深入，我们有望开发出更多与抗肿瘤药物神经毒性相关的生物标志物。这些标志物的应用将进一步提高毒性评估的准确性和及时性，为癌症患者的治疗提供更加安全和有效的保障。

总之，生物标志物在抗肿瘤药物毒性评估中的应用前景是光明的。随着科技的进步和研究的深入，我们有理由相信，这些标志物将为癌症治疗带来革命性的变化，为患者带来更多的希望和更好的治疗效果。

（方灿途　孟金成　陈　婷　林思宏　梁展鹏）

参考文献

[1] MCCRARY J M, GOLDSTEIN D, TRINH T, et al. Optimizing clinical screening for chemotherapy-induced peripheral neuropathy [J]. Journal of Pain and Symptom Management, 2019, 58(6): 1023-1032.

[2] ALBERTI P, BERNASCONI D P, CORNBLATH D R, et al. Prospective evaluation of health care provider and patient assessments in chemotherapy-induced peripheral neurotoxicity [J]. Neurology, 2021, 97(7): e660-e672.

第四章
抗肿瘤药物神经毒性的中西医诊断

第一节 西医诊断

化疗后神经毒性（chemotherapy-induced peripheral neuropathy, CIPN）的机制尚未明确，也尚无统一的评价标准，CIPN的发生是逐渐进展的，但也有部分患者在接受化疗后突然发病。现在仍没有被普遍接受的CIPN评估和诊断系统[1]。对于CIPN的诊断和评估通常由医学肿瘤学家进行。CIPN的诊断需结合患者临床症状、体征和神经电生理结果综合分析。掌握各种化疗药物所致神经毒性临床症状表现特点、周围神经病变的出现与具有神经毒性化疗药物使用的时相关系，包括用药后发病、停药减轻、再用药时加重等，以及根据主客观评价手段，排除其他鉴别诊断是确诊神经毒性化疗药物引起周围神经病变的主要依据。

化疗致周围神经病变是化疗药物对周围神经功能造成的损伤，以及产生的一系列神经功能紊乱症状和体征。化疗导致周围神经病变可表现为手足麻木，疼痛，感觉障碍，四肢腱反射消失等，比如奥沙利铂可表现为遇冷加重的周围神经病变及周围感觉异常，并且随累积剂量增加而加重。部分还可合并运动神经病变，可表现为肌肉无力、萎缩或肌震颤。自主神经系统受累可出现肠功能紊乱，甚至出现麻痹性肠梗阻等。中枢神经毒性可表现为癫痫，肢体麻痹、瘫痪，意识模糊等。

一、诊断和鉴别诊断

（一）诊断

一般来说，CINP 初期症状出现较早，一般常见于用药后 24~72 小时；进展期患者可出现全身症状，痛觉更明显，可累及自主神经和运动系统。CINP 典型的临床表现是对称的以感觉异常为主的周围神经病变，常表现为感觉异常（包括烧灼感、痒感和尖锐痛感）、麻木和平衡感减弱，偶尔还表现为运动神经症状、交感神经受累和脑神经病表现。症状的严重程度与以下因素相关：化疗药物、剂量、化疗方案、治疗时间、联合使用一种以上神经毒药物（如卡铂联合紫杉醇）、并发易损害周围神经的疾病。

1. CIPN 的主要临床症状、体征特点

（1）症状所涉及的系统

感觉系统症状：感觉异常、触物感痛、感觉迟钝、烧灼感、疼痛。

运动系统症状：肌无力、肌萎缩、感觉和运动系统症状同时存在。

自主神经系统症状：出汗、无汗等。

（2）症状分布特点：①对称性分布；②非对称性、局部、皮节区分布；③肢体远端的（袜套状分布）；④肢体近端的；⑤近端和远端分布同时存在的。

（3）是否涉及上级运动神经元：①伴有感觉症状；②不伴有感觉症状。

（4）症状开始和持续的时间：①急性起病（用药后数小时或数天）；②持续存在；③有无消长现象；④服用药物、接触毒素、感染等事件与出现症状的时间关系。

（5）既往治疗情况：①回顾治疗过程中，化疗药物和非化疗药物的使用情况，既往神经毒性化疗药物的使用情况，周围神经病变的一线药物，例如铂类药物（如奥沙利铂）、长春生物碱（如长春新碱）和紫杉烷类（如紫杉醇）。较新的、更具针对性的药物，如硼替佐米、艾日布林和伊沙匹隆也与周围神经病变的显著发病率相关。②药物开始、停止、持续的时间，建立与症状出现的时间联系。虽然使用的药物和剂量是一个重要的决定因素，但缺乏一致的金标准评估工具会影响 CIPN 的报告率。从整体来看，在停止化疗后的第 1 个月、3 个月和 6 个月内，分别有 68.1%、60% 和 30% 的患者观察到 CIPN。

（6）是否有获得性或遗传性神经病变的证据：已经确定了一些可能的风

险因素，包括遗传因素，开始化疗前的神经病变史（如糖尿病）、肾功能受损、肌酐清除率降低及吸烟史都可能增加发生 CIPN 的风险。①是否有下列疾病：糖尿病、肾脏疾病、甲状腺功能减退；②既往有神经病变病史、酗酒史；③HIV 感染；④淀粉样病变、肉样瘤、脉管炎；⑤神经病变家族史；⑥骨骼系统缺陷。

（7）评估神经系统症状对日常生活的影响程度：是否影响患者的日常生活，如移动、手的使用、穿衣、吃饭、开车、睡觉、爬楼梯等。如果是，请描述程度：有时、大部分时间、所有时间。

（8）神经系统的检查[2]：感觉神经受累为主，常见双侧、远端、对称性的感觉障碍，感觉丧失、迟钝麻木、神经性刺痛、振动觉受损、触觉改变、腱反射消失等，自发性的烧灼样、放射性、电击样疼痛及机械性／热性痛觉异常或痛觉过度敏感也经常发生。

运动症状包括萎缩的体征、肌肉的屈伸力量、握拳能力、步态反射的消失或减弱（远端对称性的）。

自主神经症状异常的发生率较低，通常表现为直立性低血压、便秘、出汗、无汗、性功能障碍和排尿困难等[3]。

2.周围神经病变的基本诊断特征[4]（表 4-1）

（1）远端受累为主的多发性周围神经病，符合长度依赖性特点（例如手套和长袜样分布）。

（2）病变呈对称性分布。

（3）在给予神经毒性化疗药物后发病，临床表现为起病缓慢，病初感觉症状可有暂时性缓解，之后可表现为进行性加重（轴突损害）或感觉症状在开始化疗后急性发生、发展（神经元病）。

（4）临床主要表现为感觉神经受累的症状和体征，包括感觉异常、感觉迟钝、感觉减退、感觉过敏和疼痛。

（5）运动功能相对保留，部分患者可伴有轻至中度肢体无力，在感觉病变分布区可有肌肉萎缩。周围神经病变的出现与紫杉类药物使用的时相关系包括用药后发病、停药减轻、再用药时加重等，是确诊紫杉类药物引起周围神经病变的主要依据。

（6）与患者自身因素有关：研究发现，化疗药物引起的周围神经毒性与患者的年龄、是否合并糖尿病、烟酒嗜好及全身状况有关。老年患者因肝、肾功能下降，且多合并若干内科疾病，化疗药物在体内潴留可产生较大的神经毒性。此外，糖尿病患者体内变性的神经细胞对化疗药物所致的神经毒性更加敏感，因此周围神经毒性在糖尿病患者中更为常见。有相关研究发现，年龄≥60岁、有神经系统疾病史、放化疗史、人类免疫缺陷病毒感染、营养缺乏、酒精中毒、既往药物治疗史和合并治疗用药史、肝功能异常、糖尿病、甲状腺功能减退、烟酒史及肥胖（BMI≥24.0）等，都是周围神经病变的风险因素。

（7）与用药方法有关：化疗药物所致的神经毒性与药物的总剂量、每次化疗的间隔时间及给药途径有关[5]。此外，具有神经毒性的药物联合使用会导致神经毒性的累加。因此，在临床上，通常随着化疗周期的增加，周围神经毒性发生率及严重程度亦随之增加。而且，研究发现经外周静脉输液的患者，出现手足麻木等周围神经症状明显多于经中心静脉输液患者。

表4-1 周围神经病变的分级标准

分级标准	1级	2级	3级	4级
NCI-CTC	无症状：没有深肌腱反射或感觉异常	中度症状：影响工具性日常生活活动	重度症状：个人自理能力受限	危及生命的，需要急性干预的
WHO分级标准	感觉异常或腱反射减退	严重感觉异常或轻度无力	不能忍受的感觉异常或显著运动障碍	瘫痪
Levi评级工具	感觉异常或感觉迟钝，1周内可完全消退	感觉异常或感觉迟钝，14天内可完全消退	感觉异常或感觉迟钝，21天可完全消退	感觉异常或感觉迟钝，伴有功能障碍

注 经电生理的发展使CIPN的诊断和评估有了更为客观的指标，但是CIPN的诊断还需结合临床症状、体征和神经电生理结果综合分析。神经电生理评估一般包括神经传导（nerve conduction studies, NCS）和针电极肌电图，其中NCS具有更高的诊断价值。NCS对感觉和运动纤维病变的评估具有无创性、标准化、敏感度高的特点。因此，NCS是CIPN综合诊断中的一种方法[6]。

3. CIPN 评价手段 主要包括主观评价和客观评价两个方面。

（1）主观评价：主观评估通常是在患者自我描述的基础上，进一步评价症状的严重程度。主观评估主要包括神经毒性分级标准、不良反应量表、生活质量量表及各种调查问卷。目前对化疗所致神经毒性进行分级的标准主要有美国国立癌症研究院制定的不良事件分级标准（NCI-CTCAE）、美国东部肿瘤协作组发布的不良反应分级（ECOG-CTC）、世界卫生组织（World Health Organization，WHO）提出的"WHO 分级标准"及奥沙利铂专用分级标准（Levi 标准），每种标准的侧重点不同。

刘立芝等采用总神经病评分临床版（TNSc）和 NCI-CTCAE 对 CIPN 进行临床观察，结果发现 TNSc 比 NCI-CTC 更适合评价慢性 CIPN 的严重程度及变化。近年来为研究化疗所致神经毒性，各大机构结合中外神经毒性标准制定出了有效且专业度较高的问卷，目前比较公认的有 FACT/GOC-NTx、FACT-Taxan Oxaliplatin-associated Neuropathy Questionnaires、Patient Neurotoxicity Questionnaire（PNQ）、EORTCQLQ-CIPN20 等。各种版本的分级标准和改良的问卷，都具有简单易行的优点，可快速对患者的症状进行评分，主要通过问诊完成，不需借助仪器，方便使用者对患者的随访。但其评分取决于使用者及被评价者的主观评估，影响因素较多，不同使用者的评价标准有一定偏差。

（2）客观评价：客观评价是通过对患者感觉神经、运动神经受损和深肌腱反射异常情况来评价症状的严重程度。主要包括神经传导检测、电流感觉阈值检测、神经纤维皮肤活检等方法。

1）神经传导检测：神经电生理的发展使 CIPN 的诊断和评估有了更为客观的指标，但是 CIPN 的诊断还需结合患者临床症状、体征和神经电生理评估结果综合分析。神经电生理评估一般包括神经传导检查（nerve conduction studies, NCS）和针电极肌电图，其中 NCS 具有更高的诊断价值。NCS 对感觉和运动纤维病变的评估具有无创性、标准化、敏感度高的特点。因此，NCS 是 CIPN 综合诊断中的一种方法。有研究表明 CIPN 的肌电图以感觉神经损伤为主，且感觉传导电位的波幅可反映 CIPN 的严重程度，并可作为评估 CIPN 的客观准确的标准。然而神经传导检查主要检测的是大神经纤维，只有出现节段性脱髓鞘和轴索损害等神经病变时，观察指标才会表现出异常。

对于小的有髓鞘神经纤维和无髓鞘神经纤维则较不敏感，不能检测出小神经纤维的早期损伤。

2）定量感觉测定技术：定量感觉测定技术（quantitative sensory testing, QST）是一种易操作、无创伤、能够对人类感觉进行定量判断的心理物理学技术，可测定引起人某种特定感觉所需的刺激强度阈值，从而评判感觉障碍的程度和神经电生理功能，其结果能够敏感、特异、客观地反映神经电生理的功能，且具有可比性和重复性。传统意义上，QST测量的是温度觉和振动觉，电流感觉阈值测定（current perception threshold testing, CPT）是一种现代定量感觉测定技术。它应用2 000 Hz、250 Hz、5 Hz三种不同频率的正弦波电流刺激，分别检测大的有髓鞘神经纤维（A0纤维）、小的有髓鞘纤维（Aδ纤维）及无髓鞘C纤维，能够定量评价大、小神经纤维的损伤程度，评估及观察神经纤维功能完整性。同时，CPT可发现小纤维的早期损害，是传统神经检查技术所没有的。Gaudreauld等通过对使用了神经阻滞的健康志愿者进行CPT检测证实了该检测是一种较为可靠的感觉定量检测方法。CPT作为新发展起来的QST检测项目，在国外已被广泛应用于各种原因所致的周围神经病变的临床诊断中，亦有研究将其用于评价CIPN。但目前国内仍主要用于糖尿病周围神经病变的临床研究，尚未有研究应用于评价CIPN。

3）神经纤维皮肤活检：神经纤维皮肤活检可以作为NCS和QST诊断周围神经病变的补充检测，表皮内神经纤维密度的减少可特异性地诊断多发性周围神经病变，特别是对小神经纤维病变有较高的敏感性。但由于该检查具有侵入性且价格较为昂贵，尚未应用于临床。有研究提出LDI闪光技术能确定患者的主观症状和小神经纤维病变相关，且具有无创性的优点，适合于重复研究，提供了诊断和量化CIPN的研究潜力。

（二）鉴别诊断

化疗药物相关周围神经病变应与多种其他原因导致的周围神经病变相鉴别[7]。

1. 肿瘤本身相关的副肿瘤综合征　可表现为感觉神经元病或慢性感觉运动性周围神经病变。

2. 营养缺乏相关周围神经病变　由于肿瘤消耗或其他因素导致的营养摄入不足，也可导致多发性远端型周围神经病变的发生。

3. 糖尿病周围神经病变 由于糖尿病患病率较高，肿瘤患者常可伴有糖尿病，部分患者在肿瘤发生前可能已经存在周围神经病变，也需加以鉴别（表4-2）。但合并糖尿病的患者接受紫杉类药物治疗后周围神经毒性发生率显著升高（$P<0.001$）[17]。

表4-2 周围神经病变主要鉴别诊断要点

疾病	鉴别诊断要点
副肿瘤综合征相关感觉神经病变	副肿瘤性感觉运动性神经病的患者通常以亚急性不对称的肢体麻木起病，非长度依赖，逐渐进展为弥漫性感觉缺失，步态不稳，偶有疼痛，查体可见深感觉受累，感觉性共济失调。患者有肿瘤病史（小细胞肺癌最常见）；可有副肿瘤相关抗体如抗-Hu抗体阳性。慢性副肿瘤性感觉运动性神经病通常发生于已诊断为恶性肿瘤的患者，通常表现为轻中度远端型对称性感觉运动神经病。CRMP5抗体阳性的患者一般进展较快
营养缺乏相关神经病变	多种维生素缺乏可导致周围神经病变，其中以维生素B_{12}和维生素B_1缺乏较为常见。维生素B_{12}缺乏的患者有素食或消化道手术等病史，可表现为以下肢为主的肢体远端麻木、无力，疼痛症状不突出，常伴有中枢神经系统受累（病理征阳性、下肢深感觉减退等）；部分患者同时有大细胞贫血，血清学检查可有血维生素B_{12}水平降低、内因子抗体阳性；早期补充维生素B_{12}后症状改善。维生素B_1缺乏的患者常有酗酒史，或减肥手术，或持续呕吐；患者常表现为远端肢体麻木无力，疼痛少见，可呈急性进展，部分患者伴有智力减退、精神行为异常和步态不稳
糖尿病周围神经病变	患者有糖尿病，临床通常表现为慢性远端型感觉性周围神经病变，以肢体远端麻木疼痛为突出特点，常伴有自主神经症状，如出汗减少、便秘等。查体可见下肢腱反射减低，针刺觉减低或过敏，音叉觉减退，很少伴有无力或仅为远端轻度无力；患者常同时有糖尿病视网膜病变和糖尿病肾病

注 CRMP5. 塌陷反应介导蛋白5。

因此，在化疗前，应充分评估患者是否存在可能混淆或加重CIPN严重程度的既往史和合并症，包括糖尿病、人类免疫缺陷病毒（human immunodeficiency virus, HIV）感染、营养缺乏、酒精中毒、周围神经病变史、遗传性周围神经病变家族史等。既往药物治疗史和合并治疗用药史也很重要，许多常见的药物，包括甲硝唑、秋水仙碱、柳氮磺吡啶、他克莫司、核苷类似物、肼屈嗪和双硫仑等均有导致周围神经病变的报道[17]。此外，在开始化疗前，治疗医师需对患者进行神经系统检查，记录可能存在的任何感觉和运动异常并作为基线资料。在已有神经系统疾病的患者中，神经科医师的专科评价可能对这类患者的未来管理非常重要。

二、化疗药物引发相关的周围神经病变类型（表 4-3，表 4-4）

表 4-3 化疗药物引发的相关周围神经病变类型

类型	药物
感觉神经	沙利度胺，铂类，紫杉类，米索硝唑，硼替佐米，丙卡巴肼，依托泊苷
感觉运动神经	长春新碱，阿糖胞苷，六甲密胺，舒拉明
自主神经损伤	多西他赛，长春新碱
脑神经	长春新碱
急性神经损伤	奥沙利铂

1. 铂类药物　顺铂和卡铂一般无用药早期神经毒性，其神经毒性与累积剂量呈正相关，成人顺铂的累积剂量达到 400~700 mg/m² 时会出现感觉异常，早期表现为痛性感觉异常、麻木，随着累积剂量增加，会出现振动觉丧失、共济失调，甚至感觉缺失，一般停药 3~6 个月后其症状可以明显减轻和消失。值得注意的是，铂类与紫杉类药物联合使用会增加 3/4 级周围神经毒性的风险。铂类药物为金属配合物，通过破坏 DNA 结构和功能杀伤肿瘤细胞，具有抗瘤谱广、对乏氧肿瘤细胞有效的特点。铂类药物大多具有周围神经毒性，其中以顺铂与奥沙利铂最为显著。

（1）顺铂：神经毒性是顺铂仅次于肾毒性的主要毒性之一，与顺铂的累积剂量关系密切。顺铂累积剂量达 300 mg/m² 时，神经毒性发生率明显增加。周围神经损伤多见，表现为运动失调、肌痛、上下肢感觉异常等，以足麻木多见；可发生腱反射减退，但运动神经受损少见。停用顺铂后，部分患者神经毒性可缓慢恢复，但约 30% 患者神经毒性是不可逆的。

（2）奥沙利铂：周围神经毒性是奥沙利铂最常见的毒性之一，累积性神经毒性是剂量限制性毒性。根据临床特点不同，通常可以分为以下两种。

1）急性、可逆性感觉神经病变：常发生在给药后的数小时或 1~2 天，在 14 天内消退，进一步给药会频繁复发。患者通常表现为手、足、口唇周围或咽喉一过性感觉异常、感觉迟钝和感觉减退，暴露于低温或冰冷物体可加速或恶化这些症状。部分资料提示，奥沙利铂所致的急性周围神经病变与输注速度相关。

2）持续性（>14 天）感觉神经病变：与累积剂量相关，常见特征为感觉异常、感觉迟钝、感觉减退，但也可能因本体感觉缺失影响某些日常生活。神经毒性在奥沙利铂停药后会逐渐恢复，至停药后 6 个月，约 3/4 的患者可减轻或消失。当奥沙利铂累积剂量超过 800 mg/m^2 时，有可能导致永久性感觉异常和功能障碍。

2. 长春花生物碱类　其导致的神经毒性表现为手部和足部对称性刺痛，长期用药后可出现下肢无力，还有极少数患者可能因小肠麻痹引起便秘，但是麻痹性肠梗阻罕见。通常停药 3 个月后其症状可以明显减轻和消失。长春花生物碱是一类具有神经毒性的细胞毒性药物，通过抑制微管蛋白聚合，将肿瘤细胞扼杀于有丝分裂期。然而，长春花生物碱非选择性地和微管 β 亚单位结合，干扰了神经轴突微管的功能，其中感觉神经受损最明显。长春新碱对周围神经损伤较为明显，长春地辛较轻，长春瑞滨主要为运动神经毒性。

（1）长春新碱：神经毒性是长春新碱的剂量限制性毒性，单次给药剂量和累积剂量都与神经毒性的发生有关。主要引起外周神经症状，表现为指（趾）麻木、腱反射迟钝或消失，周围神经炎。

长春新碱累积剂量超过 25 mg 时，神经毒性明显增加。神经毒性常发生于 40 岁以上者，儿童的耐受性好于成人，恶性淋巴瘤患者出现神经毒性的倾向高于其他肿瘤患者。

（2）长春瑞滨

1）外周神经毒性：一般限于深腱反射消失，感觉异常少见，长期用药可出现下肢无力。

2）自主神经毒性：主要表现为小肠麻痹引起的便秘。据报道，长春瑞滨联合奥沙利铂可导致严重便秘，但长春瑞滨联合顺铂并不增加神经毒性。

3. 紫杉类药物[16]　有临床试验发现紫杉类药物说明书获批剂量相关（3

级和4级）重度周围神经病变的发生率为2%~33%[18-21]。紫杉类药物主要的神经毒性是周围感觉神经毒性，主要表现为手部和足部麻木和刺痛等，化疗几个疗程后出现并进行性加重，高剂量时可在用药24~72小时后出现，运动和自主神经功能损伤的发生率相对较低。通常CIPN症状在停药几个月后明显改善，绝大多数轻症及中度症状患者于停药后6个月后症状逐渐减轻、消失，极少数重症神经毒性且疼痛明显的患者，神经毒性的恢复时间较长。紫杉类药物引起神经毒性的机制和长春花生物碱相似，可作用于神经元的微管，使神经轴突破坏和脱髓鞘。临床表现为"手套－袜子"样感觉异常及麻木感，严重时表现为烧灼感；深部腱反射减退，振动觉消失，直立性低血压。

（1）紫杉醇：紫杉醇所致周围神经病变发生率为62%，最常见的表现为轻度麻木和感觉异常，严重的神经毒性发生率为6%，发生率和严重程度呈剂量依赖性，累积剂量会增加周围神经病变的发生率。

（2）多西他赛：轻至中度感觉神经症状包括感觉异常，感觉障碍或疼痛包括烧灼痛。运动神经事件主要表现为无力。

（3）新型紫杉醇制剂：紫杉醇酯质体所致的周围神经病变与紫杉醇注射液相当；白蛋白结合型紫杉醇因给药剂量的增加，周围神经毒性较紫杉醇注射液略高。

4. 其他化疗药物

（1）沙利度胺：因具有抗肿瘤新生血管的作用，批准沙利度胺用于多发性骨髓瘤的治疗。神经毒性为沙利度胺的剂量限制性毒性。发生率为25%~70%，与该药应用时间长度有关。神经毒性的本质为轴突性神经病。

典型临床表现为周围末梢感觉异常，或疼痛性感觉异常。感觉丧失以手和足为主，可同时伴有运动和位置觉减退。据报道，沙利度胺每日剂量≥400 mg时，发生神经毒性的危险性明显增加。

（2）硼替佐米：硼替佐米是蛋白酶体抑制剂，用于多发性骨髓瘤和套细胞淋巴瘤的治疗。既往接受过沙利度胺治疗者更易发生神经毒性，发生率为30%~60%。主要为周围感觉神经病，极少数为感觉运动神经病。

（3）艾立布林：艾立布林[8]作为一种新型微管抑制型化疗药物，目前主要在晚期乳腺癌中使用。艾立布林周围神经毒性的总体发生率约32%，总体发生率比紫杉醇低，其中3/4级的发生率约7.4%。艾立布林既可以单药治疗，也可以联合其他化疗药物共同治疗。临床研究数据显示，在联合用药方案中，艾立布林联合组的神经毒性的发生率较低，严重神经毒性的患者更少，患者整体生活质量较高。

（4）优替德隆（UTD1）：优替德隆[8]是新一代埃博霉素类似物，目前已应用于晚期乳腺癌的治疗。与埃博霉素类似，UTD1主要的副作用也是神经毒性，但毒性相对较低，恢复较快。UTD1的3级周围神经毒性发生率为25.1%，但是未发生4级神经毒性；UTD1神经毒性的平均恢复时间约3周。

表4-4 常见化疗药物周围神经病变的发生率、剂量限制毒性及临床特征

药物分类	具体药物	神经病变发生率	是否为剂量限制毒性	临床特征	恢复特点
铂类	顺铂	累积剂量 > 300 mg/m² 时达45%，500~600 mg/m² 时接近100%	否	远端对称性感觉丧失（"手套-袜子"样分布），痛性感觉异常/麻木，腱反射减弱	部分可逆，停药后持续数月，30%患者不可逆
	卡铂	4%	否	轻至中度感觉异常，深腱反射减低	多数可逆，恢复速度快于顺铂
	奥沙利铂	80%~95%（急性82%，慢性12%功能障碍）	是（慢性毒性）	急性：冷刺激诱发口周/肢端感觉异常（用药数小时内发生）；慢性：累积剂量 > 800 mg/m² 时有永久性感觉异常	急性病变1~2周消退，慢性病变停药后3~6个月逐渐恢复，部分需要1年以上
长春花生物碱类	长春新碱	与单次及累积剂量呈正相关，累积 >25 mg 或年龄 >40 岁者高发	是	指（趾）麻木、腱反射消失、周围神经炎，自主神经损伤（便秘常见）	3个月内显著减轻，长春新碱可能遗留长期症状

（续表）

药物分类	具体药物	神经病变发生率	是否为剂量限制毒性	临床特征	恢复特点
长春花生物碱类	长春瑞滨	—	否	深腱反射减弱或消失，下肢无力，小肠麻痹性便秘	停药后恢复较快
	长春地辛	低于长春新碱	否	可逆性末梢神经炎	多数可完全恢复
紫杉类	紫杉醇	62%（重度6%，剂量依赖性）	是	四肢麻木、刺痛（"手套-袜子"样分布），振动觉消失，直立性低血压	6个月内逐渐减轻，重症患者恢复时间延长，约50%患者1年后仍有症状
	多西他赛	单药75 mg/m^{2}时周围感觉神经症状24%	否	感觉异常、烧灼痛，轻度运动神经损伤（无力）	轻中度症状，停药后3~6个月恢复
	白蛋白结合型紫杉醇	略高于传统紫杉醇（3级毒性约7.4%）	否	暂时性感觉神经毒性（麻木/刺痛）	恢复较快，总体毒性低于传统剂型
其他	沙利度胺	25%~70%（与用药时长相关，≥400 mg/d风险增加）	是	末梢感觉异常/疼痛性神经病变，"手套-袜子"样分布	停药后恢复缓慢，部分患者遗留长期症状
	硼替佐米	30%~60%（既往用沙利度胺者更高）	否	周围感觉神经病，罕见感觉运动神经病	多数可逆，恢复时间3~6个月

三、相关周围神经病变的评估工具

基于医师的评估，临床常使用量表对CIPN进行评估，最常见基于临床医师的CIPN评估采用美国国家癌症研究所常见不良反应术语评定标准（National Cancer Institute-common Terminology Criteria for Adverse Events, NCI-CTCAE，表4-5）。

表 4-5　美国国家癌症研究所常见不良反应术语评定标准评估表

条目	1级	2级	3级	4级	5级
感觉性神经病变	无症状；深腱反射消失或感觉异常（包括刺痛觉），但不影响机体功能	感觉改变或异常（包括刺痛觉），影响肢体功能但不影响日常生活	感觉改变或异常（包括刺痛觉），影响日常生活	功能丧失	死亡
运动性神经病变	无症状，仅有检查或检查发现的虚弱无力	伴影响机体功能但不影响日常生活，有症状的虚弱无力	影响日常生活的虚弱无力，步行时需要辅助（如手杖、步行器）	有生命危险，功能丧失（如麻痹）	死亡

然而 NCI-CTCAE 尚存在不足之处，包括缺乏对具有临床意义的 CIPN 描述的参考，以及未能给出每个等级区分的具体标准或参数来进行分级。也有学者担心，该量表不能充分记录 CIPN 的某些方面，如 CIPN 相关疼痛。总神经病变评分（total neuropathy score, TNS）[9]由约翰霍普金斯大学研发，是一项较大范围（0~40分）的综合评分，该量表将症状评分与感觉缺失和神经电生理参数的客观评分相结合进行评价（表 4-6）。

表 4-6　周围神经病变总神经病变评分量表

条目	0分	1分	2分	3分	4分
感觉神经症状	无	症状局限于指（趾）	症状扩展至踝关节或腕关节	症状扩展至膝关节或肘关节	症状扩展至膝关节或肘关节以上，或影响功能
运动神经症状	无	轻度运动困难	中度运动困难	需要帮助或协助	瘫痪
自主神经症状的次数	无	1次	2次	3次	4次或5次

（续表）

条目	0分	1分	2分	3分	4分
针刺觉敏感性	正常	手指和（或）足趾减弱	手腕和（或）踝关节以下减弱	肘和（或）膝关节以下减弱	肘和（或）膝关节以上减弱
振动觉敏感性	正常	手指和（或）足趾减弱	手腕和（或）踝关节以下减弱	肘和（或）膝关节以下减弱	肘和（或）膝关节以上减弱
肌力	正常	轻度无力（肌力4级）	中度无力（肌力3级）	重度无力（肌力2级）	瘫痪（肌力0~1级）
深腱反射	正常	踝反射减弱	踝反射消失	踝反射消失，其他反射减弱	所有反射均消失
腓肠神经感觉波幅	正常或降低<5%LIN	76%~95% LIN	51%~75% LIN	26%~50% LIN	0%~25% LIN
腓总神经波幅	正常或降低<5% LIN	76%~95% LIN	51%~75% LIN	26%~50% LIN	0%~25% LIN
振动觉	正常至125% ULN	126%~150% ULN	151%~200% ULN	201%~300% ULN	>300% ULN

注　LIN.正常值下限；ULN.正常值上限。

基于患者的评估，较常用于评估紫杉类药物诱导的周围神经病变的患者评估量表包括妇科肿瘤患者神经毒性评估量表（functional assessment of cancer therapy/gynaecologic oncology group–neurotoxicity, FACT/GOG–Ntx；表4-7）和患者神经毒性问卷（patient neurotoxicity questionnaire, PNQ；表4-8）。

表4-7　妇科肿瘤患者神经毒性评估量表

症状	无	轻微	感觉明显	感觉强烈	非常强烈
手有麻木或刺痛感	0	1	2	3	4
足有麻木或刺痛感	0	1	2	3	4
手感觉不舒服	0	1	2	3	4
足感觉不舒服	0	1	2	3	4

（续表）

症状	无	轻微	感觉明显	感觉强烈	非常强烈
关节痛或肌肉痛性痉挛	0	1	2	3	4
感觉乏力	0	1	2	3	4
听力困难	0	1	2	3	4
耳鸣	0	1	2	3	4
系纽扣困难	0	1	2	3	4
不能辨别手中小物体的形状	0	1	2	3	4
行走困难	0	1	2	3	4

注 0级：0分；1分：1~4级；2级：5~8分；3级：9~14分。

表4-8 患者神经毒性问卷

问题	选项
请指出下列哪一条描述最适合您	A. 手足没有麻木、疼痛、刺痛感觉改变 B. 手足有轻微的麻木、疼痛、刺痛感觉改变，但没有影响我的日常生活 C. 手足有中度的麻木、疼痛、刺痛感觉，但没有影响我的日常生活 D. 手足有中度的麻木、疼痛、刺痛感觉，并影响了我的日常生活 E. 手足有中度的麻木疼痛刺痛感觉，并完全妨碍我进行大多数日常活动
请指出下列哪一条描述最适合您	A. 手足没有虚弱无力 B. 有轻度手足虚弱无力，但没有影响我的日常生活 C. 有中度手足虚弱无力，但没有影响我的日常生活 D. 有中至重度手足虚弱无力，并影响了我的日常生活 E. 有重度手足虚弱无力，并完全妨碍我进行大多数日常活动

FACT/GOG-Ntx 一般与生活质量评估量表（functional assessment of cancer therapy/gynaecologic oncology group-neurotoxicity-general, FACT-G）联合使用。FACT/GOG-Ntx 包括11个条目，总分为44分，是专门测量化疗引起的神经毒性工具。PNQ 包括2个条目，分别主观描述感觉和运动神经障碍的发生率和严重程度，评分为A~E，其中得分在D之后，则表明神经毒性症状影响日常生活。

此外，数字评价量表（numerical rating scale, NRS）也可用于患者外周神经毒性的评估。NRS 将疼痛程度用 0~10 共 11 个数字表示，0 表示无痛，10 表示最痛。被测者根据个人疼痛感受选择一个数字代表其疼痛程度。

用于评估 CIPN 的一些工具见表 4-9。

表 4-9　评估 CIPN 的工具

工具	评论
美国国家癌症研究所共同毒性标准（NCI-CTC）[9,10]	0~3 级，视感觉丧失程度而定；深肌腱反射；副作用
神经病变总评分临床版（TNSc）[11]	包括对神经病变体征和症状的评估，关于疼痛的信息有限；一些定量感官测试（振动阈值、标准单丝）
改良性炎性神经病变病因及治疗（INCAT）组感觉评分（mISS）[12]	包括振动阈值，标准单丝，加上 2 点识别
欧洲癌症研究与治疗组织（EORTC）QLQ-C30[13]	不是 CIPN 特有的，但提供了一个可靠的衡量 CIPN 影响的方法，并且可以与其他癌症人群进行比较
CIPN20 生活质量措施[14,15]	评估不同的成分，包括感觉、自主和运动症状

笔者科室实践：关于神经毒性诊断评估方面，笔者科室孟金成医师开展互联网＋抗肿瘤药物神经毒性的评估服务管理系统，已申请计算机软件著作权登记证书。此系统以临床问题为导向，依托医疗＋互联网建设目标，搭载互联网＋技术创新元素，构建对于抗肿瘤药物神经毒性评估提供方便的平台，简单易行，能提高临床工作效率，更好地为患者服务。

（方灿途　孟金成　陈　婷　胡博文　黄少辉）

参考文献

[1] FLATTERS S J L,DOUGHERTY P M,COLVIN L A.Clinical and preclinical perspectives on Chemotherapy-Induced Peripheral Neuropathy（CIPN）:a narrative review[J].Br J Anaesth,2017,119（4）:737-749.

[2] DE IULIIS F,TAGLIERI L,SALERNO G,et al.Taxane induced neuropathy in patients affected by breast cancer:Literature review[J].Crit Rev Oncol Hematol,2015,96（1）:34-45.

[3] MOLS F,VAN DE POLL-FRANSE L V,VREUGDENHIL G,et al.Reference data of the European Organisation for Research and Treatment of Cancer（EORTC）QLQ-CIPN20

Questionnaire in the general Dutch population［J］.Eur J Cancer,2016,69:28-38.

［4］马飞,刘明生,王佳妮,等.紫杉类药物相关周围神经病变规范化管理专家共识［J］.中国医学前沿杂志（电子版）,2020,12（03）:41-51.

［5］PARK S B,GOLDSTEIN D,KRISHNAN A V,et al.Chemotherapy-induced peripheral neurotoxicity:a critical analysis［J］.CA Cancer J Clin,2013,63（6）:419-437.

［6］ENGLAND J D,GRONSETH G S,FRANKLIN G,et al.Distal symmetric polyneuropathy:a definition for clinical research:report of the American Academy of Neurology,the American Association of Electrodiagnostic Medicine,and the American Academy of Physical Medicine and Rehabilitation［J］.Neurology,2005,64（2）:199-207.

［7］HAUSHEER F H,SCHILSKY R L,BAIN S,et al.Diagnosis,management,and evaluation of chemotherapy-induced peripheral neuropathy［J］.Semin Oncol,2006,33（1）:15-49.

［8］LU W,GIOBBIE-HURDER A,FREEDMAN R A,et al.Acupuncture for Chemotherapy-Induced Peripheral Neuropathy in Breast Cancer Survivors:A Randomized Controlled Pilot Trial［J］.Oncologist,2020,25（4）:310-318.

［9］WHEELER H E,GAMAZON E R,WING C,et al.Integration of cell line and clinical trial genome-wide analyses supports a polygenic architecture of Paclitaxel-induced sensory peripheral neuropathy［J］.Clin Cancer Res,2013,19（2）:491-499.

［10］CORTHALS S L,KUIPER R,JOHNSON D C,et al.Genetic factors underlying the risk of bortezomib induced peripheral neuropathy in multiple myeloma patients［J］.Haematologica,2011,96（11）:1728-1732.

［11］BALDWIN R M,OWZAR K,ZEMBUTSU H,et al.A genome-wide association study identifies novel loci for paclitaxel-induced sensory peripheral neuropathy in CALGB 40101［J］.Clin Cancer Res,2012,18（18）:5099-5109.

［12］BROYL A,CORTHALS S L,JONGEN J L,et al.Mechanisms of peripheral neuropathy associated with bortezomib and vincristine in patients with newly diagnosed multiple myeloma:a prospective analysis of data from the HOVON-65/GMMG-HD4 trial［J］.Lancet Oncol,2010,11（11）:1057-1065.

［13］CRUCCU G,SOMMER C,ANAND P,et al.EFNS guidelines on neuropathic pain assessment:revised 2009［J］.Eur J Neurol,2010,17（8）:1010-1018.

［14］HAANPääM,ATTAL N,BACKONJA M,et al.NeuPSIG guidelines on neuropathic pain assessment［J］.Pain,2011,152（1）:14-27.

［15］TREEDE R D,JENSEN T S,CAMPBELL J N,et al.Neuropathic pain:redefinition and a grading system for clinical and research purposes［J］.Neurology,2008,70（18）:1630-1635.

[16] MAHNER S,MEIER W,DU BOIS A,et al.Carboplatin and pegylated liposomal doxorubicin versus carboplatin and paclitaxel in very platinum-sensitive ovarian cancer patients:results from a subset analysis of the CALYPSO phase Ⅲ trial[J].Eur J Cancer,2015,51(3):352-358.

[17] HAUSHEER F H,SCHILSKY R L,BAIN S,et al.Diagnosis,management,and evaluation of chemotherapy-induced peripheral neuropathy[J].Semin Oncol,2006,33(1):15-49.

[18] GRADISHAR W J,TJULANDIN S,DAVIDSON N,et al.Phase Ⅲ trial of nanoparticle albumin-bound paclitaxel compared with polyethylated castor oil-based paclitaxel in women with breast cancer[J].J Clin Oncol American Society of Clinical Oncology,2005,23(31):77.

[19] SOCINSKI MA,BONDARENKO I,KARASEVA NA,et al.Weekly nab-paclitaxel in combination with carboplatin versus solvent-based paclitaxel plus carboplatin as fifirst-line therapy in patients with advanced non-small-cell lung cancer:fifinal results of a phase Ⅲ trial[J].J Clin Oncol,2012,30(17):2055-2062.

[20] XU R,YU X,HAO J,et al.Effifififficacy and safety of weekly nab-paclitaxel plus gemcitabine in Chinese patients with metastatic adeno carcinoma of the pancreas:a phase Ⅱ study[J].BMC Cancer,2017,17(1):885.

[21] TABERNERO J,CLIMENT MA,LLUCH A,et al.A multicentre,randomised phase Ⅱ study of weekly or 3-weekly docetaxel in patients with metastatic breast cancer[J].Ann Oncol,2004,15(9):1358-1365.

第二节 中医辨证分型

肿瘤的中医病因病机复杂，并非某一邪气单独致病，而是多种病邪掺杂，正气虚损是肿瘤患者发病的内因。《黄帝内经》云："邪之所凑，其气必虚"。中医认为抗肿瘤药物为外来邪气，在杀伤肿瘤细胞的同时亦大伤正气，损伤脏腑，癌瘤患者本就正气内虚，又因气血失和、气虚失运、血虚失荣，更犯虚虚之弊。此时"痰""瘀""毒""虚"等其他邪气同时致病，则气虚温煦失司、推动无力，可使经脉郁滞不畅，失于濡养而发为麻木、痹痛等症状，故考究其病机则为气血两虚为本，痰浊、瘀毒等为标。其中化疗诱发的神经病变最为常见，包括中枢神经系统和周围神经系统病变，靶向治疗及ADC药物治疗神经毒性较少，主要以1~2级周围神经病变为主，免疫治疗神经毒性不良反应相对罕见，但比较严重，以中枢性神经病变为主[1]。临床上常用的防治周围神经毒性的经典方药还包括温经汤、补阳还五汤、黄芪桂枝五物汤等[2,3]，通过诸方治疗周围神经毒性疗效的报道，表明中医治疗周围神经毒性多以扶正为治则，以益气温阳、活血化瘀为治法，充分显示了中医药治疗CIPN方法的多样性及灵活性。结合医家临床实践经验，抗肿瘤药物多为大毒之品，伤及人体正气，损伤气血，耗伤肾气，导致气化推动能力下降，瘀滞于四末而发为此病。外来药物毒邪入侵，损伤机体阳气，肿瘤患者正气不足，为本虚标实之体，经反复抗肿瘤治疗后，气血、阴阳俱虚，必然加重本虚之势，阳气不足，营卫失调，卫气不能固表，风、寒、湿邪气趁机而入，故而发病。证素研究也表明周围神经毒性的中医证候分布表现为Ⅰ级神经毒性证型分布以瘀血阻络证为主，Ⅱ、Ⅲ级神经毒性以瘀血阻络、阳虚寒凝、气血两虚等证型兼见明显，Ⅳ级神经毒性证型分布以阳虚寒凝证为主[4]。在查阅历代医家的著述和现代医学对化疗所致症候的表现及其临床实践经验，肿瘤患者化疗后致阳虚、血瘀多见。因此临床上以调理脏腑整体功能为治则，注重用温阳补肾、活血通络、祛瘀毒之品，以减轻患者化疗后的周围神经毒性症状，提高患者的生活质量，延长患者的生存期[5,6]。

一、辨证分型

辨证原则：抗肿瘤所致神经毒性当以先辨虚实。

（一）实证

1. 风湿痹阻证

【辨证要点】风湿痹阻，化疗期间外感风寒湿痹，导致血液运化失常，不能达于四末，筋脉失于濡养则肢体麻木不仁。

【症状表现】表现以肢体远端为主的对称性感觉、运动及自主神经功能障碍，常表现为受凉后烧灼、疼痛、发麻等感觉异常或感觉过敏等刺激症状，可伴有外感症状，舌淡红，苔薄白，脉浮或弦。

【治则】祛风除湿，通痹止痛。

【代表方】蠲痹汤（《医学心悟》）加减。

【具体药物】羌活、独活、桂枝、秦艽、当归、川芎、木香、乳香、甘草。加减：风胜者加防风祛风；偏寒者加制川乌散寒；偏湿者，加防己、薏苡仁、苍术化湿。郁久化热者,去乳香、木香,加知母、牡丹皮清热凉血;湿热入络者,加木防己、黄柏、薏苡仁、滑石清利湿热。病在上肢加海风藤、桑枝、姜黄、威灵仙;病在下肢加生牛膝、续断、五加皮、木瓜。

【方义】辛能散寒,风能胜湿,独活、羌活,除湿而疏风。桂枝温阳通脉,秦艽祛风,当归、川芎、木香、乳香活血通络,甘草和中。兼见气血不足者,可用三痹汤(《济生方》)加减,药用黄芪、续断、独活、防风、杜仲、细辛、党参、茯苓、当归、芍药、牛膝、秦艽、川芎、桂枝、甘草、生姜等,益气养血,祛风通络。肝肾虚者可用独活寄生汤(《千金要方》)加减,补益肝肾,祛风通络,药用独活、桑寄生、杜仲、牛藤、细辛、秦艽、茯苓、肉桂、防风、川芎、党参、甘草、当归、芍药、地黄等。

【煎药方法】加少许姜枣,以水 800 mL 煎至 200 mL,每日 1 剂。

2. 气滞血瘀证

【辨证要点】气滞血瘀,心肺主血气功能失常,气化失司,气血运行涩滞,瘀阻于身体某一部位。

【症状表现】表现以肢体远端为主的对称性感觉、运动及自主神经功能障碍,常表现为烧灼、疼痛、发麻等感觉异常或感觉过敏等刺激症状,气滞血瘀偏重于气滞型,可伴有头部胀痛、胸闷、两胁胀痛、善太息、嗳气、咽部有异物感、女性乳房胀痛,小腹胀痛,舌暗,脉弦等表现。偏重于血瘀型,临床表现为口唇爪甲紫暗,皮肤青紫斑或粗糙,局部刺痛固定不移,舌象紫暗,脉涩。

【治则】行气活血,化瘀止痛。

【代表方】黄芪桂枝五物汤或双筋龙汤加减。黄芪桂枝五物汤是治疗"血痹"的经典方剂,由汉代医家张仲景创制,该方以其独特的疗效沿用至今。中医认为部分周围神经毒性的病机、症状与血痹的发生十分类似,故该方成为治疗化疗导致周围神经毒性常用方,且取得较好的疗效。有实验研究证实黄芪桂枝五物汤能保护化疗药物对大鼠周围神经的损伤,且能修复损伤的神经,其机制可能是与下调大鼠 $L_4 \sim L_6$ 脊髓中 NR2B 的表达以及上调 DRG 中 pNF-H 蛋白水平有关。"双筋龙汤"为方灿途教授在王清任补阳还五汤的基础上去赤芍加宽筋藤、蜈蚣、桑枝、鸡血藤、桂枝、炙甘草而成。方灿途教授认为肢体不仁(表现为麻木、感觉异常)且不用(表现为共济失调、偏瘫),

主要由于气虚而血不能达于患处，患处为外邪所侵，经络失荣所致[4,7]。

【具体药物】黄芪、桂枝、芍药、大枣、生姜或宽筋藤、蜈蚣、地龙、桑枝、鸡血藤、黄芪、当归、川芎、桃仁、桂枝、红花、炙甘草。

【方义】黄芪桂枝五物汤方中黄芪为君，甘温益气，补在表之卫气。桂枝散风寒而温经通痹，与黄芪配伍，益气温阳，和血通经。桂枝得黄芪益气而振奋卫阳；黄芪得桂枝，固表而不致留邪。芍药养血和营而通血痹，与桂枝合用，调营卫而和表里，两药为臣。生姜辛温，疏散风邪，以助桂枝之力；大枣甘温，养血益气，以资黄芪、芍药之功；与生姜为伍，又能和营卫，调诸药，以为佐使。双筋龙汤方中重用黄芪为君，大补脾胃之元气，使气旺以促血行，祛瘀而不伤正，补气升阳；以黄芪为君药，配以当归活血，祛瘀而不伤正；地龙、蜈蚣、宽筋藤通经活络为臣药；川芎、桃仁、鸡血藤、桑枝助当归益气补血；桂枝温经通脉，助地龙、蜈蚣、宽筋藤通经活络；甘草调和诸药为使药，诸药合用，补气活血而不伤正，气血行而瘀滞畅通。

【煎药方法】以水 800 mL 煎至 200 mL，每日 1 剂。

（二）虚证

1.气虚血瘀证

【辨证要点】气虚血瘀，化疗早期气虚失运，血虚不荣，气血瘀滞而致麻木疼痛，归属"痹证"。

【症状表现】表现以肢体远端为主的对称性感觉、运动及自主神经功能障碍，且常以下肢较重。指（趾）端烧灼、疼痛、发麻等感觉异常或感觉过敏等刺激症状为著，舌暗淡，苔白，脉缓无力。

【治则】补气活血，通络止痛。

【代表方】补阳还五汤加减。补阳还五汤为理血剂，具有补气、活血、通络之功效。主治中风之气虚血瘀证。半身不遂，口眼㖞斜，语言謇涩，口角流涎，小便频数或遗尿失禁，舌暗淡，苔白，脉缓无力。临床常用于治疗脑血管意外后遗症、冠心病、小儿麻痹后遗症，以及其他原因引起的偏瘫、截瘫，或单侧上肢，或下肢痿软等属气虚血瘀者[8]。

【具体药物】黄芪、当归、赤芍、川芎、桃仁、红花、地龙。

【方义】本方证由中风之后，正气亏虚，气虚血滞，脉络瘀阻所致。正气亏虚，不能行血，以致脉络瘀阻，筋脉肌肉失去濡养，故见半身不遂、口眼㖞斜。气虚血瘀，舌本矢养，故语言謇涩；气虚矢于固摄，故口角流涎、小便频数、遗尿失禁；舌暗淡，苔白，脉缓无力为气虚血瘀之象。本方证以气虚为本，血瘀为标，即王清任所谓"因虚致瘀"。治当以补气为主，活血通络为辅。本方重用生黄芪，补益元气，意在气旺则血行，瘀去络通，为君药。当归尾活血通络而不伤血，用为臣药。赤芍、川芎、桃仁、红花协同当归尾以活血祛瘀；地龙通经活络，力专善走，周行全身，以行药力，亦为佐药。

【煎药方法】以水 800 mL 煎至 200 mL，每日 1 剂。

2. 阳虚血瘀证

【辨证要点】阳虚血瘀，化疗中晚期，耗伤阳气，阳气亏损，瘀血阻滞。

【症状表现】表现以肢体远端为主的对称性感觉、运动及自主神经功能障碍，常以下肢较重，逐渐出现感觉减退乃至消失。久病后可有肌肉萎缩，重者也可有肢体瘫痪。伴有畏寒肢凉、肢体麻木，或萎废不用，或局部固定刺痛，舌淡胖或有瘀点、瘀斑，脉沉迟而涩的证候。

【治则】温阳活血，通痹止痛。

【代表方】当归四逆汤加减[9]。当归四逆汤是养血温经散寒的代表方剂，由七味中药组成，具有温经散寒、养血通脉之效，伤寒论中提到的"手足厥寒者"类似于现代化疗后肢端厥冷、麻木者，故该方适用于 CIPN 的治疗。现代研究表明当归四逆汤也可改变血液流变性，能抑制血小板聚集，防止血栓形成，改善全身血液循环及末端微循环，同时兼具抗炎消肿的作用。当归四逆汤预防 OXA 化疗后的神经病变取得较好疗效率，而且该方能提高机体免疫功能，改善中医证候[10]。

【具体药物】当归、桂枝、芍药、细辛、通草、大枣、炙甘草，若腰、股、腿、足疼痛属血虚寒凝者，加川续断、牛膝、鸡血藤、木瓜等以活血祛瘀；若兼有水饮呕逆者，加吴茱萸、生姜；若妇女经期腹痛，以及男子寒疝、睾丸掣痛、牵引少腹冷痛、肢冷脉弦者，可加乌药、茴香、良姜、香附等以理气止痛。

【方义】本方多由营血虚弱，寒凝经脉，血行不利所致，治疗以温经散寒，养血通脉为主。素体血虚而又经脉受寒，寒邪凝滞，血行不利，阳气不能达于四肢末端，营血不能充盈血脉，遂呈手足厥寒、脉细欲绝。此手足厥寒只是指掌至腕、踝不温，与四肢厥逆有别。本方以桂枝汤去生姜，倍大枣，加当归、通草、细辛组成。方中当归甘温,养血和血;桂枝辛温,温经散寒,温通血脉,为君药。细辛温经散寒,助桂枝温通血脉;白芍养血和营,助当归补益营血,共为臣药。通草通经脉,以畅血行;大枣、甘草益气健脾养血,共为佐药。重用大枣,既合归、芍以补营血,又防桂枝、细辛燥烈大过,伤及阴血。甘草兼调药性而为使药。

【煎药方法】以水 800 mL 煎至 200 mL,每日 2~3 次温服。

3. 冲任虚寒证

【辨证要点】冲任虚寒,缘患者体质虚寒,化疗药物耗伤阳气,导致冲任失调,血液不能达于四末,筋脉失于濡养则肢体麻木不仁。

【症状表现】表现以肢体远端为主的对称性感觉、运动及自主神经功能障碍,且常以下肢较重。常以指(趾)端烧灼、疼痛、发麻等感觉异常或感觉过敏等刺激症状为主,可伴有漏下不止,血色暗而有块,淋漓不畅,或月经超前或延后,或逾期不止,或一月再行,或经停不至,而见少腹里急,腹满,傍晚发热,手心烦热,唇口干燥,舌质暗红,脉细而涩。

【治则】调理冲任,温经止痛。

【代表方】《金匮要略》温经汤加减,温经汤出自张仲景《金匮要略》,原是治疗虚寒挟瘀之崩漏证,具有温经散寒、养血祛瘀之效[11]。

【具体药物】吴茱萸、当归、川芎、白芍、人参(另煎)、桂枝、阿胶(烊化)、生姜、牡丹皮、甘草、半夏、麦冬。

【方义】方中吴茱萸、桂枝温经散寒,通利血脉,半夏、生姜善于燥湿和脾,使胃气行而有助于化瘀,血的运行有赖气之统摄,故配人参、甘草益气健脾,以资生化之源,使气旺血充,统摄有权。阿胶甘平,养肝血滋肾阴,麦冬甘苦微寒,二者合用,养阴增液、充盈血脉,并制约吴茱萸、桂枝之温燥,共为佐药,甘草尚能调和诸药,兼为使药,共奏温经散寒、养血祛瘀之功。方中君臣佐使各司其职,谨守病机,温清补消,刚柔相济,共奏益气温阳通脉、调畅营卫气血之功。气行血行,经脉流通,肌肤得养,则肢体麻木消除。

【煎药方法】以水 800 mL 煎至 200 mL,加入少许大枣,最后化入阿胶,分 2~3 次温服。

4. 正虚毒炽证

【辨证要点】正虚毒炽,化疗日久,耗伤气血,血液无法荣养四肢,正气内虚,火毒炽盛,毒邪走散,正不胜邪,毒不外泄,反陷入里,以致四肢麻木、痹痛。

【症状表现】表现以肢体远端为主的对称性感觉、运动及自主神经功能障碍,且常以下肢较重。初期常以指(趾)端烧灼、疼痛、发麻等感觉异常或感觉过敏等刺激症状为主,可伴有全身出现发热或恶寒,神疲,食少,自汗胁痛,气息粗促;舌苔黄腻或灰腻,舌质淡红,脉象虚数。或体温反而不高,肢冷,大便溏薄,小便频数;舌苔灰腻,舌质淡,脉沉细等。

【治则】补气活血,解毒除痹。

【代表方】八仙汤(《嵩崖尊生》卷十二)。

【具体药物】当归、茯苓、川芎、熟地黄、陈皮、半夏、羌活、白芍、人参(另煎)、秦艽、牛膝、白术、桂枝、柴胡、防风、炙甘草。

【方义】方中当归、川芎、熟地黄、白芍补血活血;茯苓、白术健脾利湿;陈皮、半夏理气化痰,促进气血畅通;羌活、防风、秦艽祛风除湿,通络止痛;人参、桂枝、柴胡益气助阳,温通经脉;牛膝补肝肾、强筋骨;炙甘草调和药性,增强整体疗效。

【煎药方法】以水 800 mL 煎至 200 mL,每日 1 剂。

5.脾气亏虚证

【辨证要点】脾气亏虚,化疗日久,药物损伤脾胃,脾胃运化失常,津血无法荣养四肢,出现麻木痹痛。

【症状表现】表现以肢体远端为主的对称性感觉、运动及自主神经功能障碍,以指(趾)端烧灼、疼痛、发麻等感觉异常或感觉过敏等刺激症状为主,可伴有纳少腹胀,便溏,疲乏证候。久病后可有肌肉萎缩,重者也可有肢体瘫痪。

【治则】健脾益气,通络止痛。

【代表方】扶正健脾汤加减。中医学认为,化疗导致的周围神经毒性属中医学"痹病""血痹""麻木""虚劳"等范畴,其病机与"虚、痰、瘀"有关。为癌毒日久,正虚邪盛,加之寒性化疗药物损伤人体阳气,阳气不足,气血亏虚,则气血运行不畅,肢体筋脉失于濡养,或痰湿邪毒留滞,阳气不能达于四肢末端,以致肢端麻木、疼痛、感觉障碍、活动不利等。正如《医学原理》所述"有气虚不能导血荣养筋脉而作麻木者,有因血虚无以荣养筋肉,以致经隧涩而作麻木者"。病机总属正气不足，邪毒留滞，经络不通，治宜益气扶正，活血散结[12]。

【具体药物】太子参、陈皮、白术、茯苓、法半夏、炙甘草、鸡内金、麦芽、黄芪、山药、神曲。

【方义】扶正健脾汤方中黄芪补气扶正；太子参、山药益气养阴生津；白术、茯苓、甘草健脾除湿，益中州之气；陈皮、半夏理气化痰；鸡内金、神曲、麦芽消食和胃。诸药共奏益气通络之功。

【煎药方法】以水 800 mL 煎至 200 mL，多次饮服，45~55 剂为 1 个疗程。

6.脾肾两虚证

【辨证要点】脾肾两虚，肿瘤晚期，经过多次化疗，耗伤正气，脾肾两亏，血液无法荣养四肢，筋脉失于濡养则肢体麻木不仁。

【症状表现】表现以肢体远端为主的对称性感觉、运动及自主神经功能障碍，且常以下肢较重，逐渐出现感觉减退乃至消失。久病后可有肌肉萎缩，重者也可有肢体瘫痪。常伴有面色发白、腰膝酸软、神疲乏力、四肢冰凉、身体浮肿、畏寒怕冷、腹胀、大便稀薄、纳少、气短、小便清长或者夜尿增多的症候。

【治则】补益脾肾，扶正祛邪。

【代表方】健脾益肾方。

【具体药物】生地黄、北沙参、麦冬、当归、枸杞子、蛇舌草、党参、茯苓、炒白术、炙甘草、陈皮、制半夏、薏苡仁、广木香、黄芪、山药。

【方义】方中生地黄益肾养肝、滋水涵木，北沙参、麦冬滋养肺胃、养阴生津，意在扶土制木；化疗、放疗等热毒之邪耗伤人体之阴，当归、枸杞子补阴，生地黄、蛇舌草清热；正气不足，脾失运化导致痰凝气滞，党参、茯苓、炒白术、炙甘草为益气健脾之品，以复其运化受纳之功，陈皮、制半夏化湿除痰、薏苡仁利水渗湿、健脾止泻，广木香和胃行气止痛；黄芪生津养血、行滞通痹、托毒排脓，山药入肾经益肾阴，配伍结合，肿瘤患者则正气得以生，邪气无以长，病证可逐渐修复。

【煎药方法】以水 800 mL 煎至 200 mL，每日 1 剂。

二、非药物疗法

化疗引起的神经毒性是最为常见的，根据最新报道的《化疗诱导的周围神经病变诊治中国专家共识（2022版）》，非药物疗法作为辅助方法也是 CIPN 的治疗和预防的重要组成部分，对于靶向及 ADC 药物治疗、免疫治疗所致的神经毒性反应亦可使用。非药物疗法主要包括以下内容。

1. 针灸　针灸安全有效且不良反应发生率低。一项随机对照试验中，研究人员评估了针灸干预对乳腺癌患者中重度 CIPN 的可行性、安全性，结果显示，8 周的针灸干预与常规护理比较，可显著改善轻至中度乳腺癌患者 CIPN 神经病理性感觉症状，未观察到严重不良反应。但是未来需合理的临床设计，包括适当的样本量、足够的随访时间和明确的研究终点指标，以建立 CIPN 金标准的针灸方案。

2. 冷冻疗法和压迫疗法　冷冻疗法和压迫疗法对治疗紫杉醇诱发的周围神经病变的疗效已有报道，耐受性和安全性良好。临床试验也显示，使用外科手套的压迫疗法是一种安全且潜在有效的疗法。

3. 其他疗法　使用耳穴贴（包括神门、肝脏、脾脏和手指或足趾穴位）治疗能够减轻 CIPN 相关症状。CIPN 症状的居家理疗可能改善乳腺癌患者的 CIPN 疼痛，在化疗期间进行全身锻炼对感觉功能的保持是非常必要的。

三、专家推荐意见

CIPN 非药物治疗包括功能锻炼、针灸、耳穴贴、冷冻疗法和压迫疗法等，化疗初期尽早开始功能锻炼，中医针灸、耳穴贴、冷冻疗法和压迫疗法可以改善和减轻 CIPN 相关症状，减少功能损伤的发生（证据等级：Ⅱ级；推荐级别：弱推荐）。

针灸治疗：CIPN 以肢体麻木为主症，麻木一证，病因病机可分为风寒湿痹阻之实证和营卫不足之虚证两类。《灵枢·九针十二原》说"凡用针者，虚则实之，满则泻之，菀陈则除之，邪盛则虚之。"实证可选针刺泻法并配合点刺放血、拔罐、针罐、刺络拔罐等；虚证可用针刺补法配合温针灸、艾灸等治疗。

【治法】取手足阳明经经穴为主，阳明经多气、多血，治痿独取阳明，故常被选用作为半身不遂、四肢麻木的主要用穴。

【主穴】上肢：肩髃穴、手三里、曲池、合谷、外关，下肢：环跳、风市、阳陵泉、足三里、解溪、太冲、三阴交。

（1）风湿痹阻：比如感受风邪兼有寒湿之邪的行痹，可针刺膈俞穴和血海穴；感受湿邪兼有风寒之邪气的着痹，可针刺足三里穴、商丘穴等；感受寒邪兼有风湿之邪气的痛痹，可针刺肾俞穴、关元穴；感受热邪的热痹，可针刺大椎穴、曲池穴等。

（2）气滞血瘀：四关穴、太冲、合谷穴调理气血、活血行气，太溪、复溜补肾活血，神门补气活血。

（3）气虚血瘀：足三里穴、关元穴、气海穴、三阴交补固元气，三阴交穴调理肝、脾、肾，活血化瘀，血海穴活血化瘀补血，合谷穴调理气血、活血行气，膈俞穴活血化瘀、调理血脉。

（4）阳虚血瘀：肾俞、京门俞募配穴补益肾阳，关元、命门大补元阳，太冲、合谷穴调理气血、活血行气，三阴交穴调理肝、脾、肾，活血化瘀，血海穴活血化瘀补血，膈俞穴活血化瘀、调理血脉。

（5）冲任虚寒：肾俞、关元、大椎温阳散寒通经，气海、关元、三阴交、血海、归来调理冲任气血。

（6）正虚毒炽：足三里、关元、三阴交、膈俞补虚扶正，曲池、合谷、足三里、行间解毒止痛，上巨虚、天枢疏积排毒。

（7）脾气亏虚：脾俞、太白、足三里、阴陵泉、三阴交、上巨虚、下巨虚、丰隆、胃俞、中脘健脾益气、化痰祛湿。

（8）脾肾两虚：肾俞、关元、命门、脾俞、胃俞、足三里、三阴交、商阳穴、合谷穴补益脾肾、强精壮阳。

四、相关研究

王玉明[13]从肝脾理论针刺治疗麻木病症患者150例，选背俞穴之肝俞、脾俞，配合谷、太冲、膈俞、胆俞，四肢麻木者可配曲池穴，肩背麻木者可配肩髃、肩髎。结果：痊愈139例（92.7%），显效6例（4%），总有效率为98.7%。现代研究表明，针刺可以调整肌肉神经的离子浓度变化，可以提高受损神经元的细胞能量代谢及抗氧化能力，减轻自由基对神经元细胞毒性的凋亡作用，改善周围神经的微循环和组织代谢，促进损伤修复。田氏等针对76例化疗后出现外周神经毒性的胃肠道肿瘤患者选取合谷、外关、阳溪、手三里、曲池、太冲、阳陵泉、足三里、气海、丰隆等穴进行针刺，取得针感后，施以泻法疏通经络气血，留针过程中足三里、阳陵泉、合谷、外关在针柄上插上艾条施灸以振奋阳气，从而达到调整脏腑阴阳、缓解疼痛之效，结果显示温针灸治疗奥沙利铂所致的周围神经毒性较传统用药（妥乐平注射液）效果显著。崔氏等将62例因应用奥沙利铂出现周围神经毒性的患者随机分为治疗组及对照组，两组均继续给予奥沙利铂化疗，结合还原型谷胱甘肽以减轻毒性反应，治疗组在此基础上给予温针灸治疗以缓解奥沙利铂的神经毒性，结果显示：治疗组总有效率为87.5%，对照组总有效率为63.33%，两组比较具有统计学差异（$P<0.05$）。针药合用王氏等[18]用针刺配合补阳还五汤加味治疗化疗后周围神经损害32例，总有效率高达96.9%，治疗组给予维生素营养神经治疗，总有效率仅达77.4%。杨氏等用中医三联疗法，包括：①中医汤药治疗，以柴胡桂枝汤合参苓白术散加减为基本方，合以活血通络之品；②针灸治疗，针刺丰隆、膈俞、膻中加四肢局部主要腧穴；③中药外洗，自拟通络活血汤。相比于传统营养神经治疗具有疗效高、疗程短的优势。统计发现治疗选取最多的前5个穴位为足三里、合谷、曲池、三阴交、阳陵泉。足三里是足阳明胃经的合穴、胃的下合穴，为治疗慢性虚损疾病的强壮保健穴，针刺足三里可舒经活络，调理脾胃；三阴交为肝、脾、肾三经交会穴，是平调阴阳的要穴，可使失调的脏腑达到平衡状态；合谷、曲池同属于手阳明大肠经，前者为原穴，是经气所过之处，后者为合穴，是经气所汇聚之处。《灵枢·本输》云："大、小肠皆属于胃。"大肠经与足阳明胃经相接，通过对合谷、曲池穴的治疗，可调经气、和胃腑，以达到安和脏腑之效；阳陵泉是筋之会穴，《难经·四十五难》曰："筋会阳陵"，故阳陵泉为治疗筋病的要穴，具有舒筋、壮筋之效。以此5穴为主，上肢麻痹者可加用手三里，拇指麻木者加列缺，示指麻痹者加少商，中指麻木者加郄门、外关，环指麻痹者加中渚，小指麻木者加冲门，五指皆麻者加八邪；下肢、大腿麻痹者可选环跳、风市、委中，小腿、脚踝麻痹者选承山、阳辅、丘墟、昆仑、太溪，足趾麻痹者选八风。湿盛者，加阴陵泉；痰盛者，取丰隆；气虚者，予气海；血虚者，选膈俞。以5穴为主，配以诸穴共奏调气和血、化瘀通络之效[14]。

其他治疗方法如下。

穴位注射：参麦注射液、灯盏花素、丹红注射液、参附注射液、生脉注射液、参麦注射液及川芎嗪注射液手三里、足三里穴位注射能明显减轻周围神经毒性反应。

中药熏洗：黄芪桂枝五物汤，温通1号方（熟附子40 g，桂枝60 g，甘草20 g，黄芪60 g，白芍60 g，当归60 g，鸡血藤60 g，伸筋草60 g），温经通络方（老鹳草、川乌、桂枝、红花），温经通络2号方（黄芪30 g，当归10 g，乌头10 g，鸡血藤30 g，艾叶10 g，路路通10 g，红花10 g）泡洗。

毫火针：毫火针在缓解顽固性疼痛方面具有一定疗效，基于"火以畅达，通则不痛"理论基础下，毫火针以纤细针体为载体，将600~800℃的热能直接送入体内，在病灶取穴、近部取穴、远部取穴结合的取穴原则，通过内热效应，"以火之力""焠通经络""暴动气血"来疏通经络、平衡阴阳，达到治疗疾病的目的[15]。

笔者科室实践：本专科是广东省中医药管理局"十二五"重点专科，岭南中医肿瘤流派重要组成之一，本科室两位主任均师从国医大师中医肿瘤学家周岱翰教授，秉承国医大师周岱翰"带瘤生存"的思想，利用中医中药、针灸理疗、外治内服等方法配合化疗、放疗。本科室自开科以来非常注重中医的辨证施治，入院患者均予辨证施治，利用中药汤剂内服，中药泡脚减轻放化疗毒副反应、提高放化疗的疗效、改善患者生活质量，多项课题研究奥沙利铂相关周围神经毒性，开展相关研究已达10年以上基础，方灿途主任经验方"双筋龙汤"在内服、外用方面均证明有效，相关内容获得市科技进步三等奖。方灿途科主任门诊患者数量可达万人次/年，放化疗患者门诊长期随诊。除此以外，本科室还开展如耳穴压豆、穴位贴敷、针灸、中药熏洗等非药物疗法，以适应不同患者的不同需求。

（方灿途　孟金成　陈　婷　莫炎华）

参考文献

[1] 张兰,周晓波,姜军.恶性肿瘤药物治疗相关性神经毒性诊治进展[J].现代肿瘤医学, 2022, 30（17）:3235-3239.

[2] 杨晓燕.化疗所致外周神经毒性中西医研究进展[D].北京：北京中医药大学, 2013.

[3] 季漪,吴勉华.中医药防治恶性肿瘤化疗所致周围神经毒性研究进展[J].山东中医杂志, 2016, 35（10）:924-926.

[4] 陈婷,方灿途,李陆振.奥沙利铂致周围神经毒性中医证候、证素特点及与神经毒性

分级相关性研究［J］.广州中医药大学学报，2022，39（3）：498-507.

［5］吴娅楠.温阳活血通络方治疗肿瘤化疗后阳虚血瘀型周围神经毒性的临床研究［D］.昆明：云南中医药大学，2020.

［6］谢云能，刘静琳，吴继萍.温经通络补虚法治疗肿瘤化疗肿瘤所致外周神经毒性验案［J］.中国民族民间医药，2019，28（8）：78-79.

［7］李晶，孟金成，李陆振.方灿途运用双筋龙汤治疗奥沙利铂所致周围神经毒性经验［J］.广州中医药大学学报，2019，36（4）：588-591.

［8］魏晓晨，王慧，朱立勤，等.补阳还五汤预防奥沙利铂所致周围神经毒性疗效及安全性的系统评价［J］.中国实验方剂学杂志，2016，22（22）：186-190.

［9］魏晓晨，王慧，朱立勤，等.当归四逆汤预防奥沙利铂致周围神经系统毒性的Meta分析［J］.山东医药，2016，56（5）：77-78.

［10］汤晓娟.补肾化瘀解毒方药防治化疗药物所致周围神经毒性的临床研究［D］.广州：暨南大学，2018.

［11］周俭，陈鹰娜.温经汤加减防治奥沙利铂神经毒性的临床观察［J］.现代中西医结合杂志，2012，21（6）：618-619.

［12］潘守杰，杨宁娟，马瑞，等.含奥沙利铂或紫杉醇化疗方案所致周围神经毒性的影响因素及扶正健脾汤联合甲钴胺预防作用分析[J].河北中医，2021,43(9):1504-1508.

［13］王玉明.从肝脾论治麻木病症之我见［J］.临床医药实践，2010，19（12）：791，796.

［14］孙易娜，丁致薰，章程鹏.针灸治疗在化疗所致周围神经毒性中的应用［J］.湖北中医杂志，2015，37（9）：79-80.

［15］白伟杰，刘恩明，方灿途，等.基于"火以畅达，通则不痛"理论毫火针焠刺治疗癌性疼痛的临床研究［J］.按摩与康复医学，2019，10（15）：14-17.

第五章
抗肿瘤药物神经毒性的中西医治疗

第一节 抗肿瘤药物神经毒性的西医治疗方法

应用有神经毒性化疗药物的患者的阶段随访表明了神经毒性的可逆性，目前西医治疗CIPN以营养神经、镇痛、干预离子通道等措施为主。神经调节剂如钙镁合剂，镇静镇痛药如卡马西平、加巴喷丁等在缓解CIPN方面展现出一定效能，但部分研究结果对于钙镁合剂等药物的CIPN防治效应存疑[1,2]。美国临床肿瘤学会推荐的药物仅是度洛西汀，对于既往研究中取得有效成果的部分药物的运用甚至表示并不建议，本病特异性防治方法效果及证据仍欠缺。

一、调节离子通道药物

与CIPN离子通道学说机制相呼应，调节离子通道药物应用于临床主要针对Na^+、Ca^{2+}、Mg^{2+}等离子。奥沙利铂（L-OHP）以影响神经元膜极化的钠离子通道方式改变神经兴奋性而致急性神经病变，因此可通过钠离子通道阻滞剂缓解症状，如卡马西平。考虑L-OHP释放其代谢物草酸盐对神经元电压门控钠通道的影响，钙镁合剂可通过螯合奥沙利铂代谢的草酸盐以降低其对神经膜通道的影响，从而减轻神经毒性。王慧等的一项关于钙镁合剂干预奥沙利铂所致周围神经毒性疗效及安全性的荟萃分析中得到结论为钙镁合剂能有效干预CIPN的发生，且不影响化疗疗效，安全性较好。Laurence Gamelin等进行的一项161例接受含奥沙利铂化疗的结直肠癌患者联用钙镁合剂治疗对于缓解 L-OHP 引起的急性神经毒性影响的回顾性研究，在 Ca/Mg 组中，4% 患者因神经毒性而退出治疗，而对照组为 31%。两组患者的肿瘤缓解率相似。Ca/Mg 组远端 3 级感觉异常的比例较低，急性症状如远端和舌感觉异常的发生率和严重程度要低得多且恢复得更快，得出的结论是钙镁合剂输注可降低 L-OHP 引起的急性症状的发生率和强度，并可能延迟累积性神经病变。

二、抗氧化药物

谷胱甘肽（glutathione, GSH）作为抗氧化药物在防治 CIPN 中应用较广泛，其以结合体内自由基的方式促进自由基排泄，以阻止 L-OHP 在 DRG 上过度蓄积从而保护神经细胞，对于预防 CIPN 有着重要作用。赵坚等对 68 例胃肠癌患者进行以奥沙利铂为基础的化疗上予以 GSH 及甲钴胺干预，结果显示两者对治疗 CIPN 均有效，在前 4 个周期甲钴胺效果较 GSH 好，随着奥沙利铂使用量的蓄积 GSH 效果逐步上升；郭子寒等发现 GSH 可降低神经毒性的发生率，合用钙镁合剂效果更佳。目前 GSH 对于 CIPN 的防治效果在较多研究中得到肯定。常用于 MRI 增强的锰福地吡因抗氧化性质在治疗 CIPN 中显效。Coriat 等观察到锰福地吡可减少 L-OHP 造模小鼠感觉和运动神经功能缺失和脱髓鞘损害的形成，给药 28 天血浆晚期氧化蛋白产物（advanced oxidized protein products, AOPPs）出现下降；Ⅱ期研究纳入 2 级以上 CIPN 患者 23 例，77% 的患者以 28 天为 1 个治疗周期后 CIPN 情况稳定或减轻，7 例患者接受了 2 个周期的治疗后有 6 例患者 CIPN 好转。L-OHP 蓄积量至（1 426±204）mg/m^2，锰福地吡应答者 AOPPs 水平较非应答者低。

三、神经营养药物

神经营养药物中 B 族维生素在 CIPN 治疗中应用广泛。甲钴胺通过进入神经细胞修复神经元细胞，增快神经传导速度，从而起到改善 CIPN 的作用。李秀芹等研究发现甲钴胺可明显改善含奥沙利铂方案化疗后的周围神经病变，赵坚等在研究过程中发现甲钴胺对于 CIPN 均有效，且对于还原性谷胱甘肽来说，在前 4 个化疗周期中效果更好。卫玉兰等通过应用甲钴胺穴位注射治疗奥沙利铂所致神经毒性效果可观，值得推广。单唾液酸神经节苷酯（monosialoganglioside, GM1）是可促进神经细胞再生、稳定细胞膜结构及功能的细胞成分，为不影响原化疗方案效能的神经保护药物，针对其防治CIPN的研究逐步涌现。Zhu等纳入含L-OHP方案化疗的肿瘤患者120例，实验组在化疗前3天给予GM1治疗后，CIPN严重程度明显低于对照组（$P<0.05$）。郑泰浩等对GM1预防CIPN行荟萃分析得出GM1可有效降低CIPN发生率的结论。GM1的临床疗效亦在其他多个小样本研究中得到证实。

四、其他药物

文拉法辛（vlafaxine,VLX）是选择性抑制5-羟色胺（5-hydroxytryptamine, 5-HT）和去甲肾上腺素（norepinephrine, NE）再摄取药物，其对于L-OHP所致的神经疼痛有缓解作用，对于寒冷及机械性触痛展现出明显的镇痛作用。一项单中心回顾性研究显示L-OHP给药前1小时给予VLX 50 mg，在第2~11天以每日2次的频率给予VLX 37.5 mg，可以提高CIPN缓解率，VLX相关不良反应少且表现为可控性。度洛西汀是目前临床唯一公认可改善CIPN所致神经疼痛的药物。

现代药效研究：度洛西汀的作用机制为对5-羟色胺和去甲肾上腺素再摄取药物具有很强的抑制作用，进而提升患者脊髓及大脑中的5-HT和NE浓度，增强上述两种神经递质在疼痛敏感及情感调控中的作用，增强患者机体承受疼痛的能力，对于CIPN所致的少见的中枢神经毒性，如紧张、精神错乱等表现有治疗作用。

五、其他疗法

现代医学也在治疗过程中采用冷冻疗法、压迫疗法等方式来降低周围神经毒性致病的发生率。2020年发布的《紫杉类药物相关周围神经病变规范化管理专家共识》[3]中指出加压手套/冰手套可显著减少周围神经病变的发生，且患者耐受性良好，可用于紫杉类药物相关周围神经病变的预防。冰手套可能通过低温降低神经毒性药物的摄取而减少对神经元或机械传导的损伤，进而降低周围神经病变发生率。而加压手套可能通过减少指尖血流速度来降低神经毒性药物的摄取。

（方灿途　孟金成　陈　婷　莫炎华）

参考文献

［1］JORDAN B,JAHN F,BECKMANN J,et al.Calcium and magnesium infusions for the prevention of oxaliplatin-Induced peripheral neurotoxicity:A systematic review［J］. Oncology,2016,90（6）:299-306.

［2］LOPRINZI C L, QIN R, DAKHIL S R, et al.Phase Ⅲ randomized,placebo-controlled, double-blind study of intravenous calcium and magnesium to prevent oxaliplatin-induced sensory neurotoxicity（N08CB/Alliance）［J］.J Clin Oncol,2014,32（10）:997-1005.

［3］马飞,刘明生,王佳妮,等.紫杉类药物相关周围神经病变规范化管理专家共识［J］.中国医学前沿杂志（电子版）,2020,12（03）:41-51.

第二节 抗肿瘤药物神经毒性的中医治疗方法

根据CIPN的临床症状将其归为中医学"痹症""血痹""麻木"等范畴。近年来,中医药治疗以活血行气、温阳通脉等治则取效,并有较多小样本研究证实了对CIPN的疗效。

一、内服方

根据本病病因病机,目前多数学者考虑CIPN多与"寒""虚""瘀"相关,中药内服方药与之对应,多从温阳通脉、补益气血、化痰祛瘀等方面入手。林玉慧[1]从化痰除瘀、益气养血治则出发,利用蠲痹通络方治疗麻木对比甲钴胺治疗组疗效明显,两个疗程总有效率达92%。黄芪桂枝五物汤的主要作用为温经通痹,王慧等[2]对于本方治疗CIPN疗效进行荟萃分析得出本方疗效强于甲钴胺,对于CIPN治疗安全有效。丁蓉等[3]荟萃分析黄芪桂枝五物汤及阳和汤、当归四逆汤相比对照组均可降低CIPN发生率及严重程度,三方均以温经通络功效为主,早期的其他研究也证实这些类方的有效性[4-6]。方灿途等从益气化瘀角度自拟双筋龙汤,研究证明此方对于提高机体免疫力、减轻L-OHP毒副反应疗效确切[7-9]。益气活血代表方补阳还五汤出自王清任所著《医林改错》,魏晓晨等[10]通过分析8个随机对照试验（RCT）总结此方对CIPN的发生率及严重程度对比甲钴胺组疗效明显,差异具有统计学意义。针对血虚血瘀,桃红四物汤以红花、桃仁活血逐瘀,加之补血名方四物汤,在较多研究中证实其对于血虚血瘀型CIPN有确切疗效[11]。

二、外治法

外治法减少了患者服药量多、依从性降低、长期用药胃肠耐受不佳等问题，CIPN 患者对于外治法的接受性较高。目前治疗 CIPN 外治主要以通经活络为治法，多为温通经脉的"热"法缓解症状，包含泡洗、针灸等治疗方式。《理瀹骈文》言："外治之药，即内治之药，所异者法耳"。实验证明，较多内服方药用于外洗也可显效，如桃红四物汤、黄芪桂枝五物汤等。

中药泡洗属于传统中医外治法，结合辨病及辨证，选方择药，将病变部位浸泡于方药中，通过水温促进药物的吸收，使药物通过皮肤直接进入循环而发挥药效，是临床常用的中医药特色疗法。诸多学者以温经通络、活血化瘀、温阳散寒为治则，采用经典或自拟中药泡洗方治疗 CIPN，减轻患者的周围神经麻木、疼痛等症状。一项随机对照研究观察双筋龙外洗方预防和治疗奥沙利铂所致周围神经毒性的临床疗效，该研究随机分为对照组和治疗组各 30 例。治疗组于化疗当天开始用双筋龙外洗方浸泡四肢，对照组于化疗当天开始用 40℃温水浸泡四肢，选取化疗前、化疗后作为观察点，统计神经毒性发生率、电流感觉阈值、中医证候、KPS 评分的变化。研究发现双筋龙外洗方可降低瘀毒内结型结直肠癌患者奥沙利铂所致周围神经毒性的发病率，可能减轻患者神经毒性的严重程度。对患者的中医证候及体力状况有一定的改善作用并具有较好的安全性。此研究为双筋龙外洗方防治奥沙利铂周围神经病变的临床推广提供循证医学依据。季漪等[12]系统分析 25 篇文献，将 2 025 例患者纳入研究，结果提示中药外洗可降低 CIPN 发生率，联用西药可提高治疗效果。马晶洁等[13]运用自拟方中药熏洗对比甲钴胺静脉滴注治疗行随机对照试验，结果显示中药熏洗对比对照组可显著改善 CIPN 神经毒性分级并提高患者 KPS 评分。

针灸治疗，尤其是温针灸，具有温通经脉、行气活血的作用，可以改善周围神经损伤。常见的针灸方法包括针刺、电针等。张金枝[14]纳入 23 篇文献进行荟萃分析，总样本量为 1 210 例，以评估针灸治疗化疗所致周围神经毒性的临床疗效及针灸治疗的安全性，结果显示针灸更能够提高化疗药物诱发周围神经毒性的临床疗效、降低 CIPN 患者的神经毒性分级且针灸治疗整体不良反应较低，安全性高，此结论为临床应用针灸治疗化疗所致周围神经毒性提供了一定的循证医学依据。王斌等[15]对于电针治疗铂类化疗药物诱发周围神经病变的临床疗效纳入小样本进行初步研究显示，电针可改善 CIPN 患者的生活质量、运动神经及感觉神经症状，安全性高。

三、其他治疗

CIPN 的治疗受到现代学者的重视，其他治疗，如药物透入等新兴治疗方法也不断涌现，多以通经活络为主要治则选择方药，期待更多大样本、高质量、多中心研究的开展支持结论。药物透入法，如路娜[16]等利用超声电导仪药物透入疗法进行益气活血汤给药达到降低神经毒性分级，提高患者免疫力的效果。穴位注射，如吴昭利等[17]观察 57 例使用通麻汤联合穴位注射对比 56 例仅口服甲钴胺片在提升生活质量、降低 OPIN 分级等方面具有良好效果。黄金昶治疗化疗药物所致周围神经毒性临床经验则集合内服、外治，强调需局部与整体治疗相结合，以祛邪通络、养血温阳为治疗原则，运用：①趾（指）尖点刺放血；②艾灸劳宫、涌泉穴，每日 30 分钟；③中药内服，黄芪桂枝五物汤加减，配合中药泡洗。过趾（指）尖点刺放血可以快速驱除邪气，缓解手足末梢循环，改善血液循环，迅速缓解手足麻木症状，增强患者信心；其次，通过中药口服及泡洗达到持久的疗效，通过艾灸劳宫、涌泉穴达到温阳散寒的效果，艾灸可以扩张局部的毛细血管，加速血流的运行，从而起到促进血液循环的功效，劳宫、涌泉穴分别位于手掌心及足掌心，艾灸这两个穴位，促进经气的流转。《黄帝内经太素·经络别异》所云："诸刺络脉者，必刺其结上，甚血者虽毋结，急取之以泻其邪而出其血，留之发为痹"，黄金昶强调应当先刺络使邪气有出路，为后续治疗奠定基础[18]。

目前西医对于 CIPN 的治疗主要以营养神经、止痛等为主，效果有限，部分药物甚至存在争议。中医治疗以辨证论治为纲，根据患者的具体情况随证加减，适合长期服用，并在多项研究中疗效得到证实，研究 CIPN 中医证候对临床规范辨证论治意义深远，对减轻患者痛苦、顺利完成治疗周期、提高中医药地位有重要意义。

笔者科室实践：在周围神经毒性治疗方面，本科室常规开展中药汤方辨证论治外，配备相应的神经毒性检测设备、毫火针、低频治疗、中药沐足、艾灸等中医特色疗法，同时积极申报膏方——双筋龙膏，主要成分：黄芪 30 g，赤芍 10 g，甘草泡地龙 5 g，蜈蚣 3 g，宽筋藤 30 g，酒川芎 15 g，桃仁 10 g，红花 10 g，鸡血藤 30 g，桑枝 20 g，桂枝 10 g，甘草片 10 g。功效为益气养血、活血通络、温经止痛，适用于体虚乏力、痰瘀阻滞患者，可预防和治疗抗肿瘤药物导致的周围神经病变。膏方以其便利性，以及在神经毒性治疗过程中的长效、温和等特点得到了患者的肯定。

（方灿途　孟金成　陈　婷　莫炎华）

参考文献

［1］林玉慧.益气养血、化痰祛瘀通络法治疗麻木的临床研究［D］.南京：南京中医药大学,2016.

［2］王慧,魏晓晨,朱立勤,等.黄芪桂枝五物汤预防奥沙利铂所致周围神经毒性疗效及安全性的系统评价［J］.国际生物医学工程杂志,2020,43（01）:24-30.

［3］丁蓉,余佳霖,魏国利,等.3种温经通络方防治慢性奥沙利铂外周神经毒性疗效的网状荟萃分析［J］.世界科学技术-中医药现代化,2019,21（07）:1474-1480.

［4］李杳瑶,伍梦思,苏联军.当归四逆汤加减防治化疗所致周围神经毒性的临床观察［J］.江西中医药,2017,48（05）:39-40.

［5］张毅鹏.加味阳和汤防治奥沙利铂周围神经毒性的临床观察［J］.中国现代医生,2018,56（15）:124-126.

［6］周焱冰,周晓,朱方勇.阳和汤加减防治奥沙利铂周围神经毒性30例［J］.福建中医药,2014,45（06）:15-16.

［7］方灿途,孟金成,张华堂,等.双筋龙汤联合钙镁合剂防治奥沙利铂神经毒性疗效观察［J］.新中医,2012,44（06）:120-122.

［8］方灿途,孟金成,张华堂,等.双筋龙汤外用对奥沙利铂导致神经毒性的预防作用［J］.中医临床研究,2012,4（03）:36-37.

［9］孟金成,方灿途,高玉桥,等.双筋龙汤预防奥沙利铂致大鼠神经毒副作用及对大鼠外周血中$CD3^+$、$CD4^+$、$CD8^+$T淋巴细胞的影响［J］.时珍国医国药,2016,27（05）:1068-1069.

［10］魏晓晨,王慧,朱立勤,等.补阳还五汤预防奥沙利铂所致周围神经毒性疗效及安全性的系统评价［J］.中国实验方剂学杂志,2016,22（22）:186-190.

［11］李珍,龚建安,李燕辉,等.桃红四物汤防治奥沙利铂所致神经毒性37例临床观察［J］.新中医,2013,45（06）:107-108.

［12］季漪,李国春,李黎,等.中药外洗预防奥沙利铂所致周围神经毒性的系统评价及Meta分析［J］.中华中医药学刊,2017,35（02）:335-340.

［13］马晶洁,单红星.中药外用防治奥沙利铂所致周围神经毒性疗效观察［J］.山西中医,2017,33（01）:24-26.

［14］张金枝.针灸治疗化疗所致周围神经毒性的Meta分析［D］.南京：南京中医药大学,2021.

[15] 王斌,陈燕荔,潘玥,等.电针治疗铂类化疗药物诱发周围神经病变的临床疗效初步研究[J].河北中医,2019,41(09):1411-1414.

[16] 路娜,温晓燕,黄敏娜,等."益气活血汤"药物透入治疗气虚血瘀型奥沙利铂所致外周神经毒性病变的临床研究[J].天津中医药,2020,37(05):544-548.

[17] 吴昭利,李成军,李仁廷,等.通麻汤联合穴位注射治疗结直肠癌奥沙利铂化疗相关外周神经毒性疗效研究[J].陕西中医,2019,40(09):1247-1250.

[18] 张巧丽,姜欣,徐林,等.黄金昶治疗化疗药物所致外周神经毒性临床经验[J].辽宁中医杂志,2020,47(10):40-41.

第三节 毫火针在抗肿瘤药物神经毒性治疗中的应用

毫火针疗法是一种中医微创治疗手段,它在火针的基础上以毫针加热代替传统火针,因此兼有毫针及火针治疗的优势,并有低损伤、痛感轻、高功效、操作简捷的特点。CIPN是化疗过程中常见的不良反应,主要症状为手足麻木、刺痛、肌肉痉挛等。研究发现,其症状轻重及持续时间与药物在体内的蓄积量相关。严重者在化疗结束后3~6个月依然有慢性、持续性发作。周围神经系统缺少血脑屏障是其产生的主要原因,大量药物蓄积在背根神经节感觉神经元、施万细胞等处,诱发细胞变性、凋亡。目前临床暂无特效药,西医治疗只能通过使用还原型谷胱甘肽、钙镁合剂、甲钴胺、神经节苷酯、文法拉新等药物来缓解症状,甚至通过停药的方法来限制CIPN的产生,严重影响到肿瘤患者的治疗效果及生存质量,成为临床肿瘤内科治疗亟待解决的问题。现代中医内外治法对于CIPN已有一定的研究,其中针灸治疗可以改善周围神经损伤已得到部分临床研究的验证,毫火针作为火针疗法的进一步改良,具有针刺疗法和艾灸疗法的双重作用,其对于周围神经损伤的治疗作用愈发得到关注,毫火针的临床应用日渐广泛,下文将对其发展、中医基础理论、现代机理阐述及现有临床应用等进行逐一介绍。

一、毫火针的发展

火针疗法是用火将针尖针体烧红后,灼刺人体一定的腧穴或部位,从而达到防病治病目的的一种治疗方法。而毫火针由传统火针改进而来,兼具毫针与火针的优势。传统火针针具的制作工艺复杂，需要特殊金属制造，且直径偏粗[1]（0.5 mm），针刺痛感强烈，局部损失大，容易使患者产生恐惧心理。《针灸聚英·火针》曰："凡行火针，必先安慰病人，令勿惊心"，这限制了火针的发展。而经改良后，毫火针改用直径0.2~0.3 mm的普通毫针，对皮肤的损伤轻，患者疼痛感轻，使其恐惧心理减轻，接受度提高；其次，操作后遗留针孔小，局部感染、出血的风险减少；再者，其烧针时间明显短于传统火针[2]，减少操作时间，且导热性低于传统火针，降低了治疗时对持针者的烧灼刺激，提高了操作效率，进而降低了操作风险。最后，毫火针价廉物美，取材方便，利于临床普及应用[1]。

毫火针虽针体细但穴位效应强，集机械刺激、热刺激及局部可控性灼伤于一身，借火热之性达温阳祛湿散寒之功，且效应强而入针即得气，"气至病所"则事半功倍。且毫火针兼具补泻作用，不必计较补泻之别，刺激程度大[4]而不必区分"候气"及"催气"，且"以痛为腧"可全身取穴，因而确定了其简便易行的特色。《针灸大成》有云：刺针"切忌太深，恐伤经络，太浅不能去病，惟消息取中耳"，毫火针穴位刺激效能的提高使其可进针较浅，提高了临床安全性。

二、中医对化疗所致周围神经毒性的认识

中医认为化疗所致周围神经毒性属于"血痹症""萎症""虚劳""不仁""麻木"范畴。中医经典古籍中多处记载。《素问直解·卷四》："痹，闭也，血气凝涩不行也，有风寒湿之痹；有皮、肌、脉、筋、骨、五脏外合之痹。"《医学准绳·麻木》："麻属痰属虚；木则全属湿痰死血，一块不知痛痒，若木然是也。"《素问·痹论》："痹在于骨则重；在于脉则血凝而不流；在于筋则屈不伸；在于肉则不仁；其不痛不仁者，病久入深，荣卫之行涩，经络时疏，故不通，皮肤不营，故为不仁。"《理虚元鉴·虚症有六因》："有先天之因，有后天之因，有痘疹及病后之因，有外感之因，有境遇之因，有医药之因"，对引起虚劳的原因做了比较全面的归纳。多种病因作用于人体，可引起脏腑气血阴阳的亏虚，日久不复而成为虚劳。对于恶性肿瘤化疗所致周围神经病变来讲，多属于"后天之因"。《景岳全书·萎证》："元气败伤，则精虚不能灌溉，血虚不能营养者，亦不少矣。"正如恶性肿瘤治疗过程中

因手术、化疗、放疗等各种治疗后，引起正气损伤，脾失健运，导致卫气营血生化乏源，四肢、经脉、肌肉失养，则会出现手足麻木、四肢无力、肌肉萎缩等症状。由此，我们可将导致本病的因素归于毒、瘀、痰、虚，病机属于本虚标实，即气虚为本，血瘀为标，其治则治法历代医家多有阐述。

三、毫火针/针灸对痹症的治疗

针灸治疗可以改善周围神经损伤，并且治疗越早越好，临床常见采用的有针刺治疗、温针、穴位注射及推拿，早期疏经通络、益气活血化瘀；后期补益肝肾、养血柔筋。目前已有部分临床研究表明针刺疗法对于化疗所致周围神经毒性具有一定作用。

一项荟萃分析提示，与对照组单纯化疗或使用营养神经类药物相比，针灸更能够提高治疗 CIPN 的临床疗效[4]。针灸治疗能改善 CIPN 患者神经毒性症状，提高生活质量，临床耐受性好，但临床上仍需进一步观察针灸对不同化疗方案所致 CIPN 的改善情况。崔德利等[5]将 62 例因应用奥沙利铂出现周围神经毒性的患者随机分为治疗组和对照组，两组均继续给予奥沙利铂化疗，结合还原型谷胱甘肽减轻毒性反应，治疗组在此基础上给予温针灸治疗以缓解奥沙利铂的神经毒性。治疗组总有效率为 87.5%，对照组总有效率为 63.33%，两组比较有统计学差异（$P<0.05$）。提示应用温针灸可以防治奥沙利铂的神经毒性，与西药还原型谷胱甘肽合用具有协同治疗作用。许炜茹等[6]将 64 例紫杉醇或奥沙利铂引起周围神经病变的患者随机分为针刺组和西药组，针刺组以疏经通络、益气活血化瘀、补益肝肾、养血柔筋为治则，穴取合谷、太冲、足三里、气海、曲池等；西药组采用肌内注射腺苷钴胺，通过"化疗药物引起周围神经病变问卷"评价两组治疗前后神经毒性反应情况，针刺组总有效率为 66.7%（20/30），西药组总有效率为 40.0%（12/30），针刺优于腺苷钴胺治疗化疗药物引起的感觉神经障碍，尤以紫杉醇引起的中、重度感觉神经障碍疗效为佳。闫昱江等[7]选取合谷、曲池、足三里等穴位针刺治疗 CIPN，对肢体麻木、疼痛等感觉障碍显效快，症状缓解显著，操作方便、无毒性不良反应，具有较好的应用前景。田洪昭[8]针刺治疗 FOL-FOX4 化疗方案所致周围神经病变的临床研究，共纳入病例 60 例，治疗组（针刺治疗）和对照组（西药治疗）各 30 例。治疗

组采取针刺治疗，对照组肌内注射腺苷钴胺 1 mg，每日 1 次，疗程 14 天。采用患者神经毒性问卷调查（PNQ）、神经传导速度测定（NCV）评价针刺治疗的效果，采用肿瘤患者生活质量评分（QOL）评价针刺对 FOL-FOX4 化疗方案所致周围神经病变患者生活质量的改善情况。结果表明：针刺可以改善 FOL-FOX4 化疗方案所致的周围神经病变，主要是感觉神经障碍，同时可改善感觉神经传导速度；针刺可以明显改善 FOL-FOX4 化疗方案后患者的生活质量。

毫火针作为针灸的针法之一，在火针的基础上发展而来，是火针功能的发展和延伸，既有针灸优势的"共性"，又有毫火针优势的"个性"，尽管目前直接采用毫火针治疗化疗所致周围神经毒性的研究仍有限，但笔者认为，基于针刺疗法与毫火针为"共性"与"个性"的关系，理论上讲，毫火针对缓解化疗所致周围神经毒性存在积极作用，具体作用机制将在下文进行阐述。

四、火针/毫火针的作用机制

已故国医大师贺普仁教授提出"贺氏三通法"，将火针疗法作为温通之法，总结火针疗法具有针刺疗法和艾灸疗法的双重作用[9]，不仅有针的刺激作用，还有温热刺激作用，而重点在于温热，火针通过温热刺激部位和穴位达到温通经脉、调节脏腑、激发经气、鼓舞正气、活血行气、增强人体阳气的目的。火针治疗作用可概括为 3 个方面。①借火助阳，温通经络：火针通过加热的针体注入体内，热量由此导入，从而发挥温经助阳通络的功效；②开门祛邪，散寒除湿：火针通过"大开其孔，不塞其门"，使有形之邪如痰浊瘀毒、无形之邪如风寒暑湿由针孔排出；③行气开郁，以热引热：火针借助火热以强开外门，从而使热邪外泻体外，达到"火郁发之"之功。而针具改良后的毫火针在保留火针优势的同时摒弃其弊端，故笔者认为，毫火针治疗化疗所致周围神经毒性的治疗作用与上述相似。目前，关于针刺疗法对化疗所致周围神经毒性及火针治疗的作用机制研究方面已取得一定的进展，目前临床直接采用毫火针治疗化疗所致周围神经毒性的研究仍有限，故借用现有的火针作用机制相关研究，对毫火针或能产生效应的机制阐述如下。

1. 调整人体感痛系统　临床上用火针治疗各种疼痛有较好的疗效，有学者提出，火针治疗各种疼痛疗效显著与火针大的刺激量对人体感痛系统的调整有关[10]。这种观点主要依据乌赫托姆斯基（苏联生理学家）提出的"第二优势灶"理论[11]，该理论具体为"当疼痛发生时，在中枢神经系统形成一个兴奋灶，而针灸治疗产生的刺激也可在中枢神经系统内建立另外一个兴奋灶。假如第二个兴奋灶的强度超过了第一个兴奋灶，那么第一个兴奋灶的兴奋性将被第二个兴奋灶抑制，而且第二个兴奋灶也会将第一个兴奋灶的兴奋性牵引过来。由于前者兴奋灶的兴奋性被抑制和牵引了过去，所以疼痛也就减退或消失了"。首先，火针在针刺过程中对机体的刺激量远大于毫针；其次，患者在接受火针针刺操作时对其注意力也远远超过了毫针针刺操作；再次，火针的刺激在大脑皮质形成兴奋灶的强度也远远超过普通毫针针刺带来的刺激。因此，火针对第一个兴奋灶的牵引与抑制作用也强于毫针。这就是临床中火针疗法治疗各种疼痛病症往往能取得较好疗效的原因。

2.改善血液循环，提高新陈代谢　有研究运用红外热像技术观察火针针刺，研究者借助红外热像仪观察火针针刺病变部位或局部穴位，通过观察火针针刺部位的红外热像图发现经火针治疗的病变部位温度明显升高，提示局部血液循环与新陈代谢得到改善[12]。这与中医所讲的毫火针能够温经通络、活血化瘀的理论不谋而合。

火针可以消除病变局部组织充血、水肿、渗出、粘连，改善局部组织的钙化、缺血、挛缩等病理变化，促进病灶液化、坏死，激发自身机体的良性调节机制，增强免疫功能，从而改善血液循环，加快或促进代谢，促使肉芽组织生长，受损组织得以重新修复[13]。

3.促进神经修复与神经保护　目前治疗神经损伤的热点为诱导神经干细胞增殖并向神经元分化以弥补其在细胞凋亡中的损失从而促进神经修复，火针能够通过该途径发挥神经修复作用。有相关研究表明，火针干预后的脊髓损伤模型大鼠血清能够促进离体状态下神经干细胞的增殖并促使其向神经元分化[14]。王玲姝等[15]认为火针能够有效改善坐骨神经损伤模型大鼠的运动功能，其机制可能与抑制坐骨神经损伤组织中 HDAC1 表达，促进 *FASN* 基因启动子区 H3K27 乙酰化有关。火针疗法对中枢和外周神经均能起到保护作用[16]。火针能够明显改善脊髓损伤模型大鼠凋亡相关蛋白表达，减少细胞凋亡的发生[17]。

五、毫火针留针法

毫火针经传统火针改良，以细小不锈钢毫针为针具，对于不同疾病和部位可采用浅刺、深刺、放血、留针等方法，而留针刺法是毫火针的主要刺法。针对奥沙利铂所致神经毒性，临床上采用毫火针留针法进行治疗，其作用机制如下。

1. 进针瞬间——高温热凝　毫火针在进针前火针针体已烧至通红，热力已充足，刺入穴位或病变部位后，借热力可激发经气、推动气血，达温经通络之效。现代研究发现，火针除兼具毫针激发经气、艾灸温阳散寒的功效外，还能够产生高温热凝作用。主要体现在火针进入组织的瞬间，通过灼烧针体周围病灶及反射区域内的病变组织，使局部组织粘连、钙化、挛缩、缺血等病理改变得到迅速改善而通痹止痛。从而改善CINP患者局部血液循环状况，改善其麻木症状。

2. 进针至针冷——强力温补　火针借助火力来针刺穴位和病变部位，"以阳达阳"，通过提高局部皮温而加快血液循环，借助温热作用驱邪外出。从毫火针进针至针冷，局部温热刺激得以释放，故通痹止痛之功较甚，即强力温补作用。患者行毫火针治疗后，施术局部随即泛红，留针期间可产生热感，并持续至留针结束。《素问·调经论》言："血气者，喜温而恶寒，寒则泣不能流，温则消而去之""温而通之""针可行之"，毫火针留针法通过加强局部温热刺激，推动气血运行，达到活血化瘀之效。

3. 留针期间——温热传导　毫火针留针过程中还出现较明显的酸、麻、胀、重等"得气感"，且这种"得气感"会循经络或病变部位向肢体远端传导。火针善借火助阳，较针刺、艾灸而言，火针刺激较强，进针时灼痛感强且持续时间长。有研究[18]认为，火针留针主要是通过人为造成烧灼伤，使剧烈刺激及温和持续刺激直达病灶而发挥疗效。这种剧烈刺激及温和持续刺激表现为火针进针时的灼痛感、留针过程的"得气感"及经络传导感一应并存。且留针过程中施术部位出现灼热、酸胀等感觉与毫针得气类似，但有区别。毫针进针当下即可得气，针刺后产生的酸、麻、胀、重等"得气感"及经络传导感应明显，若不得气，可通过行针促使得气；而火针留刺法的所谓"得气"，较前者缓慢，但持续时间长，作用显著。与灸法相比，毫火针留针时热力更直接地进入施术部位,"以火助阳"之力更甚,对于病位较深的痹证、肿块积聚等效佳。在留针过程中,热感亦可循经或循病变部位发生感传,并可使腧穴－经络不断保持内在的传导感应,产生长达2天至1周的恒定刺激[19]。临床上,患者行火针治疗后,往往出现热感循经络或病变部位向肢体远端传导,即火针得气的体现。

六、毫火针/针灸的穴位选择

CIPN属于中医学"血痹症""痿症""虚劳""不仁""麻木"范畴,《素问·痿论》认为"治痿独取阳明""阳明者,五脏六腑之海,主润宗筋,宗筋主束骨而利机关也";《灵枢·九针论》又云"刺阳明出气血"。手足阳明经为"多气多血"的经脉,故临床上治疗CIPN常取阳明经的腧穴,有助于气血生化而濡养四肢。巫燕芬[20]等发现,临床上治疗取穴频次最高的经脉为足阳明胃经,其次为足太阳膀胱经。足太阳膀胱经为人一身之藩篱,多血少气,且背俞穴均位于膀胱经,背俞穴为脏腑气血输注之所,可以调理人身体各脏腑的功能。

临床常选用腧穴为足三里、合谷、曲池、太冲及三阴交。周张杰[21]等发现下肢足三里配三阴交,上肢曲池配合谷,可能是防治CIPN的关键穴位,并且发现足三里缓解CINP可能是通过下调趋化因子CCL2,抑制GLU表达,改善奥沙利铂诱导的末梢神经毒性。足三里为足阳明胃经的合穴,胃的下合穴,为四总穴之一,是保健要穴,具有健运脾胃、补中益气、舒筋活络、扶正祛邪等功效。合谷与曲池分别是手阳明大肠经的原穴及合穴,是经气所过和所汇聚之处,具有益气、通络的功效。《针灸大成》提出手臂麻木不仁取肩髃、曲池、合谷,故针刺曲池、合谷能调畅气机,气行则血行。太冲为足厥阴肝经的腧穴、原穴,"肝主疏泄,主藏血",《难经·六十八难》云:"输主体重节痛",即主气机运行不畅所致疼痛,故太冲具有调畅气机的功能;且太冲位于足背,具有局部治疗作用。三阴交属足太阴脾经,为足三阴经之交会穴,是平调阴阳的要穴,也是血证要穴,具有活血化瘀、调气通络的作用。《针灸大成》指出三阴交主"脾痛身重,四肢不举,腹胀肠鸣,溏泄,食不化,疝癖腹寒,膝内廉痛……足痿不能行"。另外,部分研究对其他穴位选择进行了探索,Garcia等[22]对19例多发性骨髓瘤患者化疗引起的周围神经病变进行了电针针刺治疗，选穴有臂臑、后溪、八邪、三阴交、地五会、足三里、八风、关元、气海等，最终结果显示电针在治疗多发性骨髓瘤患者化疗引起的周围神经病变方面有肯定疗效。Bao 等[23]与 Zhi 等[24]分别对 27 例化疗引起的周围神经病变患者进行针刺治疗，选穴主要有耳穴神门、合谷、曲池、外关、丰隆、八风，最终结果显示针刺对于治疗患者手足麻木和刺痛、感觉异常具有显著疗效。Lu 等[25]与 Molassiotis 等[26]分别进行了大样本量的临床试验，用单纯针刺治疗化疗后发生周围神经病变的癌症患者，最后得出结论是针刺可作为治疗化疗引起的周围神经病变的有效干预手段，可改善患者的生命质量和对神经毒性相关症状的体验，远期效果明显。

常用的腧穴配伍为合谷＋足三里，曲池＋足三里，曲池＋合谷。合谷、曲池、足三里均为手足阳明经腧穴，可振奋阳明气血，濡养经脉。《灵枢·本输》中有"大肠、小肠皆属于胃，是足阳明也"，针刺合谷、曲池、足三里可调理胃肠之经气，使中焦脾胃气机通畅。其次为合谷＋太冲，足三里＋太冲。合谷为手阳明大肠经之原穴，为脏腑原气输注、经过和留止的部位，故合谷偏于调气；太冲为足厥阴肝经之原穴，肝属木，且肝主疏泄、主藏血，故太冲偏于调血。合谷、太冲又为四关穴，二者配伍，阴阳互用、一脏一腑、一升一降，共奏疏通经络、调节气血、协调脏腑阴阳之功。足三里属足阳明胃经，太冲属足厥阴肝经，脾胃为后天之本，为气机升降之枢纽，肝调畅全身气机，推动血行津布，促进脾胃运化，二者相配使气血生化有源，经脉得以濡养。

笔者科室：本科在奥沙利铂所致的周围神经毒性机制及治疗方面已深耕多年，认为奥沙利铂等化疗药物属于"大毒攻伐"之品，以攻邪为主而无扶正之功，性寒易伤人阳气。肿瘤患者本身气血阴阳俱虚，使用奥沙利铂等抗肿瘤药物之后阳气虚损益甚，气血无以濡养四末，导致四肢麻木不仁，遇寒冷刺激后，血凝脉不通更甚，则麻木感加重。本院针灸科基于"针引阳气"理论对毫火针治疗奥沙利铂神经毒性进行了初步探索，发现其疗效显著，故本科室与针灸科携手，对于使用可能引起周围神经毒性化疗药物的或已经产生化疗所致周围神经毒性的患者进行预防性或治疗性毫火针疗法，主要选穴包括合谷、中渚、内关、足三里、三阴交、太冲、足临泣等。目前已对毫火针治疗奥沙利铂导致神经毒性的可能性进行初步探索，现有部分疗效显著的个案，我们认为将有很大的应用前景，但仍需要进行大样本临床研究。目前本科已开展毫火针治疗奥沙利铂所致神经毒性的临床研究，以更进一步探索毫火针治疗奥沙利铂所致周围神经毒性的临床疗效。

近年来，针对化疗后周围神经病变，国内外科研人员进行了很多针刺疗法的研究。但目前关于针灸及其他特殊刺灸法治疗化疗后不良反应研究的目的大多是探究针灸及其他特殊刺灸法是否有效，极少有研究探讨针对疾病类型采用何种针刺疗法最有效的问题，毫火针治疗CINP的直接研究更是少之又少，亟待同道继续探索。

目前来看，毫火针治疗化疗所致神经毒性具有可行性，其临床应用前景广阔，实用性高，值得临床推广。各医疗机构也应加大对毫火针治疗CINP的研究力度，对其疗效进行量化和评价，以利于临床推广和应用，为CINP患者缓解症状提供一种安全有效的新方案。

（方灿途　孟金成　陈　婷　白伟杰）

参考文献

[1] 黄石玺.火针针具及临床操作改良[J].中国中医基础医学杂志,2007（3）:231-232.

[2] 黄石玺,毛湄,刘志顺,等.毫针替代火针的烧针试验[J].中国针灸,2009,29（12）:1021-1022.

[3] 周小云,嵇明月,马明云,等.毫火针临床应用心得[J].上海针灸杂志,2012,31（10）:758-759.

[4] 张金枝.针灸治疗化疗所致周围神经毒性的Meta分析[D].南京：南京中医药大学,2021.

[5] 崔德利,王立新,符成杰.温针灸治疗奥沙利铂神经毒性的临床观察[J].甘肃中医,2011,24（02）:45-46.

[6] 许炜茹,花宝金,侯炜,等.针刺治疗化疗药物所致周围神经病变:随机对照研究[J].中国针灸,2010,30（06）:457-460.

[7] 闫昱江,何春玲,董昌虎.针刺治疗化疗所致周围神经病变临床研究[J].辽宁中医药大学学报,2012,14（08）:230-231.

[8] 田洪昭.针刺治疗FOL-FOX4化疗方案所致周围神经病变的临床研究[D].哈尔滨：黑龙江中医药大学,2016.

[9] 贺普仁.火针的机理及临床应用[J].中国中医药现代远程教育,2004,2（10）:20-24.

[10] 胡秋生.火针治疗骨痹机理探讨[J].辽宁中医药大学学报,2011,13（09）:18-19.

[11] 蔡德明,方绍慈.针灸疗法[M].上海：上海医学出版社,1955:37.

[12] 张晓霞,吴之煌,董明霞.火针疗法治病机理初探[J].北京中医,2007（9）:576-578.

[13] 阎翠兰,刘清军,杨鹏,等.火针治疗褥疮疗效观察[J].中国针灸,2010,30

（10）：819-821.

[14] 李岩,周震,程素利,等.火针干预脊髓损伤大鼠后血清对神经干细胞增殖分化的影响［J］.天津中医药,2013,30（1）：25-27.

[15] 王玲姝,张宇,李冠男,等.火针对坐骨神经损伤大鼠脂肪酸合酶基因启动子区H3K27乙酰化水平的影响［J/OL］.上海针灸杂志：1-6［2022-09-23］.

[16] 孙立明,李岩,周震,等.火针对脊髓损伤模型大鼠凋亡相关蛋白表达的影响［J］.针灸临床杂志,2010,26（12）：49-53.

[17] 孙立明,李岩,周震,等.火针对脊髓损伤模型大鼠凋亡细胞的影响［J］.针灸临床杂志,2011,27（1）：58-61.

[18] 李黎,张秀琢.毫火针联合康复训练治疗肱骨外上髁炎的临床疗效观察［J］.时珍国医国药,2019,30（10）：2450-2452.

[19] 沈钦彦.火针留针治疗腰背肌筋膜炎的临床价值分析［J］.中国处方药,2015,13（06）：70-71.

[20] 巫燕芬,刘心悦,马子骞,等.基于数据挖掘探讨针灸治疗化疗所致周围神经病变的取穴规律［J］.北京中医药,2021,40（3）：291-295.

[21] 周张杰.针刺足三里穴对奥沙利铂所致周围神经毒性趋化因子调节作用研究［D］.上海：上海中医药大学,2019.

[22] GARCIA MK,COHEN L,GUO Y,et al.Electroacupuncture for thalidomide/bortezomib-induced peripheral neuropathy in multiple myeloma:a feasibility study［J］.J Hematol Oncol, 2014, 9;7:41.

[23] BAO T,SEIDMAN AD,PIULSON L,et al.A phase IIA trial of acupuncture to reduce chemotherapy-induced peripheral neuropathy severity during neoadjuvant or adjuvant weekly paclitaxel chemotherapy in breast cancer patients［J］.Eur J Cancer,2018,101:12-19.

[24] ZHI WI,INGRAM E,LI SQ,et al.Acupuncture for bortezomib-induced peripheral neuropathy:not just for pain［J］.Integr Cancer Ther,2018,17（4）：1079-1086.

[25] LU W,GIOBBIE-HURDER A,FREEDMAN RA,et al.Acupuncture for Chemotherapy-Induced Peripheral Neuropathy in Breast Cancer Survivors:A Randomized Controlled Pilot Trial［J］.Oncologist,2020,25（4）：310-318.

[26] MOLASSIOTIS A,SUEN LKP,CHENG HL,et al.A randomized assessor-blinded wait-list-controlled trial to assess the effectiveness of acupuncture in the management of chemotherapy-induced peripheral neuropathy［J］.Integr Cancer Ther,2019,18:1534735419836501.

第六章

抗肿瘤药物神经毒性的中西医康复方法与饮食疗法

第一节 抗肿瘤药物神经毒性的西医康复方法

在现代医学领域,抗肿瘤药物治疗是癌症综合治疗的重要组成部分,显著提高了癌症患者的生存率和缓解率。然而不可忽视的是,这些药物在治疗过程中常常引发神经毒性副作用。据统计,30%~70% 接受化疗的患者会出现不同程度的神经毒性。神经毒性主要分为周围神经毒性和中枢神经毒性,不仅会导致患者出现感觉异常、运动障碍、认知功能下降等症状,还可能干扰后续治疗进程,影响治疗效果和疾病预后。尽管人体自身神经系统具有一定的恢复再生能力,但细胞毒性药物在发挥抗肿瘤作用的同时,亦可严重损害神经系统造成长期或永久性的功能障碍。因此采取中西医结合防治的管理模式,不仅需要规范治疗,还需要早期识别和正确评估神经毒性,关注患者的临床症状,共同减少神经毒性造成的不可逆损伤,减轻患者病痛。

鉴于此,如何有效开展康复管理,帮助患者缓解神经毒性症状,提升生活质量,已成为现代医学临床实践和学术研究的焦点之一。我们总结了丰富的临床实践经验及已发表的高质量的研究成果,深入探讨针对抗肿瘤药物神经毒性的康复管理策略,详细阐述康复训练、康复理疗、饮食疗法及康复治疗禁忌证的具体应用和实施要点,并通过多个典型临床案例进行深入剖析,旨在为临床工作者提供全面、实用且具有指导意义的参考依据。

一、抗肿瘤药物神经毒性的类型与机制

(一)周围神经毒性

周围神经毒性主要由感觉神经、运动神经和自主神经功能受损引发,常见症状包括:感觉异常,表现为双侧、远端、对称性感觉障碍,感觉丧失、迟钝麻木和神经性刺痛,腱反射消失,呈现"袜子和手套"样分布,通常从足部开始对称发展,但也可能同时出现在双手和双足,有时会与手足综合征(肢端红斑)混淆;运动障碍,如肌肉无力、腱反射减弱或消失,严重时影响肢体正常运动和平衡功能;自主神经功能紊乱,可表现为直立性低血压、多汗或无汗、胃肠道功能失调等,多以感觉神经受累为主。引发周围神经毒性的药物众多,以紫杉醇、铂类化合物(顺铂、卡铂、奥沙利铂)、长春碱类(长春新碱、长春瑞滨)等最为常见。这些药物导致神经毒性的机制较为复杂,如紫杉醇通过与微管蛋白结合,破坏微管的动态平衡,影响轴突运输和神经递质传递;铂类化合物则与神经组织中的DNA、蛋白质等生物大分子结合,引发氧化应激和炎症反应,损伤神经细胞等。

(二)中枢神经毒性

中枢神经毒性的临床表现多样:认知障碍,如记忆力减退、注意力不集中、执行功能下降;情绪改变,包括抑郁、焦虑、烦躁不安、癫痫发作;其他神经系统症状,如头痛、共济失调等。氨甲蝶呤、阿糖胞苷、大剂量环磷酰胺等是导致中枢神经毒性的常见药物。其作用机制涉及血脑屏障破坏、药物在脑内的直接神经毒性作用、干扰神经递质代谢及引发神经炎症反应等。例如,氨甲蝶呤可通过抑制二氢叶酸还原酶,影响DNA合成,导致神经细胞损伤;阿糖胞苷则可干扰神经细胞的能量代谢和核酸合成。

二、康复管理

(一)治疗前评估

在患者接受抗肿瘤药物治疗前,全面而细致地评估神经系统基础状况至关重要。肌电图(EMG)和神经传导速度(NCV)检测是评估神经损伤的重要手段。EMG可检测肌肉的电活动,判断是否存在神经源性或肌源性损害;NCV能测量神经冲动的传导速度,根据神经毒性的严重程度,遵循既定的毒性分级标准[如美国国家癌症研究所常见不良反应事件评价标准(NCI-

CTCAE）〕，即指出要合理调整抗肿瘤药物的剂量、给药间隔或更换药物。对于轻度神经毒性（1~2级），可适当减少药物剂量的25%~50%，并密切观察症状变化；对于中重度神经毒性（3~4级），应暂停药物治疗，直至症状缓解至1级以下，再考虑更换药物或调整剂量继续治疗。例如，在一项针对铂类药物所致神经毒性的多中心研究中，对出现2级以上神经毒性的患者，采取剂量调整或更换为神经毒性较低的药物，结果显示部分患者的神经毒性症状得到有效缓解，且未明显影响肿瘤治疗效果。同时，综合考量患者的年龄、基础疾病情况（如是否患有糖尿病、既往是否存在周围神经病变等）以及即将采用的化疗方案，能够较为准确地预测神经毒性的发生风险。通常来说，老年患者由于身体功能衰退，神经修复能力较弱；而合并糖尿病、周围神经病变的患者，其神经系统本就处于相对脆弱的状态，这些人群在接受抗肿瘤药物治疗时，发生神经毒性的风险会显著增高，所以需要更加密切地评估。

（二）治疗中监测

在治疗过程中，定期询问抗肿瘤治疗患者的身体感受是及时发现神经毒性迹象的重要手段。比如，了解患者是否出现手足麻木、刺痛、感觉异常等典型症状。同时，全面的神经系统体格检查也不可或缺。

1.深反射检查 是通过刺激肌腱、骨膜等深部感受器，引起肌肉快速收缩反应，来判断神经系统功能状态的一种临床检查手段，又称腱反射检查。当用叩诊锤等工具叩击相应肌腱时，正常情况下会引起受刺激肌肉的快速收缩，产生相应的肢体运动反应。通过观察深反射的强度、对称性及是否出现异常反射等情况，可以帮助医师判断神经系统在脊髓、脑干及以上中枢等不同水平的功能是否正常，对神经系统疾病的定位诊断和病情评估具有重要意义。常用检查项目如下。

（1）肱二头肌反射：检查者以左手托扶被检查者屈曲的肘部，将拇指置于肱二头肌肌腱上，右手用叩诊锤叩击左手拇指，正常反应为肱二头肌收缩，前臂快速屈曲。

（2）肱三头肌反射：被检查者半屈肘关节，上臂稍外展，检查者左手托扶其肘部，右手用叩诊锤直接叩击尺骨鹰嘴上方的肱三头肌肌腱，正常表现为肱三头肌收缩，前臂伸展。

（3）桡骨膜反射：被检查者前臂置于半屈半旋前位，检查者用左手托住其腕部，并使腕关节自然下垂，右手用叩诊锤轻叩桡骨茎突，正常反应为前臂旋前、屈肘。

（4）膝反射：被检查者取坐位，小腿自然下垂，或取仰卧位，检查者用左手在其腘窝处托起下肢，使膝关节稍屈曲，右手持叩诊锤叩击髌骨下方的股四头肌肌腱，正常时出现小腿伸展。

（5）跟腱反射：被检查者取仰卧位，髋关节及膝关节稍屈曲，下肢外旋外展，检查者用左手将其足部背屈成直角，右手用叩诊锤叩击跟腱，正常反应为腓肠肌收缩，足向跖面屈曲。

总结：任何深反射减弱、消失或亢进，以及出现与正常反应不同的表现，都可能提示神经系统存在病变，如脊髓损伤、神经根病变、脑部病变等，但需要结合患者的具体症状、体征及其他检查结果综合判断。

2.浅反射检查 是刺激皮肤或黏膜引起的反射，属于生理反射的一种，临床常见的浅反射检查包括角膜反射、腹壁反射、提睾反射、跖反射等，评估患者对触觉、痛觉、温度觉的感知能力等。常用检查项目如下。

（1）角膜反射：是指用棉絮轻触角膜边缘时，引起的双眼同时闭眼的反射。被检查者向内上方注视，医师用细棉絮轻触患者角膜外缘，正常时可见被刺激侧眼睑迅速闭合，称为直接角膜反射，对侧眼睑也同时闭合，称为间接角膜反射。

临床意义：反射弧为三叉神经眼支→脑桥→面神经核。如直接角膜反射存在，间接角膜反射消失，为受刺激对侧的面神经瘫痪；如直接角膜反射消失，间接角膜反射存在，为受刺激侧面神经瘫痪；若直接、间接角膜反射均消失，为受刺激侧三叉神经病变，深昏迷患者角膜反射也消失。

（2）腹壁反射：被检查者仰卧，下肢稍屈曲，使腹壁松弛，然后用钝头竹签分别沿肋缘下（T_7~T_8）、脐平（T_9~T_{10}）及腹股沟上（T_{11}~T_{12}）的方向，由外向内轻划两侧腹壁皮肤，分别称为上、中、下腹壁反射。正常反应是局部腹肌收缩。

临床意义：上、中或下部腹壁反射消失，分别见于同侧胸髓7~8节（T_7~T_8）、9~10节（T_9~T_{10}）、11~12节（T_{11}~T_{12}）病损。双侧上、中、下部腹壁反射均消失见于昏迷和急性腹膜炎患者。肥胖、老年人及经产妇由于腹壁过于松弛，也会出现腹壁反射减弱或消失。

（3）提睾反射：被检查者仰卧，双下肢伸直，用钝头竹签由下向上轻划股内侧上方皮肤，可引起同侧提睾肌收缩，使睾丸上提。

临床意义：反射弧为腰髓 1~2 节。双侧反射消失见于腰髓 1~2 节病损。一侧反射减弱或消失见于锥体束损害，也可见于老年人或局部病变，如腹股沟疝、阴囊水肿、精索静脉曲张、附睾炎、睾丸炎等。

（4）跖反射：被检查者仰卧，下肢伸直，医师手持被检查者踝部，用钝头竹签划足底外侧，由足跟向前至小趾跖关节处转向内侧，正常反应为足跖屈（即 Babinski 征阴性）。

临床意义：反射弧为骶髓 1~2 节。跖反射是一种生理反射，当锥体束受损时，会出现 Babinski 征阳性等异常反射，表现为踇趾背伸，其余四趾呈扇形展开。

总结：浅反射检查对于神经系统疾病的定位诊断和病情评估具有重要意义，但检查结果同样需要结合患者的病史、症状、体征及其他辅助检查进行综合分析。除了常规的深、浅反射检查外，还可采用单丝检测（semmes-weinstein monofilament examination，SWME），是一种用于评估人体触觉阈值的临床检测方法，广泛应用于神经损伤、糖尿病周围神经病变、腕管综合征等疾病的诊断和评估，比如患者的触觉分辨能力，通过振动觉测试评估深部感觉功能。运动功能评估则借助徒手肌力测试（MMT）、关节活动度测量（ROM）及功能独立性测量（FIM）等工具，全面了解患者的肌肉力量、关节活动范围和日常生活活动能力，但需注意其适用范围和局限性。

在抗肿瘤药物治疗过程中，必要时定期进行神经电生理监测，可提前发现亚临床神经损伤，明确神经损伤的部位和程度，为早期干预提供依据。例如，一项针对紫杉醇化疗患者的研究发现，在临床症状出现前，神经电生理检查已检测到神经传导速度的改变。

三、康复训练目标和具体方法

（一）康复训练目标

1. 改善神经功能　通过各种康复训练手段，促进受损神经的修复和再生，提高神经传导速度，缓解神经毒性症状。

2. 提高运动能力　增强肌肉力量，改善关节活动度，纠正异常步态，提高患者的肢体运动功能，使其能够恢复正常的日常活动。

3. 增强感觉功能 提高患者对触觉、温度觉、痛觉等感觉的感知能力，减少感觉异常带来的不适，降低跌倒等意外事件的发生风险。

4. 改善平衡能力 纠正因神经毒性导致的平衡功能障碍，增强患者的身体稳定性，预防跌倒和骨折等并发症。

5. 提高生活质量 通过综合康复训练，使患者能够更好地回归家庭和社会，减轻心理负担，提高生活质量。

（二）康复训练的具体方法

1. 感觉功能训练

（1）触觉训练

1）物品辨别训练：准备多种不同质地的物品，如丝绸、砂纸、海绵、塑料片等，让患者闭上眼睛，用手触摸这些物品，然后说出其质地特点。每次训练选择 3~5 种物品，每种物品触摸 3~5 次，每天进行 2~3 组。此训练可刺激触觉感受器，提高触觉分辨能力。

2）触觉定位训练：用棉签或手指轻轻触碰患者的皮肤，让患者指出触碰的位置。从肢体近端向远端进行，逐渐缩小触碰范围，提高触觉定位的准确性。每次训练 10~15 分钟，每天 2~3 次。

（2）温度觉训练

1）温度感知训练：准备 3 个容器，分别装冷水（10~15℃）、温水（37~40℃）和热水（45~50℃，注意避免烫伤）。让患者将手指依次放入 3 个容器中，感受不同的温度，并说出感觉。每次训练 5~10 次，每天 2~3 次。

2）温度辨别训练：随机将患者的手放入冷、温、热水中的一种，让患者判断水温是冷、温还是热。逐渐增加训练难度，如缩短判断时间等。每次训练 10~15 分钟，每天 2~3 次。

（3）痛觉训练

1）疼痛感知训练：用软毛刷或钝头针轻轻刺激患者皮肤，让患者感受轻微的疼痛刺激，并指出刺激部位。刺激强度要适中，避免过度疼痛。每次训练 10~15 分钟，每天 2~3 次。

2）疼痛耐受训练：在患者可耐受的范围内，逐渐增加疼痛刺激的强度和时间，提高患者的疼痛耐受能力。但需要密切观察患者的反应，避免造成伤害。

2.运动功能训练

（1）肌力训练

1）等长收缩训练：适用于早期或肌肉力量较弱的患者。让患者在关节不活动的情况下，进行肌肉的收缩和放松练习。例如，患者仰卧位，伸直下肢，用力将膝关节伸直，保持 5~10 秒，然后放松，10~15 次为一组，每天进行 3~4 组。

2）等张收缩训练：随着患者肌力的逐渐恢复，进行等张收缩训练，即肌肉在收缩时长度发生变化，产生关节运动。如使用哑铃进行上肢的屈伸练习，或进行腿部的蹲起练习。根据患者的力量情况选择合适的重量，每个动作进行 3~4 组，每组 8~12 次，每周训练 3~5 天。

3）抗阻训练：在等张收缩训练的基础上，增加阻力，进一步提高肌肉力量。可以使用弹力带、沙袋等进行抗阻训练。例如，用弹力带进行上肢的外展、内收训练，或用沙袋进行下肢的抬腿训练。训练强度要逐渐增加，避免过度疲劳。

（2）关节活动度训练

1）主动运动：患者主动进行关节的屈伸、旋转、内收、外展等运动，每个关节的每个方向活动 10~15 次为一组，每天进行 3~4 组。如手指关节的握拳、伸展，腕关节的屈伸、旋转，膝关节的屈伸等。

2）被动运动：对于无法主动完成关节活动的患者，由治疗师或家属帮助进行被动关节活动。动作要轻柔、缓慢，避免暴力引起关节损伤。每个关节的每个方向活动 10~15 次为一组，每天进行 3~4 组。

3）助力运动：在患者主动运动的同时，给予一定的助力，帮助患者完成关节活动。助力可以来自治疗师、家属或器械，如在患者进行上肢上举时，给予适当的向上助力。

（3）精细运动训练

1）手部精细动作训练：进行穿珠子、系纽扣、拼图、写字、使用筷子等训练，提高手部的灵活性和协调性。每次训练 15~20 分钟，每天 2~3 次。

2）眼手协调训练：进行抛接球、投篮、打乒乓球等活动，训练眼手协调能力，促进神经系统对运动的控制。每次训练 20~30 分钟，每周 3~5 次。

3. 平衡功能训练

（1）静态平衡训练

1）站立平衡训练：患者站立，双足与肩同宽，双手自然下垂，保持身体稳定。从睁眼站立开始，逐渐过渡到闭眼站立，每次站立时间从 30 秒逐渐增加到 2~3 分钟，每天进行 3~4 组。

2）坐位平衡训练：患者坐在椅子上，双脚平放在地面，双手放在大腿上，保持身体稳定。同样从睁眼坐位开始，逐渐过渡到闭眼坐位，每次保持时间从 30 秒逐渐增加到 2~3 分钟，每天进行 3~4 组。

（2）动态平衡训练

1）重心转移训练：患者站立，双足与肩同宽，缓慢将重心向一侧转移，然后再转移到另一侧，重复进行。每次训练 10~15 分钟，每天 2~3 次。

2）行走平衡训练：在患者能够保持站立平衡的基础上，进行行走平衡训练。开始时在平坦的地面上行走，逐渐增加难度，如在有障碍物的地面行走、走直线、走曲线等。行走速度要适中，避免过快导致跌倒。每次训练 15~30 分钟，每天 2~3 次。

（3）平衡器械训练

1）平衡板训练：患者站在平衡板上，通过调整身体重心来保持平衡。可以先在稳定的平衡板上进行训练，逐渐过渡到不稳定的平衡板。每次训练 10~15 分钟，每天 2~3 次。

2）平衡球训练：患者坐在平衡球上，进行身体的前后、左右移动，以及抬头、挺胸、转体等动作，增强平衡能力。每次训练 15~20 分钟，每天 2~3 次。

4. 步态训练

（1）步态分析：使用步态分析系统或通过视频记录患者的行走过程，分析患者的步态异常，如步幅不对称、步速减慢、足下垂、拖步等。根据分析结果制订个性化的步态训练方案。

（2）步行训练

1）基础步行训练：患者在平行杠内进行步行练习，双手握住平行杠，保持身体平衡，进行迈步训练。先进行患侧下肢的迈步训练，然后进行双侧下肢的交替迈步训练。每次训练 15~20 分钟，每天 2~3 次。

2）纠正异常步态训练：针对患者的具体步态异常进行纠正训练。如对于足下垂患者，可进行踝背屈训练，使用踝足矫形器辅助行走；对于步幅不对称患者，可在地面上标记步幅距离，进行有针对性的迈步训练。

3）上下楼梯训练：在患者能够进行平地步行后，进行上下楼梯训练。先进行上楼梯训练，患者健侧下肢先上台阶，然后患侧下肢跟上；下楼梯时，患侧下肢先下台阶，然后健侧下肢跟上。每次训练 5~10 次，每天 2~3 次。

5. 康复训练的注意事项

（1）个性化原则：根据患者的年龄、身体状况、肿瘤类型、神经毒性程度、治疗阶段等因素，制订个性化的康复训练方案。不同患者的神经毒性表现和恢复能力不同，训练方案应具有针对性。

（2）循序渐进原则：康复训练的强度和难度要逐渐增加，避免过度训练导致损伤。在训练过程中，要密切观察患者的反应，如出现疼痛加剧、疲劳、头晕等不适症状，应立即停止训练，调整训练方案。

（3）专业指导原则：康复训练应在专业的康复医师、物理治疗师或护士的指导下进行。他们具有专业的知识和技能，能够根据患者的具体情况进行正确的评估和指导，确保训练的安全性和有效性。

（4）心理支持原则：抗肿瘤药物所致神经毒性会给患者带来身体和心理上的双重负担，患者可能出现焦虑、抑郁等情绪。在康复训练过程中，要关注患者的心理状态，给予心理支持和鼓励，增强患者的康复信心。

（5）定期评估原则：定期对患者的神经功能、运动功能、感觉功能、平衡功能等进行评估，根据评估结果调整康复训练方案，及时发现问题并解决。

四、康复理疗原则和具体方法

（一）康复理疗原则

1. 早期介入　临床实践表明，早期介入康复理疗对于改善肿瘤药物所致神经毒性的预后至关重要。一项针对 200 例出现神经毒性症状患者的研究发现，在症状出现后 1 周内开始康复理疗的患者，神经功能恢复情况明显优于延迟介入的患者。一旦出现神经毒性症状，应立即启动康复理疗，利用神经的可塑性，促进神经功能的早期恢复，防止病情进一步恶化。

2. 个体化　不同患者对肿瘤药物神经毒性的耐受程度和反应各不相同。年龄较大的患者，由于身体功能衰退，神经修复能力较弱；基础健康状况不佳，如合并糖尿病、心血管疾病的患者，神经毒性症状可能更为严重且恢复困难。因此，需要根据患者年龄、基础健康状况、神经毒性程度及类型，制订精准的个性化方案。例如，对于老年患者，理疗强度应适当降低，增加理疗频率；而对于合并糖尿病的患者，在进行温热疗法时，要更加密切监测皮肤状况，防止烫伤。

3.综合治疗　单一的理疗方法往往难以达到理想的效果，综合运用多种理疗方法，能够从不同角度促进神经功能恢复。如将物理治疗、运动疗法和作业疗法相结合，物理治疗可改善局部血液循环，运动疗法可增强肌肉力量和神经控制能力，作业疗法可提高患者日常生活能力，协同发挥作用，达到更好的康复效果。

（二）康复理疗具体方法

1.物理治疗

（1）温热疗法：通过热敷、蜡疗等方式，能有效改善局部血液循环，缓解疼痛与肌肉紧张。热敷时，使用40~45℃热水袋，外面包裹毛巾，放置在受累肢体部位，每次15~20分钟，每日2~3次。蜡疗则是将加热融化的石蜡涂抹或包裹在肢体上，利用石蜡的温热和机械压迫作用，促进局部血液循环。有研究表明温热疗法可以促进神经传导速度恢复。在一项临床观察中，对50例出现神经毒性症状的患者进行为期4周的热敷治疗，结果显示，患者肢体麻木、刺痛等症状明显缓解，神经传导速度平均提高了10%。

（2）电刺激疗法：包括经皮神经电刺激疗法（TENS）和功能性电刺激（FES）。TENS通过电极片将特定频率和强度的电流刺激皮肤，调节神经传导，从而缓解疼痛。一般将电极片放置在疼痛部位或相关神经分布区域，根据患者耐受程度调节电流强度和频率。FES可用于改善肌肉力量，如针对下肢无力的患者，刺激腓总神经，增强踝关节背屈力量。有一位因肿瘤药物导致下肢无力的患者，在接受FES治疗8周后，下肢肌力从2级提升到了3级，能够独立行走的距离明显增加。

（3）按摩疗法：由专业按摩师对受累肢体进行轻柔按摩，促进血液循环，放松肌肉，减轻感觉异常。手法包括：揉法，用手指或手掌在皮肤上做轻柔的环形运动；捏法，用拇指和其他手指捏提肌肉；滚法，用小鱼际或掌指关节在皮肤上滚动。每次20~30分钟，每周3~5次。经过按摩治疗，许多患者反馈肢体的紧绷感和麻木感得到了有效缓解。

2.运动疗法

（1）有氧运动：如散步、骑自行车、游泳等，每周 3~5 次，每次 30 分钟左右。有氧运动可提高机体代谢，促进神经修复，增强肌肉力量与耐力。有研究追踪了 100 例接受有氧运动康复治疗的患者，发现他们在坚持运动 3 个月后，肌肉力量和耐力明显增强，生活质量评分也有所提高。

（2）力量训练：针对肌无力患者，进行渐进性抗阻训练，如使用弹力带、哑铃等，从低强度开始，逐渐增加负荷。例如，最初使用 0.5 kg 的哑铃进行简单的手臂屈伸练习，每组 10 次，每天 2 组，随着肌肉力量的增强，逐渐增加哑铃重量和练习组数。这种训练方式可增强肌肉力量，改善运动功能。

（3）平衡训练：对于存在平衡障碍患者，进行平衡板训练、单腿站立等练习，提高平衡能力。

（4）预防跌倒[6]：一位因神经毒性导致平衡障碍的患者，通过持续 8 周的平衡训练，在睁眼单腿站立测试中，站立时间从最初的 5 秒延长到了 20 秒，有效降低了跌倒风险。

3.作业疗法

（1）日常活动训练：帮助患者进行穿衣、进食、洗漱等训练，提高生活自理能力，改善患者的心理状态。例如，对于手部精细动作受限的患者，先从简单的穿宽松衣物开始练习，逐渐过渡到系扣子、拉拉链等动作；进食训练时，从使用勺子到使用筷子，逐步提高患者的生活自理能力。

（2）精细动作训练：如用筷子夹豆子、系纽扣、书写等，锻炼手部精细动作，改善手部功能。通过这些训练，患者手部的灵活性和协调性得到明显改善，能够更好地完成日常工作和生活任务。

注意事项：理疗过程中密切观察患者的反应，如出现疼痛加剧、不适等，应暂停并调整方案。例如，在电刺激疗法中，如果患者感到电击感过强或出现心慌、头晕等不适症状，应立即停止治疗，检查电极片的位置和电流参数，并进行相应调整。告知患者康复理疗是长期过程，需要坚持才能取得良好效果。许多患者在治疗初期可能看不到明显效果，容易产生懈怠情绪，医护人员应定期与患者沟通，鼓励患者坚持治疗，同时根据患者的治疗进展及时调整方案。与肿瘤治疗团队密切沟通，确保康复理疗与抗肿瘤治疗不冲突。例如，在化疗期间，患者身体较为虚弱，理疗强度应适当降低；放疗后皮肤较为敏感，进行温热疗法和按摩疗法时要特别注意避免皮肤损伤。

（三）抗肿瘤药物周围神经毒性康复理疗

1. 物理治疗　热敷是一种简单有效的物理治疗方法，可使用热水袋或热毛巾敷于疼痛或麻木部位，每次15~20分钟，每天3~4次，促进局部血液循环，缓解疼痛和麻木症状。按摩则通过手法刺激，放松肌肉，改善神经传导。按摩时，从肢体远端向近端进行，采用揉、捏、滚等手法，每个部位按摩3~5分钟，每天进行1~2次。红外线照射可穿透皮肤，使局部组织升温，改善神经的营养代谢，促进神经功能恢复。一般每次照射20~30分钟，每天1~2次。

2. 经皮神经电刺激疗法（TENS）　TENS通过皮肤电极将低频电流导入人体，刺激神经，激活内源性镇痛系统，减轻疼痛。根据患者的疼痛程度和耐受情况，调整电流强度、频率和脉冲宽度。多项随机对照研究表明，TENS对缓解周围神经毒性引起的疼痛有显著效果，可有效提高患者的生活质量。

（四）抗肿瘤药物所致中枢神经毒性康复理疗

1. 高压氧治疗　高压氧治疗是在高于1个标准大气压的环境中吸入纯氧，增加血液中的氧含量，提高氧分压，改善脑组织的缺氧状态，促进神经细胞的修复和再生。一般采用2~2.5个大气压，每次治疗60~90分钟，包括加压、稳压吸氧和减压过程，每天1次，10~20次为1个疗程。对于一些因抗肿瘤药物导致的认知障碍患者，高压氧治疗可在一定程度上改善症状，提高认知功能。

2. 重复经颅磁刺激（rTMS）　rTMS通过磁场刺激大脑皮质，调节神经兴奋性，影响神经递质的释放和神经可塑性。根据患者的病情和大脑功能状态，选择不同的刺激部位、频率和强度。研究发现，rTMS对改善抗肿瘤药物所致的情绪障碍和认知功能有积极作用，尤其是对抑郁症和轻度认知障碍患者效果更加明显。

五、抗肿瘤药物神经毒性康复管理的禁忌证

临床指南与专家共识：根据《肿瘤神经系统损伤防治指南－神经保护（2023）》和《肿瘤整合康复管理专家共识（2024）》，康复管理应根据患者的具体病情、治疗方案及身体状况进行个体化调整。对于存在禁忌证的患者，应暂停或调整康复计划，以避免加重神经毒性或导致其他不良后果。以下是总结的相关内容。

1. 急性神经毒性反应期　当患者处于急性神经毒性反应期（如严重的化疗诱导的周围神经病变），应暂停或谨慎进行康复管理。此时，康复训练可能加重神经损伤或导致患者不适。

2. 严重骨髓抑制　在抗肿瘤治疗期间，患者可能出现严重的骨髓抑制（如白细胞、血小板显著减少）。此时，应避免进行可能导致创伤的康复训练，以防止出血或感染。

3. 病情不稳定或进展期　如果患者处于肿瘤病情不稳定或进展期，康复管理可能加重患者的负担，甚至导致病情恶化。此时应优先控制肿瘤进展，再考虑康复管理。

4. 严重并发症　当患者存在严重的并发症，如感染、代谢紊乱、肾功能不全等，康复管理可能需要推迟，直到这些并发症得到控制。

5. 神经毒性药物联合使用　某些抗肿瘤药物（如长春新碱、奥沙利铂等）联合使用时，神经毒性风险显著增加。在这种情况下，康复管理应谨慎进行，避免加重神经损伤。

6. 患者身体状况差　对于身体状况极差、无法耐受康复训练的患者，应避免强制进行康复管理。

7. 禁忌的物理治疗方式　某些物理治疗方式（如按摩、针灸等）可能加重神经毒性或导致其他并发症。例如，血小板过低的患者禁止按摩。

8. 心理状态不稳定　如果患者存在严重的心理问题（如焦虑、抑郁等），可能影响康复管理的效果，甚至加重神经毒性。

六、总结

对于肿瘤患者，在康复管理过程中，我们需综合考虑患者的病情、治疗方案及身体状况。对于存在禁忌证的患者，应谨慎选择康复管理方式，必要时暂停或调整康复计划，以避免加重神经毒性或引发其他不良事件。在遵循个性化、循序渐进、专业指导、心理支持和定期评估等原则的前提下，在康复训练、康复理疗、饮食疗法过程中，已经证实合理有效的康复管理能够改善抗肿瘤药物神经毒性患者的神经功能，提高运动能力、感觉功能和平衡能力，并能够降低肿瘤患者跌倒等并发症的发生风险，提高患者的生活质量。未来，还需要进一步开展临床研究，探索更有效的康复训练的方法和技术，为抗肿瘤药物神经毒性患者提供更好的康复服务。

（方灿途　孟金成　陈　婷　吴朝洋）

参考文献

［1］SMITH A, JOHNSON B. Early detection of chemotherapy-induced peripheral neuropathy using electrophysiological monitoring［J］. Journal of Oncology Nursing, 2020, 35(3): 256-264.

［2］BROWN J, GREEN M. Dose adjustment strategies for platinum-induced neuropathy［J］. Cancer Treatment Reviews, 2019, 78: 101892.

［3］WANG Y, LI X. Efficacy of transcutaneous electrical nerve stimulation in relieving chemotherapy-induced peripheral neuropathy pain［J］. Pain Medicine, 2018, 19(11): 2125-2133.

［4］ZHANG H, LIU Y. The role of transcutaneous electrical nerve stimulation in the treatment of chemotherapy-induced peripheral neuropathy［J］. Journal of Pain Research, 2019, 12: 2977-2984.

［5］CHEN X, ZHAO Y. The effect of repetitive transcranial magnetic stimulation on cognitive and emotional function in patients with chemotherapy-induced central nervous system toxicity［J］. Brain Stimulation, 2021, 14(3): 567-575.

［6］LIU M, WANG Z. The impact of diet rich in antioxidants on chemotherapy-induced peripheral neuropathy［J］. Nutrition Research, 2020, 78: 15-24.

［7］LI S, ZHANG Q. The relationship between vitamin B intake and the prevention of chemotherapy-induced peripheral neuropathy［J］. European Journal of Clinical Nutrition, 2019, 73(4): 545-552.

［8］YANG L, CHEN J. The beneficial effects of omega-3 fatty acids on chemotherapy-induced cognitive impairment［J］. Journal of Alzheimer's Disease, 2021, 80(2): 543-554.

［9］ZHAO H, SUN W. The role of choline-rich diet in maintaining central nervous system function during chemotherapy［J］. Nutrition Neuroscience, 2020, 23(5): 385-394.

［10］WANG Q, LIU Y. Comprehensive rehabilitation management of chemotherapy-induced peripheral neuropathy: a case series［J］. Journal of Rehabilitation Medicine, 2018, 50(8): 745-752.

［11］GREEN M, BROWN J. Clinical experience in the treatment of chemotherapy-induced central nervous system toxicity［J］. Oncology Practice, 2019, 15(6): e545-e553.

[12] SMITH A, JOHNSON B. The application of physical therapy in the treatment of chemotherapy-induced neuropathy [J]. Physical Therapy Review, 2020, 25(3): 156-164.

[13] LIU M, WANG Z. Cognitive training for chemotherapy-induced cognitive impairment: a systematic review [J]. Journal of Cognitive Rehabilitation, 2021, 39(2): 105-118.

[14] ZHANG H, LIU Y. The psychological intervention for chemotherapy-induced emotional disorders [J]. Psychology Research and Behavior Management, 2019, 12: 567-575.

[15] CHEN X, ZHAO Y. The current status and prospects of rehabilitation management of chemotherapy-induced neurotoxicity [J]. Cancer Rehabilitation Journal, 2022, 15(1): 1-10.</doubaocanvas>

[16] 吕丰,宋伟,辛梦茹,等.新型抗肿瘤药物致神经系统疾病综述及风险信息管理[J].药物流行病学杂志,2024,33(01):9-18.

[17] 董超,罗春香,杨润祥.抗肿瘤药物所致神经毒性防治的研究进展[J].重庆医学,2018,47(02):268-272.

第二节 抗肿瘤药物神经毒性的中医康复方法

中医学认为,抗肿瘤药物神经毒性早期属于"痹病""血痹""麻木"[1]等范畴,后期应属于"虚劳""痿证"的范畴[2]。《素问·痹论》记载:"其不痛不仁者,病久入深,荣卫之行涩,经络时疏,故不通。皮肤不营,故为不仁。"叶天士在《临证指南医案》中指出:"初病在气,久则入血"。沈金鳌在《杂病源流犀烛》中记载:"麻,气虚是本,风痰是标;木,死血凝滞于内,而外挟风寒,阳气虚败,不能运动"。汪机《医学原理》曰:"有气虚不能导血荣养筋脉而作麻木者,有因血虚无以荣养筋肉,以致经遂涩而作麻木者。"由于抗肿瘤药物的使用导致机体气血损伤,气虚失运,血虚失濡,血行瘀滞,络脉瘀阻,不荣四末,可见肢体麻木不仁,甚或肢体感觉异常,无力感;脉络瘀阻,不通则痛,可见肢体疼痛,以刺痛为主;气血亏虚,机体失于濡养,则出现气短、神疲乏力、皮下瘀斑、肌肤甲错等症状。其病机与"虚、痰、瘀"有关,为气虚血瘀、经脉痹阻。恶性肿瘤患者在抗肿瘤治疗过程中,多伴有机体损耗,素体羸弱,经脉气血亏虚,筋脉失养,导致不荣则痹;加之抗肿瘤药物毒侵袭营卫,蓄毒瘀滞,导致四肢气血阻滞,不通则痹,故而出现肌肤不仁、四肢麻木症状[3]。对于该病中医康复主要以外治为主，如推拿、按摩、针刺、穴位注射、艾灸、敷贴、涂擦、熏洗、药熨、药浴等中医特色疗法。外治法具有简、便、廉、验等特点，所谓"外治之理即内治之理，外治之药即内治之药，所异者法耳"[4]。

一、中药外洗

中药外洗是指用温热的中药液进行局部熏蒸、浸泡，借助热力渗透作用，使药物的有效成分透过皮肤及黏膜作用于机体，从而达到防病、治病和康复的目的[5]。清代徐灵胎主张"若病有定所，在皮肤、筋骨之间，可用外治法，使药物从毛孔入，通达经络，较服药尤有力"。采用此法防治 CIPN 可使药物直达病所，并可通过手足血管贯通机体，起到协同治疗肿瘤的目的，避免了口服药物的服用、吸收困难，防止了药物对胃肠、肝脏的损伤，操作简单，依从性好[6]，显示出中医外治 CIPN 的治疗优势。

每日进行中药足浴对缓解患者临床症状和后续康复起到非常重要的作用，采用经典或自拟双筋龙汤中药泡脚方，将方药物处理成药包，每晚睡前将足量温水倒入足浴盆内，置入药包，足浴时间控制在 30 分钟左右为宜，其间不断加热水，但应避免烫伤，以微微发汗、全身舒展放松为宜。但是为防止足浴效果受到影响，务必要注意以下几点：①药液温度与干预效果存在直接联系，如情况允许，最好推荐家属购买电动足浴盆，以确保水温恒定，且餐前、餐后 30 分钟内应禁止足浴，因为在此期间足浴会导致足部血管扩张，增加血容量，容易影响到胃肠的消化功能。②足浴结束后，要及时对足浴盆进行清洗与消毒，并示范正确的消毒方式，避免清洗、消毒不彻底导致细菌滋生或交叉感染[7]。

人体的足底下分布着 66 个穴位，占全身穴位的 10%，可以说是人体五脏六腑的精气输注聚集之处。对足部进行浸浴可通过足部经络将药物输送到内脏的相关部位，调节患者全身的血气与脏腑功能，起到扶正固本的功效。中药外洗立足于经络传导学，以现代足部反射区理论为依据，将中草药按一定比例调配，成药方研磨成粉，经泡脚水的冲发形成中药液，使患者的双足经络在浸泡过程中得到疏通，使足部反射区能够得到良好的刺激。中药离子经过足部反射区、穴位、皮肤黏膜的吸收可引起机体整体的药理反应[8]，治疗局部病灶，进而使患者机体组织器官的气血得以畅通，达到康复治疗的目的。

二、穴位贴敷

穴位贴敷是中医传统外治法，通过应用特定中药贴敷在体表腧穴，以刺激穴位，激发经气，促进药物经皮入里，循经络至脏腑，以调节脏腑气血阴阳及祛除邪气的目的[9]。

缪淑琴等[10]应用自拟温经通络方制成药膏进行穴位贴敷：桂枝、红花各 20 g，干姜、麻黄、吴茱萸、乳香各 15 g，冰片 8 g。将上述中药混合研磨成沫，用姜汁调制成干稠膏状。穴位的选取（双侧）：上肢选取八邪、阳池、阳溪、阳谷、中渚等穴；下肢选取商丘、丘墟、太冲、足三里、阳陵泉、足临泣等穴。先用上述处方药粉点揉穴位，指按法按揉，每穴 1~2 分钟，以患者有酸麻胀感为宜；然后取药膏敷贴选取的穴位，膏药直径 1 cm 左右，厚 0.5 cm，用无菌纱布固定，每次 6 小时，每天 1 次。7 天为 1 个疗程，连续治疗 2 个疗程。

处方中的桂枝可温经通脉；干姜温中散寒，回阳通脉；乳香活血行气，消炎止痛；红花活血通经，化瘀止痛；与麻黄、吴茱萸、冰片等配伍，增强散寒止痛之效；生姜汁温中散寒，奏温经通络、活血化瘀之效。根据 CIPN 选穴，八邪、阳溪主治手腕麻木、疼痛；阳池、阳谷、中渚主治手腕、肩臂疼痛；商丘、丘墟、太冲、足临泣主治足跗、踝部疼痛；阳陵泉、足三里主治下肢麻木、痿痹，对穴位点揉，改善局部血液循环，再敷贴药物，可药循穴走，增强疗效，通过活血化瘀、温经通络、扶正祛邪，进一步缓解患者的病情，促进正中神经、腓肠神经的感觉传导速度恢复，提升治疗效果[11]。

三、耳穴压豆

《金匮要略》提道：宜针引阳气，令脉和，紧去则愈。现代医学也证实，针灸治疗可以通过调节机体的肌肉神经相关离子浓度的变化，同时能增强某些受损神经元细胞的能量代谢和抗氧化的能力，减轻自由基对神经元细胞毒性的凋亡作用，改善周围肌肉神经的组织代谢和微循环，促使肌肉神经的损伤修复，但目前临床上常在出现周围神经毒性后进行针灸干预，且部分患者不能配合接受针灸治疗。对于使用抗肿瘤药物神经毒性患者，耳穴压豆作为一种简单易行的康复手段,更容易被患者所接受。耳穴压豆治疗是中医学的一个重要组成部分,是根据中医经络学说理论,通过给予耳穴刺激,从而取得疏通经络、运行气血的作用。《灵枢》云"十二经通于耳",《奇经八脉考》中也有阴阳二跷脉"入耳后",阳维脉"循头入耳"等的描述,《灵枢·五阅五使》记述:"耳者,肾之官也。"《灵枢·脉度》:"肾气通于耳,肾和则耳能闻五音矣",充分说明了耳与经脉及脏腑的关系。现代研究也发现,刺激耳穴可诱发循十二经脉的感传,而刺激十二经脉,感传亦可以远达于耳。

耳穴压豆选穴为指穴、趾穴、胃穴、大肠穴、神门穴、内分泌穴。具体康复手法:使用王不留行籽耳穴贴,耳穴贴每天更换,第1天选取一侧耳穴,第2天选取对侧耳穴,第3天选取与第1天的同侧耳穴,采用点按的手法进行刺激,至出现轻度胀痛、麻痛为宜,指导患者每日自行刺激4~5次,每次约2分钟。

骆嘉俊等[12]研究中取穴为指穴、趾穴、胃穴、大肠穴、神门穴、内分泌穴;取指穴、趾穴有通筋活络、行气止痛之功效;取胃穴有行气消胀、养血安神之功效;取大肠穴有通腑泄热、调理胃肠气机之功效;取神门穴行气活血、调理脏腑之功效;取内分泌穴有益肾疏肝、通筋活络之功效。耳穴压豆操作简单、安全、无特殊副反应,疗效确切,临床上推荐患者离院期间继续执行,以期后续康复治疗能得到更大的益处。总而言之,耳穴压豆对抗肿瘤药物神经毒性有积极作用,疗效确切,同时能改善患者的生活质量,增强患者继续治疗的信心,且简单、安全、易操作,值得临床上大力推行。

四、推拿按摩

经络是人体结构的重要组成部分,通过经络可使人体作为一个整体进行相关功能的协调。研究发现神经、血管病变属于络脉损伤、络脉失养或络中痰阻、血瘀,不通则痛。穴位按摩及推拿疗法能通过按压穴位局部,达到激发经气、调气导滞、扶正祛邪、调和阴阳、疏通气血的功效,进而使四末得养[13]。推拿按摩用于抗肿瘤药物神经毒性的原则中,早期以祛邪、益气、振阳气、行气、活血、化瘀、疏经、通络、止痛为主;后期以补益肝肾、养血、柔筋为主。

在十二经脉气血流注运行当中,手足阴阳表里经都汇合交接于手足末端。

其中，足阳明胃经循行路线长，且经过其经别、经筋、络脉、皮部等，联系众多脏腑经络，与周身经脉气血之关系密切。足太阴脾经，在外循行身前，在内属脾络胃，多血而少气，居于三阴经之最表，为三阴之关。在体合肌肉、主四肢，脾气主升，具有运化水谷、水湿之功能。足厥阴肝经，是人体气机调节的重要通道，肝经通畅、则全身气机通畅、血液和津液代谢如常，具有疏肝理气、调经通络的作用。五腧穴即井、荥、腧、经、合五类腧穴的统称，是十二经脉中的特效穴，分布在肘膝关节以下。《灵枢·九针十二原》提出"所出为井，所溜为荥，所注为腧，所行为经，所入为合。"其中，井穴可以强心，促进血液循环，阳经井穴可祛邪泄实，阴经井穴可行气活血、补虚。荥穴具有双向调节的作用，既可清热又可温阳。合穴具有健脾益胃、扶正培元之功效。故五腧穴可促进四肢血液循环，也可用于疾病的预防、治疗和康复。

李秋旭等[14]对三条经络的五腧穴进行按摩，胃经的五腧穴为厉兑穴、内庭穴、陷谷穴、解溪穴、足三里穴；脾经的五腧穴为隐白穴、大都穴、太白穴、商丘穴、阴陵泉穴；肝经的五腧穴为大敦穴、行间穴、太冲穴、中封穴、曲泉穴。分别沿井穴、荥穴、输穴、经穴、合穴顺时针按摩，每个穴位按摩30次。早、晚各1次，10天为1个疗程，连续6个化疗周期。对照组：从化疗第1天开始口服维生素B_{12}，每次1片，早、晚各1次，10天为1个疗程，连续6个化疗周期。在治疗期间，告知所有患者不可接触冰冷物体，避免冷刺激。研究结果显示观察组的中医证候的总有效率为70.00%，高于对照组的30.00%（$P<0.05$）。治疗后，两组患者的生活质量评分均高于治疗前（$P<0.05$）；且观察组高于对照组（$P<0.05$）。两组患者在治疗期间均未发生严重的毒副反应而致药物减量或停药的情况，安全性较好。再次说明了中医药外治的重要性。

外关穴为人体手少阳三焦经上的重要穴位，位于前臂背侧，腕背横纹上2寸（3指宽处），与正面内关相对，主治病症为手足麻痹，手臂、肘部酸痛等。五虎穴是董氏奇穴中用于治疗手足疼痛的一组特效穴，其原理与生物全息、对应人体各部在大脑皮质上的投射代表区有关。五虎穴位于大拇指第一指节桡侧缘赤白肉际处。大拇指在大脑的运动区及感觉区投射面积最大，通过穴位刺激，可促使大脑产生神经介质，如5-羟色胺、去甲肾上腺素、多巴胺、脑啡肽、内啡肽等，达到改善血液循环、镇痛、促进炎症吸收的目的。文献报道，对患者手足部位疼痛、功能障碍或减退者，有效率在89.5%以上，尤对新病，因皮、肌、筋部病取穴浅，临床中穴位按摩疗法应用范围广并已取得显著效果。

首先，协助患者取正确舒适体位，取外关穴、董氏奇穴之五虎穴[15]，在每天10时与15时为患者进行按摩，每个穴位按摩时间控制在20分钟左右，外关穴秉承左右交替按摩原则，董氏奇穴之五虎穴则秉承环形方向的按摩原则，强度以患者自觉酸胀感为宜，在此期间，要多与患者展开交流，按照患者耐受程度及时调整按摩手法与力度。

五、放血疗法

放血疗法，又称刺络法或刺血法，是用三棱针刺破血络或腧穴，放出适量血液以治疗疾病的方法。放血疗法古代称之为"刺络"，最早见于长沙马王堆墓出土的汉帛书《五十二病方》，《黄帝内经》(以下简称《内经》)的问世奠定了刺络学的基础。《内经》有40余篇涉及刺络放血，更有《血络论》《刺疟论》专篇论述，《灵枢·官针》更有"络刺""赞刺""豹文刺"等刺络法，《素问·血气形志》指出"凡治病必先去其血……泻有余，补不足"，《灵枢·九针十二原》提出了"宛陈则除之"的治疗原则，《素问·针解》进一步阐明"宛陈则除之者，去恶血也"，可见古人对刺络放血疗法非常重视。放血疗法源远流长，在欧洲中世纪以前及我国春秋战国时代，放血疗法就已经是一种非常流行的医疗方法。刺络放血疗法在现代针灸临床中应用极为广泛，可应用于内科、外科、五官科、皮肤科、儿科、妇科疾病的治疗。

CIPN属于中医学"痹证"范畴，《诸病源候论》曰："血痹者，有体虚邪入于阴经故也。"《内经》有云"邪之所凑，其气必虚"，气为血之母，气虚则血瘀，继而阻滞经脉，使筋络失养，故而出现四肢末端的麻木、刺痛、感觉异常、肌肤甲错等症状，病机乃本虚标实，即气虚为本，血瘀为标，辨为气虚血瘀证，治疗当以疏经通络、益气活血化瘀为法，故针刺以此为取穴准则。"菀陈，恶血聚也"。《素问·血气形志》云："凡治病必先去其血。"《黄帝内经太素》言："菀陈，谓是经及络脉聚恶血也。""有恶血聚，刺去也。"刺络放血可以祛恶血、通经脉、调气血，具有操作简便、疗效迅速、不良反应少等优势[16]。

十二井穴处于四肢末端,《灵枢·动输》曰:"四末阴阳之会者,此气之大络也",其乃阴阳交汇之处,为经气所出之所,是沟通表里经脉气血的通道。依据"阴井木,阳井金"理论,井穴五行分属木和金,木升金降,对应脏腑为肝和肺,肝主疏泄,肺主宣降,与气机升降运行密切相关,说明井穴不仅是表里阴阳交汇之所,还能畅通气机,透泄邪气。因此刺激井穴,可行气活血,驱邪除痹,使经脉气血运行流转,则经脉阻滞得通,抗肿瘤药物神经毒性的症状随之缓解。放血疗法刺激井穴[17],以透泄邪气,祛生新,促进气血运行,使受阻脉络得通,则症状随之缓解。《针灸问答》中记载:"十宣在十指尖上,五虎五指拘挛祟。"十宣穴属经外奇穴,位于手指的指端,在离指甲游离缘0.1寸处。十二井穴为十二经的井穴组成,位于四肢的末端。十宣穴、十二井穴针刺放血作为常用的中医外治疗法,操作简便,具有活血化瘀、祛瘀生新、通络荣筋等功效。

六、经皮穴位电刺激

经皮穴位电刺激基于中医学理论,将经皮电刺激作用于穴位,通过针刺样经皮神经刺激,改善神经性疼痛和麻木。经皮神经电刺激作为一种非侵入式治疗方法,被广泛用于治疗各种痛症,对于病理性神经痛也有明显的镇痛作用[18],越来越多地应用于抗肿瘤药物神经毒性患者的康复中。

睦明红等[19]采用韩氏电针仪对10例CIPN患者进行经皮穴位电刺激联合甲钴胺治疗,并与单纯口服甲钴胺治疗10例及单纯经皮穴位电刺激治疗10例对照观察。结果显示,单纯应用经皮穴位电刺激或联合甲钴胺,均能有效降低疼痛VAS评分和Levi神经毒性分级,疗效显著优于单纯服用甲钴胺。经皮神经电刺激作为一种非侵入式治疗方法,被广泛运用于治疗各种痛症,对于病理性神经痛也有明显的镇痛作用[18],越来越多地应用于抗肿瘤药物所致神经毒性的康复中。

七、艾灸

艾灸作为传统中医基本操作之一,具有操作简单、方便、花费较少等优点。现代中医经络理论研究证实,艾灸穿透皮肤的同时,具有温热效应、光辐射效应,还能使局部毛细血管扩张,血流加速,促进局部血液循环,有行气活血、软坚散结之功效,有利于局部组织修复,起到扶正祛邪、回阳固脱的作用。此外，联合盐包、药包热熨[20]，可利用其持久温热效力，增加药物功效，将药性通过体表毛窍透入经络、血脉，从而达到温通经络、理气活血的作用。

1. 隔盐灸法　隔盐灸是传统中医外治法，通过对患者皮部温热刺激，发挥温经通络、活血化瘀的作用，增强机体抗邪能力，改善神经毒性不适症状，起到扶正祛邪的作用。研究发现，艾灸可经自身热辐射和光辐射，产生局部热刺激，改善局部血液循环和淋巴循环，抑制炎症反应，加快渗出物吸收，通过改善机体失衡免疫功能[21]，起到镇痛、感染等作用。嘱患者取仰卧位，引导患者放松全身，选取神阙穴，在其上放一个6 cm×3 cm纸质圈，应用易撕胶带固定，将适宜温度药盐填于神阙穴，再将圆锥状艾炷置穴位点燃，每次30分钟，每天2次。7天为1个疗程，连续治疗两个疗程[22]。

2. 督灸疗法　督灸又称"督脉灸""铺灸"，属于隔物灸的一种，是指在督脉的脊柱段施以"隔药灸"并使之发疱的一种独特施灸方法，具有施灸面积广、艾炷大、时间长、火力足、温通力强的特点，作用胜过一般灸法。督灸疗法综合了艾的药物作用和热的作用，将艾的温通经络、活血化瘀、扶助正气、散寒止痛作用发挥到极致。此外，督脉灸作为一种中医经典药物外用治疗方式，通过艾灸热辐射效应，促进患者皮肤毛孔张开，可直接通过皮肤吸收药物有效成分。张士强等[23]使用黄芪、肉桂、丁香等作为对症药物，其中黄芪补中益气，扶正祛邪；肉桂补火助阳，温通经脉，健脾补肾；丁香温中降逆，暖肾养肝；附子回阳救逆，补火助阳，桂枝辛温解表，温经通阳；干姜回阳通脉；鸡血藤行血补血，舒筋活络；牛膝补益肝肾，逐瘀通络。诸药共行，奏扶正祛邪、活血化瘀、补血通络、养肝、益气、补肾、健脾之功效，从而缓解患者抗肿瘤药所致神经毒性症状，提高患者免疫力。同时，现代药理学证实，方中黄芪能通过对钙信号通路、肿瘤坏死因子信号通路、PI3K信号相关通路和MAPK等信号通路发挥协同调节作用，提高患者机体免疫功能，肉桂、附子等具有抗炎、抗菌等药理效果，干姜可通过抑制患者5-羟色胺合成及延髓色氨酸羟化酶水平缓解患者恶心、呕吐等不良反应，由此，结合现代药理学及中药学药理，督灸可缓解患者的神经毒性反应，提高患者的免疫功能。综上所述，在抗肿瘤治疗基础上，使用督灸治疗方法能够有效降低患者神经毒性反应，提高患者的免疫功能，改善生活质量，助力康复进程。

综上所述，穴位艾灸治疗配合隔盐、隔药以扶正祛邪、活血化瘀、散寒止痛，具有操作简便、经济实用、患者易于接受、不良反应小等优点，与药物治疗相比，可进一步减轻抗肿瘤药物神经毒性反应。

八、养生运动

近年来运动锻炼对 CIPN 的改善作用越来越受到关注，通过特定的运动锻炼可以改善 CIPN 患者的感觉及运动症状[24]。运动在减轻患者疾病负担、改善患者生理心理症状及提高健康相关生活质量中发挥着重要作用。基于临床研究结果及专家投票，推荐运动锻炼治疗 CIPN，强烈建议临床医师指导或告知患者去康复科就诊并开展适当的运动锻炼；推荐有条件的患者练习太极拳、五禽戏、八段锦等中医养生运动[25]。

1.太极拳　太极拳源自中国传统文化，有较高的国民认知度，目前在各类慢性疾病康复中效果显著，能极大提高自身免疫力，纠正不良情绪，提高生存质量。抗肿瘤治疗期间的患者常体力较差，能够在室内床旁进行的简易锻炼就成为此期康复训练内容的优选。有文献表明[26]，简化太极在多种疾病如慢性阻塞性肺疾病、乳腺癌、肌纤维疼痛综合征、帕金森病等中都有有益的作用，且可作为化疗期间治疗肺癌患者癌性疲劳的有效干预手段。

目前较为常见的太极拳是源自杨氏太极拳的 24 式简化太极拳，由 24 个连续流畅、节律优美的动作组成，结合了耐力训练、力量训练、平衡训练和稳定性训练。一旦熟练掌握，即可随时随地练习，不需要额外的设备，不受场地的限制。患者在家中可以根据视频及宣传册内页的动作提示完成练习，根据博格量表疲劳评分监督自我运动锻炼的强度。

在抗肿瘤药物神经毒性的中医康复中，太极拳从生理和心理两个角度发挥作用[27]。生理上，太极拳可提高患者的运动功能，增强机体免疫力；心理上，太极拳主要能缓解癌症患者的悲伤情绪，减轻其恐惧心理，促进睡眠等。太极拳在癌症康复领域潜力巨大，通过练习太极拳来改善病症生存质量将成为癌症患者日常康复的一部分。太极拳既能从心理方面消除癌症患者的悲观情绪，减轻心理恐惧压力，减轻焦虑急躁情绪，并能消除疼痛感，增强与人交往的能力；又能在生理方面改善癌症患者的心血管、微循环、呼吸及消化系统功能，防止癌症患者肌肉及骨骼的退化，在调节内分泌及提高免疫力方面也有作用。综合以上各方面，太极拳对癌症患者的好转和康复，以及生命的延续有重大意义。

2. 五禽戏　五禽戏是现今已知我国最早形成的仿生导引套路，是华佗结合"天人合一"思想，运用中医藏象、五行、阴阳、经络、精气等理论，根据前代导引、吐纳之术，结合前人养生经验及自身锻炼体悟，研究"虎、鹿、熊、猿、鸟"五种动物运动特点与人体脏腑生理属性相对应，首创的一套传统导引功法。其在强五脏、炼内气、调心境等养生、养形方面发挥着独具特色的优势。其模仿五禽各具风格的躯体动作，自我按摩相应脏腑，牵伸肢体筋骨，疏通所属经脉，以强身健体、安养五脏，且针对性强[28]。五禽戏主治在于五脏，虎戏主肝、鹿戏主肾、熊戏主脾、猿戏主心、鸟戏主肺，长期进行五禽戏锻炼可以舒展肢体，动静结合，最终达到气贯周身、条畅气血、舒筋活络、强身健体等目的。诸多研究表明，五禽戏训练对于改善运动能力、缓解肌肉疼痛症状有积极作用[29]。

五禽戏对机体的调节作用不仅表现在运动方面，对人们的心理健康也有一定的改善作用。中老年人接受传统健身保健项目锻炼可以调节自身情绪，消除不良情绪，提高免疫细胞水平，其中五禽戏对愉悦情绪，提升智力水平具有很好的调节作用，此外五禽戏对轻度抑郁患者也有积极作用[28]，使此类人群焦虑、抑郁状态及睡眠质量均得以明显改善，紧张情绪得以缓解。

瘥后防复是指在疾病初愈至疾病完全恢复健康的阶段，要积极采取治疗措施，除邪务尽，以防止疾病复发。现在这一思想多用于康复指导中，而五禽戏作为一项极佳的运动疗法，对于疾病症状改善后维持临床疗效、防止疾病进一步发展意义重大且应用甚广。五禽戏具有调身、调心、调息的特点，以"通"与"和"为目的，动诸关节，而行周身之气，不仅可以调节心理情绪，还可以提高机体免疫功能，且简单易学，适用人群广，对于患者的康复指导有明显的意义和较高的地位。

3. 八段锦　八段锦锻炼作为传统养生功，可疏通经络、改善气血，强身健体效果显著，并能促进患者康复[30]。八段锦以行、神、意相结合为指导，通过调理脏腑功能改善情志。一方面，通过练习八段锦可以调理脏腑功能，改善由于肝气不舒、脾气不发、心气受抑所致的郁证，达到"五脏安定，血脉和利，精神乃居"(《灵枢·平人绝谷》)的目的。耿元卿等[31]研究发现，八段锦能调理脏腑功能，调畅气血，可使患者心神宁静，放松情绪，减轻抑郁。另一方面，通过练习八段锦可以增强患者的关节活动度和肌力，改善肢体功能，从而提高患者的自信心和参与性，改善心理情志障碍，达到养形的目的。

长期练习八段锦可增强各脏器相关体液及免疫相关因子分析，利于肿瘤患者康复；可有效促进和调节大脑中枢，调和阴阳，引起脑内神经递质及吗啡肽等物质的适度释放，消除不良情绪及认知的影响，修养心性，使身心处于一种比较平和的状态，从而减少焦虑、抑郁等不良心理。长期练习八段锦对患者具有较好的康复作用，其贯穿于癌症治疗的各个阶段，是一种简便易行、值得广泛推广的肿瘤康复方案[31]。

九、五行音乐疗法

五行音乐疗法是根据五行的特征，把五脏、五音和情志结合起来治疗疾病的一种方法。五行归属五脏，五音入五脏，每一脏腑各有其升降出入寒热温凉之不同特性，中医就是通过望闻问切，四诊合参，辨病属何脏，运用药物的偏性来纠正各脏腑的阴阳、气血盛衰，根据中医治疗原则形成的五行音乐疗法，效同中药。中医的五行音乐疗法从根本上有别于西方音乐疗法，它根基于中医学理论，辨证选取相应的音乐及治疗方法，与中医传统治疗方法是等同的，它自始至终不离中医的精髓——辨证论治，因人而异，天人合一。运用五行音乐疗法治疗现代情志疾病，具有扎实的理论基础，同时可避免药物引起的不良反应，具有可行性。王延文等[32]认为根据五音和五脏的对应关系，可选用以某一特定调式为主的音乐模式来调理脏腑的失衡状态。通过五行音乐疗法可调畅情志，使患者精神放松，心平气和，陶冶情操，达到恬淡虚无、精神内守的养神目的。所谓"志意和则精神专直，魂魄不散，悔怒不起，五脏不受邪矣"（《灵枢·本藏》）。

五行音乐疗法强调五脏、五行、五种音乐调式特性间相互关系。《礼记·乐礼》云："宫动脾，商动肺，角动肝，徵动心，羽动肾"，不同调式可调节对应脏腑。其中宫音可协调脾胃的气机升降，健脾养胃，商音可调节肺宣发肃降，补益肺气；角音可调畅气机，疏肝解郁；徵音可宁心定神，补益心气；羽音可益气固精，温补肾阳。通过调畅情志，使患者保持心平气和的心态，放松精神，陶冶情操，从而达到宁心养身的目的，还可提高患者的治疗信心，积极配合抗肿瘤治疗，改善焦虑、抑郁症状[33]。

五行音乐疗法作为中医特色护理方法，可通过不同调式声波震荡影响机体气机，促使气血运行协调，维持脏腑功能稳定。将五音疗法应用到日常护理及康复指导工作中，分别于每天上午9时、下午4时进行，每次维持在30分钟左右，对于气血两虚证、脾气虚证及痰湿证患者而言，可选择《月儿高》《花好月圆》等宫调式乐曲；热毒证患者则可以选择《十五的月亮》《黄河》等商调式歌曲；《梅花三弄》《梁祝》这类羽调式歌曲则适用于脾肾阳虚证患者[34]。另外针对肺脾气虚证患者可播放《春江花月夜》《阳春白雪》等宫、商音音乐，针对气滞血瘀证患者可播放《江南好》等角音音乐[35]。

（方灿途　孟金成　陈　婷　刘俊桐）

参考文献

[1] 刘磊,郑磊,张梅,等.加味黄芪桂枝五物汤预防奥沙利铂致胃癌患者周围神经毒性的临床观察[J].安徽中医药大学学报,2024,43（3）:17-20.

[2] 许炜茹,于明薇,富琦.黄芪桂枝五物汤加减治疗奥沙利铂所致周围神经病变的回顾性研究[J].广州中医药大学学报,2022,39（1）:24-30.

[3] 卢超,冯绪康,沈琼颖,等.不同频率电针治疗紫杉类化疗药物所致周围神经病变:随机对照试验[J].中国针灸,2024,44（10）:1139-1145.

[4] 路娜,温晓燕,黄敏娜,等."益气活血汤"药物透入治疗气虚血瘀型奥沙利铂所致外周神经毒性病变的临床研究[J].天津中医药,2020,37（5）:544-548.

[5] 张永超,陈子茵,肖青娥,等.中医药治疗化疗所致周围神经毒性研究进展[J].河北中医,2024,46（12）:2099-2103.

[6] 蔺莉,李婷,崔杰,等.周围神经方手足浸泡联合甲钴胺片防治长春新碱所致周围神经毒性临床研究[J].中国中医药信息杂志,2018,25（11）:15-18.

[7] 王丽均.中医护理对铂类化疗药物致患者周围神经炎的临床作用分析[J].医学食疗与健康,2021,19（22）:117-118.

[8] 郑秀丽,卢爱琼,肖莉,等.中药泡脚缓解化疗后周围神经炎的效果观察[J].世界最新医学信息文摘,2018,18（89）:138,141.

[9] 孙海青,李海艳,王莉,等.中医药护理防治奥沙利铂神经毒性反应研究进展[J].世界最新医学信息文摘,2019,19（63）:91-92.

[10] 缪淑琴,姜美青,张雪丽.隔盐灸联合温经穴位贴敷对老年癌症患者化疗诱导性周围神经病变的有效性探究[J].全科医学临床与教育,2021,19（2）:190-192.

[11] 李玉梅,张燕,张贵芬,等.穴位按摩治疗晚期肺癌患者化疗致周围神经炎[J].吉

林中医药,2017,37(2):188-190.

[12] 骆嘉俊,黄学武,关洁珊.耳穴压豆联合中药温通方外洗在减轻奥沙利铂化疗所致外周神经毒性疗效观察[J].辽宁中医药大学学报,2019,21(12):194-197.

[13] 张永超,陈子茵,肖青娥,等.中医药治疗化疗所致周围神经毒性研究进展[J].河北中医,2024,46(12):2099-2103.

[14] 李秋旭,杨小霞,栾燕芬,等.温经通络方循经涂搽联合五腧穴按摩缓解奥沙利铂化疗后神经毒性的临床观察[J].云南中医中药杂志,2024,45(11):41-44.

[15] 王丽均.中医护理对铂类化疗药物致患者周围神经炎的临床作用分析[J].医学食疗与健康,2021,19(22):117-118.

[16] 高洪祥,宋庆雨,李硕,等.刺络放血治疗带状疱疹后遗神经痛机制研究进展[J].中国民间疗法,2025,33(3):113-117.

[17] 杨静,曾永蕾,刘玲,等.井穴放血联合针刺治疗紫杉类化疗药物相关周围神经病变的临床疗效观察[J].按摩与康复医学,2023,14(2):23-26.

[18] 张永超,陈子茵,肖青娥,等.中医药治疗化疗所致周围神经毒性研究进展[J].河北中医,2024,46(12):2099-2103.

[19] 眭明红,许娜,向云,等.经皮穴位电刺激对化疗所致病理性神经痛的疗效观察[J].中国临床医生杂志,2018,46(4):491-493.

[20] 贺菊芳,张彩云,陈瑞睿,等.穴位艾灸治疗配合艾盐包热熨治疗奥沙利铂化疗所致外周神经毒性疗效观察[J].中西医结合护理(中英文),2018,4(5):74-76.

[21] Greenlee H,Crew KD,Capodice,et al.Randomized shamcontrolled pilot trim of weekly electro-acupuncture for the prevention of taxane-induced peripheral neumpathy in women with early stage breast cancerUl Breast Cancer Res Treat,2016,156(3):453-464.

[22] 缪淑琴,姜美青,张雪丽.隔盐灸联合温经穴位贴敷对老年癌症患者化疗诱导性周围神经病变的有效性探究[J].全科医学临床与教育,2021,19(2):190-192.

[23] 张士强,李芸,付淑娟,等.督灸对化疗患者周围神经毒性反应和细胞免疫水平的影响[J].上海针灸杂志,2023,42(9):900-904.

[24] MCCRARY JM,GOLDSTEIN D,SANDLER CX,et al.Exercise-based rehabilitation for cancer survivors with chemotherapy-induced peripheral neuropathy].Support Care Cancer,2019,27(10):3849-3857

[25] 霍介格.化疗药物导致的周围神经病变中西医结合防治专家共识[J].中国肿瘤外科杂志,2023,15(6):521-530.

[26] 丛绮瑞,吴恩,曹月姣,等.改良八式坐式太极拳对化疗期间肺癌患者健康相关生活质量的研究[J].中国康复,2021,36(9):532-537.

[27] 鄢行辉.太极拳对癌症患者康复的作用[J].中国医药导报,2009,6(36):92-93.

[28] 霍凯,李廷荃,王雁彬,等.从"治未病"角度谈五禽戏的临床应用[J].按摩与康复医学,2022,13(14):40-43.

[29] 徐海军,李利珍,王久利.五禽戏联合化疗对肺癌患者免疫功能及生存质量的影响[J].中医药临床杂志,2018,30(9):1697-1699.

[30] 何桂娟,金瑛,章国英,等.文武八段锦锻炼法在乳腺癌患者术后康复中的应用效果[J].中华现代护理杂志,2016,22(28):4047-4050.

[30] 耿元卿.八段锦和五行音乐对心理亚健康状态干预作用的影响[D].南京:南京中医药大学,2013.

[31] 陶智会,于小伟,骆莹斌,等.八段锦在癌症康复中的研究进展[J].按摩与康复医学,2020,11(16):39-43.

[32] 王延文,胡心影,仇涓蓉,等.五行音乐疗法治疗情志疾病理论探讨[J].山东中医药大学学报,2014,38(3):205-207.

[33] 陈运峰,李丽,王敏,等.五行音乐疗法结合八段锦治疗脑卒中后抑郁临床研究[J].山东中医杂志,2017,36(1):23-25.

[34] 王丽均.中医护理对铂类化疗药物致患者周围神经炎的临床作用分析[J].医学食疗与健康,2021,19(22):117-118.

[35] 关丽,杨中.八段锦配合五行音乐疗法对肺癌化疗后患者的康复作用[J].中医药导报,2019,25(7):102-104+123.

第三节 抗肿瘤药物神经毒性患者的饮食建议

对肿瘤化疗所致神经毒性患者而言,饮食调节至关重要。大量临床研究表明,化疗所致神经毒性患者只有良好的营养状况和饮食方式,面对化疗的压力才能更好地承受,提高临床化疗带来的效果[1]。同时此类患者面对化疗带来较多的消化系统症状,这些症状很多都影响到患者的预后、生活质量,对患者后续的治疗和康复产生不良的严重影响[2]。适当的营养干预可能改善患者的一般情况和预后[3]。

一、癌症化疗相关神经毒性患者的消化系统症状及饮食护理对策

化疗所致神经毒性患者消化系统症状主要有食欲减退、厌食、口干、恶心呕吐、腹泻、便秘等[4]。

(一)食欲减退、厌食

化疗所致神经毒性可能会影响到味觉,导致患者食欲减退,甚至产生厌食。针对这一情况，可考虑更换食谱，改善烹调方式，并注意及时补充微量元素及维生素等，多摄入水果蔬菜，不仅可提高患者的机体免疫力，同时还能在一定程度上提高患者的食欲。需要注意的是饮食要少量多次，避免食用过多刺激性食物，特别是冷食物、冷饮等，并保证患者有足够的能量补充。

1.更换食谱

（1）提高蛋白质摄入：化疗所致神经毒性患者由于代谢紊乱，会存在糖异生现象，并且肿瘤本身也可导致蛋白质消耗增加，建议患者提高蛋白质摄入，推荐蛋白质摄入量为1~1.5 g/（kg·d）。如果患者合并有肾功能损害，蛋白质的摄入量不应超过1 g/（kg·d）[5]。

蛋白质来源：低脂乳制品、坚果、豌豆、瘦肉、鸡蛋、鱼肉、家禽、扁豆和大豆食品，尽量少食用加工肉。

（2）脂肪摄入量：脂肪在营养中发挥着重要作用，为身体提供充足、丰富的能源。建议每日脂肪摄入量一般不超过总能量的30%。考虑到脂肪对胆固醇水平、心脏的影响，宜选择多不饱和脂肪酸与单不饱和脂肪酸，减少反式脂肪酸与饱和脂肪酸的摄入。给予ω-3多不饱和脂肪酸可以改善患者的食欲、食量、去脂体重，降低体重[5]。ω-3多不饱和脂肪酸能够干扰炎症细胞因子的合成，可能对化疗所致神经毒性相关的厌食发挥治疗作用。

（3）碳水化合物：碳水化合物是人体能量的重要来源，为身体活动和器官工作提供所需要的燃料[5]。

碳水化合物来源：玉米、土豆、红薯、大麦、小麦、黑米等淀粉类蔬菜。

（4）维生素：微量元素、维生素是维持人体正常代谢缺一不可的微量营养素，在各种研究（包括动物模型和人类研究）中观察到肿瘤患者的肿瘤机体及肿瘤组织对某些微量元素和维生素的获取和利用有显著变化[6]。

1）维生素B_1：硫胺素即维生素B_1，是碳水化合物代谢中必不可少的辅酶。维生素B_1以其生物活性形式焦磷酸硫胺素（thiamine pyrophosphate, TPP）在磷酸戊糖途径中作为转酮醇酶的辅因子，从糖酵解到三羧酸循环的过渡中作为丙酮酸脱氢酶的辅因子，在三羧酸循环中作为α-酮戊二酸脱氢酶的辅因子，维生素B_1缺乏会以多种方式破坏细胞的能量代谢[7]。有研究提示肿瘤患者维生素B_1缺乏会使化疗神经毒性的发生率大幅度增加，预防性口服补充维生素B_1，可能改善患者的生活质量[8]。此外我们还可以通过日常饮食补

充维生素 B_1，富含维生素 B_1 的食物有：动物内脏，如猪肝、猪心、猪肾、羊肝、羊心、羊肾；谷类食物，如玉米、荞麦、燕麦、大米、小米；动物瘦肉，如瘦猪肉、瘦羊肉、瘦牛肉；新鲜蔬果，如猕猴桃、大白菜、芹菜、香蕉、橘子等。需要注意的是在摄入水果的过程中一般建议加热食用，不建议冷吃或者生吃增加周围神经毒性的刺激。

2）维生素 B_{12}：钴胺素即维生素 B_{12}，是体内普遍存在的辅酶，主要参与同型半胱氨酸转化合成甲硫氨酸和 DNA 合成的过程。通常情况下，80% 的维生素 B_{12} 与转钴胺素（transcobalamin, TCB）Ⅰ和Ⅲ结合并在血液中运输，而另外 20% 维生素 B_{12} 被 TCB Ⅱ转运到肝脏及组织发挥作用，与 TCB Ⅱ结合的维生素 B_{12} 具有生物学活性，常被作为维生素 B_{12} 的临床检测标志物。目前广泛认为维生素 B_{12} 缺乏症的唯一临床症状可能是神经功能障碍[9]。且有研究表明，对相关肿瘤患者行维生素 B_{12} 补充治疗，不仅可以减少血清甲基丙二酸，还可以缓解患者的神经系统症状[10]。此外还可以通过日常饮食补充，富含维生素 B_{12} 的食物有：肉类，如牛肉、羊肉、鸡肉、鱼肉等；动物肝脏，如羊肝、牛肝、鸡肝、猪肝等；奶制品，如牛奶、奶酪、羊奶等；蛋类，包括鸡蛋、鸭蛋、鹅蛋等。

3）维生素 C：抗坏血酸即维生素 C，是存在于人体所有组织中的水溶性还原剂和抗氧化剂，其主要作用是将脯氨酸羟化为羟脯氨酸，并参与铁和铜的代谢以及维持氧化还原状态。人体内维生素 C 约为 1 500 mg，当体内维生素 C 低于 300 mg 并缺乏维生素 C 的饮食 4 周，会出现临床维生素 C 缺乏病。有研究发现[11]，肿瘤患者维生素 C 缺乏症患病率较高，约 30% 的患者严重缺乏，42% 存在缺乏风险。血浆维生素 C 水平低的患者，其预后明显差于维生素 C 正常的患者。适当补充维生素 C 能使患者的整体状况及生活质量得到改善，所有功能（体能、角色、情感、认知和社交）、某些症状（疲劳、恶心/呕吐、疼痛、睡眠障碍和食欲减退）均得到改善[12]。因此我们也能通过日常的饮食来补充维生素 C，富含维生素 C 的食物有：蔬菜，如大白菜、小白菜、生菜、苦苣、茼蒿、芹菜、菠菜、莜麦菜；水果，如猕猴桃、橘子、苹果、梨子、橙子、石榴、葡萄；另外还有红豆、豌豆、谷类等。同样，需要注意的是在摄入水果的过程中一般建议加热食用，不建议生吃以增加周围神经毒性的刺激。

4）维生素 D：维生素 D 作为一种激素，其作用主要为维持骨骼健康和钙稳态、调节神经系统、免疫系统和心血管系统功能。人体维生素 D 的主要来源是在太阳紫外线（UV）B 照射下由皮肤中 7-脱氢胆固醇内源性合成的维生素 D_3，饮食可提供少量维生素 D。维生素 D 在体内经过肝脏的第一次羟基化、肾脏的第二次羟基化，最终生成活性 1,25-羟基维生素 D，活性维生素 D 与维生素 D 受体（VDR）结合，调控基因表达。25-羟基维生素 D 的半衰期约 3 周，在血液中呈现稳态，可反映个体维生素 D 状态。美国对于维生素 D 不足的标准存在争议，美国医学研究所提出维生素 D 不足的标准为血清 25-羟基维生素 D 水平 <50 nmol/L，而美国内分泌学会建议维生素 D 不足的标准定为 <75 nmol/L，尽管对维生素 D 不足的定义有不同的标准，但是血清 25-羟基维生素 D 水平非常低（<25 nmol/L）反映维生素 D 缺乏症是一致的[13]。研究表明，肿瘤患者血清维生素 D 低水平非常常见[14]。此外维生素 D 不足可能引起病理性神经传导，使疼痛加剧；维生素 D 不足还可能与 2 型糖尿病患者的周围神经病变和自主神经功能障碍有关；维生素 D 水平或许只是 UVB 暴露的标志物，通过 UVB 诱导内源性内啡肽以缓解疼痛[15]。因此补充维生素 D 在化疗引起神经毒性患者尤为必要，在日常饮食中我们也可以多摄入富含维生素 D 的食物，如鱼肝油、牛奶、蛋黄、沙丁鱼、金枪鱼、橘子、瘦肉、坚果、三文鱼、猪肝、樱桃、芥蓝菜花、红椒、黄椒、蘑菇、虾、草莓。另外，还可以通过日光浴来促进维生素 D 在体内合成。同样，需要注意的是在摄入水果的过程中一般建议加热食用，不建议生吃以增加周围神经毒性的刺激。

（5）多喝温水：体内所有细胞都需要水来维持功能，如果摄入水分不足，或者因呕吐或腹泻而失去水分，就会脱水，导致电解质紊乱，严重者可危及生命。每天摄水量 3 000 mL 以上。如果化疗期间肿瘤患者伴有呕吐或腹泻，须额外补充水分。需要格外注意的是，化疗引起的神经毒性患者为减少刺激，建议喝温开水，尽量避免喝冷水、冰水。

2.改善烹调方式

（1）更多地保留食物中的营养素：损失营养素的因素主要包括加热破坏、氧化破坏、酶解破坏、溶水损失和溶油损失等几个方面。

维生素 D 为脂溶性维生素，以及番茄红素、胡萝卜素等脂溶性生物活性成分，要避免氧化损失和溶油损失，在油炸、大量油煎、先炒再炖后损失较大，加热时会发生氧化。但炒菜或加点油做汤（如番茄鸡蛋汤）会增加这些脂溶性维生素的生物利用度，也就是增加吸收，其原理主要是这些脂溶性维生素在加食用油烹饪时会从植物细胞游离出来。维生素D适合蒸、煮等烹调方式。

各种B族维生素和维生素C，以及多酚类等含水溶性抗氧化成分，容易发生溶水损失。在水煮和焯烫过程中，这些营养成分会大量溶于水中。除非把涮菜的水喝掉，否则煮和焯的时间越长，营养素和植物化合物损失就越大[16]。

谷类食物，也就是主食，烹调损失最大的营养素是维生素B_1。过度淘洗、倒掉浸泡粮食的水、油炸油煎，以及煮粥加碱，是维生素B_1损失增大的主要原因。反之，在米饭中加入糙米、小米、杂豆等全谷杂粮食材，并经常吃蒸煮的山药、红薯、土豆等薯类，替代部分白米饭，是增加多种B族维生素的好方法。

蔬菜类食物，烹调损失最多的营养素是维生素C，它们既怕高温又怕氧化，还容易溶在水中被损失掉。维生素B_2和部分多酚类成分也容易溶水损失。但化疗后出现神经毒性的患者一般不建议生吃这类食物，以免增加刺激，建议以蒸和急火快炒的方式烹调以减少维生素的损失。

此外，用加少量油的半碗水来替代大量炒菜油，菜下锅翻匀后再焖1~2分钟，即"水油焖"烹调法，也有利于多种维生素的保存，维生素C的保存率可以达到80%~90%。鱼肉类食物烹调损失最多的营养素是维生素B_1。但更重要的是，要在烹调中避免不饱和脂肪酸和蛋白质的氧化，避免过度加热而产生致癌物。

因此，清蒸、炖煮都是较好的烹调方法，不冒大量油烟的炒肉和包上锡纸并控温的烤制也可以。油炸和炭火烧烤是最不健康的烹调方法，它们不仅造成营养素损失，而且会产生大量氧化产物和致癌物。有多项研究表明，过度加热的肉类会促进各类疾病的发生发展，而且不利于预防和缓解化疗引起的神经毒性症状。

（2）少油少盐应记牢：烹调中加入过多油脂，会大幅度升高主食和菜肴的热量值。所以对于化疗引起的神经毒性患者日常饮食烹调中都需要做到少油烹调，每天食用的烹调油最好能控制在 25 g 之内[17,18]。不吃加了烹调油的各种"花色主食"，少吃零食点心，不吃煎炸类菜肴，增加蒸煮炖的摄入比例，就可以有效降低摄入烹调油的数量。例如，每餐一个炒菜、一个炖煮、一个蒸菜，配一碗杂粮饭或白米饭的吃法，既能减少脂肪摄入量，又能增加营养素保存率[4]。

（二）口干、咽部不适

口干属鼻咽黏膜的非特异性炎症，化疗所致神经毒性患者在抗肿瘤药物后对正常组织损害，导致口腔黏膜腺体分泌不足引起口干。在化疗后 1~2 周，患者很容易有口干、口腔溃疡等并发症出现，恶性肿瘤患者化疗后引起神经毒性，多合并骨髓造血功能下降，又因为饮水量减少，口腔内会聚积大量菌群，口腔自洁功能下降，口腔内部环境被破坏最终出现口腔溃疡[19]。需要注意的饮食调护有以下内容。

1. 及时补充维生素。

2. 避免摄用过多如咖啡、辣椒等刺激性食物。

3. 建议增加食物种类，除此之外，还可以多吃一些滋阴生津的瓜果蔬菜，如梨、莲藕、白萝卜、绿豆、银耳等。

（三）恶心呕吐

若化疗过程中不使用预防药物，70% 以上的恶性肿瘤患者会出现恶心、呕吐等症状。目前化疗后恶心、呕吐的发病机制尚未完全明确，可能与脑干呕吐中枢的调节有关：①通过刺激高级皮质中枢、喉咽部及胃肠道纵隔来兴奋呕吐中枢，引起呕吐发生；②将催吐化学感受区的信号传至脑干，刺激、兴奋呕吐中枢，引起呕吐发生[20]。

化疗引起呕吐的主要发病机制：①化疗药物作用于肠嗜铬细胞，肠嗜铬细胞通过释放 5- 羟色胺等神经递质，与腹腔迷走神经传入末梢的相关受体相结合，迷走神经将信息传递至背侧脑干，再传递至孤束核，进一步投射到呕吐中枢，从而引起呕吐；②催吐化学感受区缺乏血脑屏障的保护，因此化疗药物可以通过血液或脑脊液刺激催吐化学感受区，引发呕吐；③精神、心理因素等也可直接刺激大脑皮质边缘区引起预期性呕吐[21]。

化疗所致神经毒性患者合并恶心呕吐的饮食注意要点：①遵循早上吃好的原则。清晨一般恶心、呕吐反应最轻，饮食宜丰盛，尽量避免辛辣、味道浓烈或油腻的食物。②进食高能营养素流质食物，多喝厚粥。患者可多喝一些高能营养素冲制的流质食物，多吃厚粥，粥里可多放一些含优质蛋白质的食物，如鱼、肉、蛋，经济条件好的可放海参、鲍鱼等。③少食多餐，多吃含锌的食物，促进食欲。锌有增强味蕾功能和营养、促进食欲的作用，如蘑菇、山核桃、豆类、海产品等。另外，多做一些感兴趣的活动来分散注意力，放松紧张焦虑的心情，对缓解恶心呕吐的症状也很有帮助。

（四）腹泻

化疗所致神经毒性患者引起腹泻的因素较多，主要包括：①胃肠道功能障碍，其中肠黏膜受损是化疗药物导致腹泻的最主要原因；抑制癌细胞增殖或杀灭肿瘤细胞，同时也可损伤肠黏膜，引起肠黏膜通透性增加，导致腹泻的发生；还可引起肠道菌群失调，化疗患者往往存在免疫力低下，易诱发肠源性感染、电解质紊乱，使腹泻症状加重，严重影响化疗疗效和患者的生活质量。②肠黏膜细胞被药物损伤。③感染引起的炎症反应。④使用抗生素。⑤情绪刺激。上述因素均可直接或间接导致不同程度的肠道黏膜损伤，因此，化疗后腹泻治疗时，应注重促进胃肠道黏膜的再生和修复[19,22]。

在腹泻严重、大便每天 7 次以上的患者，一般建议医院就诊处理；腹泻好转后，建议从藕粉、浓米汤、加热苹果泥开始进食，根据腹部症状逐渐过渡到半流质饮食，如碎末蔬菜粥、小米粥、南瓜泥粥、鱼肉羹、胡萝卜泥、土豆泥、鸡蛋羹、豆腐花、加热蔬菜汁等。避免进食高脂、高糖、甜味添加剂及粗纤维多的不易消化的刺激性食品。进入腹泻恢复期，可以给予低脂半流质软食，应选择肠道刺激较小的食物，禁食油腻、生冷、粗纤维及产气多的蔬果、粗粮，如糙米、全麦面包、肥肉、蒜薹、芹菜等，可食用含细纤维素多的食物，如细粮、山药、土豆、鸡蛋羹等。注意以清淡、高蛋白、多维生素饮食为主，注意补充患者的水分和电解质等。合并有腹泻患者的建议食疗方如下。

1. 姜糖饮

配料：鲜姜 20 g 或干姜 5 g，红糖 25 g。

制法：姜打碎或切细，加入红糖，用开水冲 1 碗温服。每日 2 次。

功能：本方有温中祛寒、解痛止泻之功，适用于大便溏泻、臭味不堪、腹痛喜温的寒泻患者。

2. 扁豆山药羹

配料：炒扁豆 70 g，淮山药 40 g。

制法：以上加水适量，切块，煮成糊状，根据口味可加少量糖食用。每日 2 次。

功能：本方有健脾益气、化湿止泻的功效，对腹泻恢复期纳少乏力、时有便溏的患者有一定的辅助治疗作用。

3. 鲫鱼羹

配料：荜茇 10 g，缩砂仁 10 g，陈皮 10 g，大鲫鱼 1 000 g，食盐、酱油、菜油各适量。

制法：将鲫鱼处理干净，在鲫鱼腹中置入陈皮、缩砂仁、食盐、酱油备用。先将鲫鱼煎熟，再加入适量饮用水，炖煮成羹即成，空腹食用。

功能：本方有健脾和胃之功，适用于脾胃虚弱之慢性腹泻患者等。

4. 藿香粥

配料：干藿香 20 g，粳米 25 g。

制法：藿香研细末，粳米淘净，加水烧至米粒开花时调入藿香末，文火煮成稀粥。每日 1 剂，调味分次服食，连食 3 天。

功能：本方具有健脾化湿的作用，对轻中度腹泻患者有很好的辅助治疗作用。

（五）便秘

化疗所致神经毒性患者因使用如紫杉醇、卡铂、草酸铂、长春新碱等化疗药物以及某些辅助用药如麻醉类镇痛药等是导致便秘的主要原因，其中具有减慢平滑肌蠕动、致肠麻痹的化疗药物可导致便秘。另外，恶性肿瘤治疗过程中的辅助用药如阿片类镇痛药（羟考酮、吗啡）可导致胃肠功能紊乱，最终引起便秘。5-羟色胺受体拮抗剂（昂丹司琼、盐酸托烷司琼等）引起便秘的发生率为 30%，其主要机制为抑制肠蠕动而引起便秘[23]。除药物外，恶性肿瘤患者化疗后的个人习惯和生活状态也是引起便秘的原因之一，包括饮食因素（食物中缺少粗纤维、饮用水不足、进食量过少等）、活动量减少、个人排便习惯改变、精神长期处于高度紧张状态等[24]。

化疗后出现神经毒性合并便秘的患者建议多摄取一些高膳食纤维的食物，如以糙米取代精米，并在米饭中增加一些麦麸等谷物食品，同时多吃一些豆类食品和膳食纤维含量较高的芹菜、黄瓜等蔬菜类食材，甘薯、山药、香菇、木耳、蜂蜜等也能润肠通便，刺激肠道蠕动。另外，多吃香蕉、苹果等润肠除燥的水果，也能缓解便秘症状。需要注意的是，这些食物要逐渐添加到日常膳食中以免胀气，且在目前摄入水平上逐渐增加摄入量直到排便正常。也可以添加一些益生菌，以改善便秘。合并有便秘患者的食疗方建议如下。

1. 糙米南瓜饭

材料：大米 100 g，糙米 40 g，南瓜 150 g。

制法：糙米洗净，用水浸泡 2 小时；大米洗净，用水浸泡 30 分钟；南瓜去皮去籽，洗净，切成小碎块。将糙米和大米放入电饭锅，加适量水，按下蒸饭键，待电饭锅内的水煮开，打开盖，倒入南瓜碎块，搅拌一下，继续煮至跳键，再焖 10 分钟即可。

功能：健脾养胃，润肠通便。

2. 红薯小米粥

材料：红薯、小米各 50 g。

制法：将红薯去皮，洗净，切成小丁备用。小米洗净，入锅，加清水，放入红薯丁，大火烧开后转小火煮。小火煮沸 20~30 分钟至粥黏稠即可。

功能：健脾开胃，润肠通便。

3. 芹菜拌豆丝

材料：豆腐皮丝 300 g，芹菜 100 g，红甜椒 1 个，香菜段少许。香油、老抽各 1 大匙，白糖、白醋各 1 小匙，盐半小匙。

制法：红甜椒去蒂洗净，切成丝。将豆腐皮丝洗净，放入沸水中汆烫片刻，捞出沥干。将芹菜择洗干净，切成段，放入沸水中汆烫至断生。将芹菜段、豆腐皮丝、红甜椒丝放入盘中，加入除香油以外的所有调料，搅拌均匀，食用时淋上香油，撒上香菜段即可。

功能：平肝清热，润肠通便。

4. 桃花粥

材料：鲜桃花瓣 10 g（干品 2 g），粳米 30 g。

制法：将桃花瓣和粳米一同放入锅中熬煮成稀粥即可。隔天服 1 次，连服 7~14 天。

功能：行气活血，利水通便。

5. 芝麻润肠糕

材料：黑芝麻 60 g，菟丝子、桑葚、白糖各 30 g，火麻仁 15 g，糯米粉 600 g，粳米粉 200 g。

制法：将黑芝麻拣杂，淘洗干净后晒干，放到锅内，开小火炒至香熟，备用；将菟丝子、桑葚、火麻仁分别拣杂，放到砂锅内，倒入适量清水，开大火煮沸后，转成小火煎煮 20 分钟，去渣留汁，备用；糯米粉、粳米粉、白糖放到盆内，兑入菟丝子、桑葚、火麻仁药汁，倒入适量清水，搓揉成软硬适中的面团，将其制成糕，糕上抹上一层植物油，撒上一层黑芝麻，放到笼屉中，上笼，开大火蒸熟即可。每日 2 次，每次 50 g 或 100 g，任何时间都可服食。

功能：滋补肝肾，润肠通便。

二、根据中医体质辨识来指导化疗所致神经毒性患者的饮食

体质[25]是指人体生命过程中，在先天禀赋的基础及后天获得的影响下，形成的形态结构、生理功能和心理状态方面综合的、相对稳定的固有特质，是人类在生长、发育过程中形成的与自然、社会环境相适应的人体个性特征。不同的个体具有不同的体质，生理状态下对于外界刺激的反应存在差异，病理状态下对于不同致病因子引起的疾病又有着不同的倾向性[26]。因此，做好中医体质的研究，有助于疾病的预防，为诊断、治疗提供依据，对判断疾病的预后转归具有重要意义。

（一）中医体质的研究历程

1. 古代医家对中医体质的认识　有关中医体质的相关记载，最早可见于《黄帝内经》。《黄帝内经》中通过多种方法对中医体质进行了论述，如《灵枢·阴阳二十五人》中按照金木水火土五行，根据形体、肤色、认知能力、情感反应、意志强弱、性格暴躁及对于季节气候、环境的适应能力等各方面的差异，划分为 25 种体质[27]；《灵枢·行针》中以阴阳偏盛分为重阳型、重阳有阴型、阴多阳少型与阴阳调和型四型；《素问·血气形志》中以形志苦乐进行分类。此外，部分条文中虽然未直接说明"体质"，但仍有体现体质的思想，如《灵枢·逆顺肥瘦》根据气血的盛衰清浊，分为肥人、瘦人和壮人，《灵枢·卫气失常》又将肥人分为膏型、脂型、肉型；《灵枢·论勇》

则根据脏气之强弱、禀性之勇怯进行分类。

历代医家在《黄帝内经》的基础上对体质分类进行了探索，形成了各家独特的理论思想。

"医圣"张仲景开启了中医辨证论治的先河，这在体质辨证上也得到了体现。《伤寒杂病论》中以强弱胖瘦分为"强人""瘦人""羸人""虚弱家""尊荣家"等；根据病史又可分为"喘家""汗家""衄家""疮家""亡血家""失精家"等。

清代温病大家叶天士在其《临床指南医案》中第一次明确提出了"体质"一说，并提出"阴虚体质""木火体质""阳虚体质"与"湿热体质"等体质类型。

清代章虚谷则根据阴阳盛衰及虚实，从形体、肤色、神志、脉象、饮食等方面，将体质分为阳胜阴弱、阴胜于阳、阴阳俱胜、阴阳两弱四型，并根据其分型指导用药。

2. 现代医家对中医体质的认识　自20世纪70年代以来，现代学者对中医体质进行了多种研究。匡调元于1977年首先提出6种病理体质分型学说[28]。何裕民[29]在此基础上提出体质六分法，在现代疾病临床表现的基础之上，融合了中医学基础理论与前人研究成果，提出将体质分为6种，分别是强壮型、虚弱型、偏寒型、偏弱型、偏湿型和瘀迟型。经方大家黄煌[30]等，亦采用六分法，但具体体质类型与名称则有区别。另外，田代华等[31]则对体质采取十二分法。

赵进喜教授基于《伤寒论》六经辨证的基础，提出"三阴三阳"体质学理论[32]，形成了"三阴三阳"体质分型。赵教授认为《伤寒论》中所谓"六经"并非通常所说的三阴三阳，即经络、脏腑及气化的综合体，而是结合中医阴阳学说和脏腑辨病学说形成的一种生理体系。"三阴三阳"体质学则根据人体阴阳之气多少来划分，形成了不同类型的体质分型，即太阳质、阳明质、少阳质、太阴质、少阴质、厥阴质[33]。

目前接受度、应用度最高的当属国医大师王琦教授提出的9种体质分类法。王琦教授在总结前人经验的基础上提出的中医9种基本体质类型分别是平和质、气虚质、阳虚质、阴虚质、痰湿质、湿热质、气郁质、血瘀质、特禀质[34]。平和质为相对健康体质，其余8种均为"偏颇"体质[35]。以阴阳气血津液及现代体质分类为基础,根据人体形态结构、生理特点、心理特点、反应状态制定出了中医体质9种分类和特征[36]。2009年4月9日中国中医药学会颁布了《中国中医体质量表》及《中医体质分类与判定》,纳入了王琦教授的9种体质分类法,为中医体质分类的判定提供依据,这对于规范中国中医体质辨识提供了方法及理论支持[37]。因此,本文对中医体质研究的评述,主要基于国医大师王琦院士提出的9种体质学说。

3. 现代技术对中医体质辨证的研究进展　在赵进喜教授"三阴三阳"体质学理论的基础上进一步强调了三阴病在人体健康与疾病中的重要性,并提出"三阴病"体质理论,即"太阴质、少阴质、厥阴质"体质,认为不同类型的人易感外邪、易患疾病各有不同,同时感染疾病后的临床表现及预后转归不同,因而"三阴三阳"体质分型在临床应用中显得尤为重要,同时周晓玲等将体质学与现代红外热像技术相结合,使得体质辨证数据更具客观性,为中医体质学发展提供了新的思路,拓展新的渠道。

4. 中医体质学说在肿瘤学的应用　由于中医体质学说可以充分体现中医"治未病"思想,而中医治未病理念也在临床各个领域逐步得到认可,因此,将中医9种体质学说与临床各科相结合,也正成为潮流。目前对于化疗引起神经毒性肿瘤患者的中医辨证分型尚未明确,因此我们借以患者本身的中医体质辨识进行相关方面的饮食调护指导。

根据体质分型,饮食调护如下。

(1) 痰湿质

1) 整体特点:痰湿凝集,以形体肥胖、腹部肥满、口黏苔腻等痰湿表现为主要特点。形体特点:体形肥胖,腹部肥满柔软。常见表现为面部皮肤油脂增多,容易出汗,胸闷痰多,患者常感觉肢体沉重。心理特点:性格平易庄重,多擅长忍受。发病偏向易患消渴、中风、胸痹等患者。在对外界环境适应能力方面,对梅雨季节及湿重环境适应能力差。

2) 养生指南:饮食宜平淡,少食肥肉及甜黏、油腻食物。起居忌潮湿,居住环境宜干燥。穿着应透气,常常晒太阳。在湿冷的天气条件下,应减少户外活动,防止受寒淋雨。运动宜渐进,应长久坚持运动锻炼,如散步、慢跑、打乒乓球、打羽毛球、游泳,以及适合自己的各样舞蹈。

3）适合的中药

黄芪：味甘，性微温；归脾、肺经；有补气升阳、固表止汗、利水消肿、生津养血之功效。

白术：味甘苦，性温；归脾、胃经；有健脾益气、燥湿利水、止汗安胎之功效。

茯苓：味甘、淡，性平；归心、肺、脾、肾经；有利水消肿、渗湿、健脾、宁心之功效。

陈皮：味辛、苦，性温；归脾、肺经；有理气健脾、燥湿化痰之功效。

半夏：味辛，性温；归脾、胃、肺经；有燥湿化痰、降逆止呕、消痞散结之功效。

砂仁：味辛，性温；归脾、胃、肾经；有化湿行气、温中止泻、安胎之功效。

苍术：味辛、苦，性温；归脾、胃经；有燥湿健脾、祛风散寒、明目之功效。

香附：味辛、微苦、微甘，性平；归肝、脾、三焦经；有疏肝解郁、调经止痛、理气和中之功效。

4）推荐汤方

①薏仁山药粥

原料：薏苡仁 60 g，山药 20 g。

制法：将薏苡仁洗净，与山药共置入锅中，加适量水煮成粥即可，也可加入适量莲子或大枣煮成粥。

功效：祛痰湿、健脾胃。

②健脾祛湿四神汤

原料：莲子、芡实、淮山药、茯苓各 20~30 g；可配猪肚 1 个或猪粉肠 200 g；可加陈皮 5 g。

制法：莲子、芡实、淮山药、茯苓均用水洗过，置入汤锅里，加水 6 碗（约 1200 mL），可加入陈皮。煮沸后，可加入清洗干净的猪肚或猪粉肠，慢火熬 1 小时左右，加少许食盐，即可食用。

功效：利水渗湿，健脾和中，益气止泻。

③参苓瘦肉汤

原料：茯苓、葛根、党参各20~30 g；瘦肉200 g；陈皮5 g。

制法：葛根、茯苓、党参均用水洗净，置入汤锅里，加水6碗（约1200 mL），可加入陈皮。煮沸后，可加入清洗干净的瘦肉，慢火熬1小时左右，加少许食盐，即可食用。

功效：利水渗湿，健脾和中，益气止泻。适用于虚人外感、免疫力差而内有痰湿之症的患者。

（2）阳虚质

1）整体特点：阳气不足，以畏寒怕冷、手足不温等虚寒表现为主要特点。形体特点：肌肉柔软不实。常见表现为向来畏冷，手足不温，喜热食，精神不振，舌淡胖嫩，脉搏沉迟。心理特点：性格多宁静内向。发病偏向易患痰多、肿胀、泄泻等患者。在对外界环境适应能力方面，耐夏不耐冬；易感风、寒、湿邪。

2）养生指南：食宜温阳，可多食牛肉、羊肉、韭菜等温阳之品，少食鸭梨、西瓜、荸荠等生冷寒凉食品。起居保暖，夏天防止长时间待在空调房里，冬季要特别注意足、背部、腹部的保暖。运动时避寒：冬季应防止在狂风、大雪、大寒的环境中运动，可在阳光充足的状况下进行户外锻炼。

3）适合的中药

附子：味辛、甘，性大热；归心、肾、脾经；有回阳救逆、补火助阳、散寒止痛之功效。

麻黄：味辛、微苦，性温；归肺、膀胱经；有发汗解表、宣肺平喘、利水消肿之功效。

细辛：味辛，性温，有小毒；归心、肺、肾经；有解表散寒、祛风止痛、通窍、温肺化饮之功效。

太子参：味甘、微苦，性平；归脾、肺经；有益气健脾、生津润肺之功效。

人参：味甘、微苦，性微温；归脾、肺经；有大补元气、复脉固脱、补脾益肺、生津、安神之功效。

桂枝：味辛、甘，性温；归肺、心、膀胱经；有发汗解表、散寒止痛、通阳化气之功效。

黄芪：味甘，性微温；归脾、肺经；有健脾补中、升阳举陷、益卫固表、利尿、托毒生肌之功效。

山茱萸：味酸、涩，性微温；归肝、肾经；有补益肝肾、收涩固脱之功效。

柴胡：味辛、苦，性微寒；归肝、胆、肺经；有和解表里、疏肝解郁、升阳举陷、退热截疟之功效。

4）推荐汤方

①乌龟羊肉人参汤

材料：乌龟 500 g，羊肉 250 g，人参 15 g。

制法：乌龟切块，羊肉洗净。上物与人参放入锅内，加水适量煮熟，盐调味后食用。

功效：具有益气生血、大补虚损之功效。适用于各种癌肿治疗后出现贫血短气、身体虚弱的患者。

②黄芪猪脚汤

材料：黄芪 30 g，花生仁 40 g，猪脚半只。

制法：将黄芪、花生仁洗净。猪脚去毛、切块。把全部用料放锅内加水适量，先武火煮沸，后文火煮 2 小时，加少量葱花，调味随量饮用。

功效：具有补气摄血、健脾养血之功效。适用于癌肿化疗后白细胞减少症的患者。

③当归生姜羊肉汤

材料：当归 20 g，生姜 30 g，羊肉 500 g，料酒、盐适量。

制法：将当归和生姜洗净之后放到清水中浸软，切片备用；羊肉剔除筋膜后放到沸水锅中略烫，去除血水之后捞出，切片备用；将当归、生姜、羊肉一同放到砂锅中，倒入适量清水，加入料酒、盐，开大火烧沸后撇掉浮沫，之后转成小火继续炖至羊肉熟烂即可。

功效：当归有补血活血、调经止痛、润肠通便之功效，现代研究表明，当归中含挥发油、有机酸、氨基酸、维生素、微量元素等，可显著改善机体造血功能，升高红细胞、白细胞、血红蛋白含量，提升免疫、抗炎、抗辐射、抗癌、抗氧化等功效；生姜有温中健胃之功效，现代研究表明，生姜汁能在一定程度上抑制癌细胞生长，在某些抗肿瘤药物中加入生姜提取物可以减轻肿瘤药物的副作用，加入两种药材炖成羊肉汤即可温中补血、祛寒止痛。

（3）湿热质

1）整体特点：以面垢油光、口苦苔黄等湿热表现为主要特点。形体特点：形体中等或偏瘦。常见表现为面部油光发亮，皮肤瘙痒，常感觉口腔有异味，大便黏滞不畅，小便短黄。男性易阴囊湿润，女性易带下增多。心理特点：容易心烦焦躁。发病偏向易患疮疖、黄疸、热淋等患者。在对外界环境适应能力方面，对夏末秋初湿热天气、湿重，或气温偏高环境较难适应。

2）养生指南：饮食应平淡，可多食赤小豆、绿豆、芹菜、黄瓜、藕等甘寒甘平的食品。起居避暑湿，居住环境宜干燥通风。不要熬夜、避免过度劳苦。保持充足而有规律的睡眠。运动强度宜大，如中长跑、游泳、登山、各样球类、武术等。

3）适合的中药

半枝莲：味辛、苦，性寒；归肺、肝、肾经；有清热解毒、化瘀利尿之功效。

白花蛇舌草：味苦、甘，性寒；归肺、胃、大肠、小肠经；有清热解毒、消痈，利湿之功效。

山慈菇：味甘、微辛，性凉；归肝、脾经；有清热解毒、化痰散结之功效。

蛇六谷：味辛，带有毒性，性温；归肺、肝、脾经；有化痰散积、消肿、行瘀之功效。

车前草：味甘，性寒；归肝、脾、肺和小肠经；有清热利尿、渗湿通淋、清肝明目之功效。

薏苡仁：味甘、淡，性凉；归脾、胃、肺经；有利水渗湿、健脾止泻、除痹、排脓、解毒散结之功效。

白茅根：味甘，性寒；归肺、胃、膀胱经；有凉血止血、清热利尿之功效。

败酱草：味辛、苦，性凉；归肝、胃、大肠经；有清热解毒、祛痰排脓之功效。

4）推汤方

①老黄瓜赤小豆煲猪肉汤

材料：老黄瓜 500 g，赤小豆 50 g，瘦猪肉 200 g，陈皮 5 g，生姜 10 g。

制法：将老黄瓜、赤小豆、瘦猪肉、陈皮、生姜洗干净，一起放进瓮中，加水适量，煎煮至鸡肉烂熟，加少量调味，饮汤食肉。

功效：具有清热利湿、理气和中的功效，适用于湿热体质者食用。

②绿豆薏米粥

材料：生薏苡仁 100 g，绿豆 100 g，粳米 100 g。

制法：将两味加适量水煎药汁入粳米煮成粥食之。

功效：具有清热利湿解毒的功效，适用于湿热体质易长疮疖者食用。

③小米茯苓薏米粥

材料：茯苓 30 g，薏苡仁 15 g，白扁豆 15 g，小米 50 g。

制法：将前三味加适量水煎药汁入小米煮成粥食之。

功效：健脾补气，和中益肾，清热解毒，利水湿。

④二陈赤小豆鲫鱼汤

材料：绵茵陈 50 g，赤小豆 100 g，老陈皮 5 g，鲫鱼 2 条，蜜枣 3 个，生姜 3 片。

制法：先将鲫鱼煎至两面金黄，然后加入水和赤小豆、老陈皮、蜜枣和姜，武火煲 15 分钟后，转文火煲 15 分钟，然后加入绵茵陈，再煲 30 分钟。

功效：清利湿热，健脾理气，适用于湿热体质，感觉身体重、疲倦、腹胀消化不良、大便黏、口干、小便黄和舌苔黄厚的人群。

（4）阴虚质

1）整体特点：阴液亏少，以口燥咽干、手足发热等虚热表现为主要特点。形体特点：体形偏瘦。常见表现为手足发热，口燥咽干，鼻微干，喜冷饮，大便干燥，舌红少津。心理特点：性情焦躁，外向爽朗，开朗好动。发病偏向易患虚劳、失精、不寐等患者。在对外界环境适应能力方面，耐冬不耐夏；不耐受暑、热、燥邪。

2）养生指南：饮食宜滋阴，多食瘦猪肉、鸭肉、绿豆、冬瓜等甘凉滋润之品，少食羊肉、韭菜、辣椒、葵花籽等性热燥烈之品。起居有规律，切忌熬夜，居住环境要寂静，防止强烈运动。运动量勿过，可做合适的有氧运动，可选择太极拳、太极剑、气功等动静联合的传统健身项目，锻炼时要控制出汗量。

3）适合的中药

山药：味甘，性温；归肺、脾、肾经；有健脾、补肺、固肾、益精之功效。

党参：味甘，性平；归脾、肺经；有补中、益气、生津之功效。

天花粉：味甘、微苦，性微寒；归肺、胃经；有清热泻火、生津止渴、消肿排脓之功效。

北沙参：味甘苦淡，性凉；归肺、脾经；有养阴清肺、祛痰止咳之功效。

生地黄：味甘苦，性凉；归心、肝、肾经；有滋阴补肾、养血补血、凉血之功效。

玄参：味甘、苦、咸，性微寒；归脾、胃、肾经；有清热凉血、滋阴降火、解毒散结之功效。

知母：味苦，性寒；归肺、胃、肾经；有清热泻火、滋阴润燥之功效。

4）推荐汤方

①玉竹沙参猪肉汤

原料：玉竹、沙参各15 g，麦门冬10 g，猪瘦肉100 g，调料适量。

制法：将玉竹、麦门冬、沙参共置入锅中，加适量水煎取汁；把猪肉洗净，切成块，与药汁共入锅中，煲至肉熟烂，加入调料调味即可。

功效：本方具有滋阴生津、清热凉血之功效，适用于有血枯阴亏、肺阴虚等症状的晚期肿瘤患者。

②石斛生地煲竹丝鸡

材料：石斛20 g，生地黄15 g，竹丝鸡500 g，枸杞子6 g。

制法：将石斛、生地黄、枸杞子、竹丝鸡洗干净，一起放进瓮中，加水适量，煮至鸡肉烂熟，加少量调味，饮汤食肉。

功效：本方具有解毒消肿、滋阴清热之功效，可用于平素阴虚火旺、容易上火者防治肿瘤，或者在肿瘤放化疗后恢复期食用。

③双草马蹄饮

材料：猫爪草15 g，蛇舌草30 g（鲜品60 g），蜜枣2个，马蹄10~15颗。

制法：将蛇舌草、猫爪草、马蹄洗干净，连同蜜枣，加水约600 mL煎取浓汁200~300 mL饮用。

功效：本方具有消肿散结、滋阴降火之功效，适用于火热旺盛者防治肿瘤，或者肿瘤放疗后恢复期食用，暑热天食用尤佳。

（5）和平质

1）整体特点：阴阳气血调和，以体态适中、面色红润、精力充沛为主要特点。形体特点：体形均匀强健。常见表现为肤色滋润，头发浓密，眼光有神,鼻色明润,嗅觉敏捷,唇色红润,不易疲惫,精力充沛,耐受寒热,睡眠优质,肠胃俱佳,二便正常,舌色淡红,舌苔薄白,脉搏缓和。心理特点:性格平易爽朗。发病偏向向来生病较少的患者。在对外界环境适应能力方面,对自然环境和社会环境适应能力较强。

2)养生指南:饮食有节,不要过饥过饱,多吃五谷杂粮、蔬菜瓜果,少食过于油腻及辛辣之物。劳逸结合,生活应有规律,不要过度劳苦。不宜食后即睡。坚持锻炼:依据年龄和性别,参加适度的运动。如年轻人适合跑步、打球,老年人适合散步、打太极拳等。

3)适合的中药

半夏:味苦、辛,性温;有毒;归肺、肝、脾经;有祛风止痉、化痰散结之功效。

炒谷芽:味甘,性温;归脾、胃经;有消食和中、健脾开胃之功效。

炒麦芽:味甘,性平;归脾、胃经;有行气消食、健脾开胃、回乳消胀之功效。

仙鹤草:味苦、涩,性平;归心、肝经;有收敛止血、截疟、止痢、解毒、补虚之功效。

灵芝:味甘,性平;归心、肺、肝、肾经;有补气安神、止咳平喘之功效。

土茯苓:味甘、淡,性平;归肝、胃经;有除湿、解毒、通利关节之功效。

龙葵:味苦,性寒;归肝、膀胱、肺、肾、胃经;有清热、解毒、活血、消肿之功效。

半边莲:味辛,性平;归心、小肠、肺经;有清热解毒、利尿消肿之功效。

藤梨根:味淡、微涩,性平;归肺、肝、大肠经;有清热利湿、祛风除痹、解毒消肿、止血之功效。

4)推荐汤方

①黄芪莲杞粥

材料:黄芪 100 g,莲子 20 g,枸杞子 20 g,大米 150~250 g。

制法:将前三味加适量水煎药汁入大米煮成粥食之。

功效:具有补肝肾、养血之功效,适用于气血虚弱、夜眠不佳、心悸多汗的患者。

②大枣圆肉枸杞粥

材料：大枣 10 枚，龙眼肉 15 g，枸杞子 15 g，糯米 60 g。

制法：以上食材加水煮粥服食。

功效：具有健脾补肾、填髓生血之功效。适用于化疗后红细胞及血色素减少之症。

③灵龟养髓汤

材料：灵芝 15 g，草龟 1 只，猪脊骨 200~300 g，枸杞子 6 g，生姜 3 片。

制法：草龟宰后去肠脏，斩碎。猪脊骨连髓带肉斩断。将灵芝洗净，然后放入草龟、猪脊骨、生姜，加水适量，煎 2~3 小时，去灵芝渣，加枸杞子炖 15 分钟，和盐调味后，饮汤食肉。

功效：本方具有滋阴益髓之功效，适用于各种肿瘤体质虚衰者。

（6）气虚质：《中医体质学》[37]提出气虚体质是指元气不足，以气息低弱，机体、脏腑功能状态低下为主要特征的体质状态。以神疲、乏力、气短、自汗等为主要表现。其形成原因主要有先天禀赋不足和后天失养。主要表现为肌肉松软，性格内向、胆小、情绪不稳定，平素气短懒言、语声低微、精神不振、身疲乏力，不耐风寒暑邪，抗病能力较弱。

由于气主要来源于肺所吸入的自然界清气、脾胃所化水谷之精气及肾精所化之气，因此气虚质可根据脏腑进行分类。脾气虚体质的人主要表现为面色萎黄、肌肉松软、食欲较差、内脏下垂等。肺气虚体质的人主要表现为气短懒言、语声低微、自汗、咳嗽等。肾气虚体质的人主要表现为面色晦暗、耳鸣耳聋、腰膝酸软、头发没有光泽，女性白带增多，男性遗精等。因此，气虚之人在补气时主要根据自身情况补益三脏之气。

1）整体特点：元气不足，以疲惫、气短、自汗等气虚表现为主要特点。形体特点：肌肉柔软不实。常见表现为语音低弱，气短懒言，容易疲惫，精神不振。易出汗，舌色淡红，舌有齿痕，脉搏较弱。心理特点：性格内向，不喜冒险。发病偏向感冒、内脏下垂等患者；病后痊愈迟缓。在对外界环境适应能力方面，不耐受风、寒、暑、湿邪。

2）养生指南：食品宜健脾，如黄豆、香菇、鸡肉、大枣、桂圆、蜂蜜等。少食有耗气作用的食品，如空心菜、生萝卜等。起居勿过劳：午间要歇息，保持充足的睡眠。平常注意保暖，防止劳动或剧烈运动时出汗受风。运动宜柔缓，如散步、打太极拳、做操等，不宜做出大汗的运动。

3）适合的中药

人参：味甘微苦，性微温；归肺、脾、心、肾经；有大补元气、复脉固脱、补脾益肺、生津养血、安神益智之功效。

党参：味甘，性平；归脾、肺经；有补脾益肺、养血生津之功效。

太子参：味甘、微苦，性平；归脾、肺经；有益气健脾、生津润肺之功效。

黄芪：味甘，性微温；归脾、肺经；有补气升阳、固表止汗、利水消肿、生津养血之功效。

白术：味甘苦，性温；归脾、胃经；有健脾益气、燥湿利水、止汗安胎之功效。

大枣：味甘，性温；归脾、胃、心经；有补中益气、养血安神之功效。

山药：味甘，性平；归脾、胃、肾经；有益气养阴、补脾养胃、生津益肺、补肾涩精之功效。

甘草：味甘，性平；归心、肺、脾、胃经；有补脾益气、祛痰止咳、缓急止痛、调和诸药之功效。

4）推荐汤方

①参虫复元饮

原料：高丽参 12 g，虫草 10 g，桂圆 10 g，大枣 10 g，鸡胸肉 60 g。

制法：鸡胸肉切块，高丽参切薄片，虫草、桂圆洗净。上四物放入炖盅，加水适量，密盖，隔水炖 2 小时和盐调味，饮汤或佐膳。

②北芪虫草炖老鸭

原料：北黄芪 30 g，冬虫夏草 15 g，老鸭 1 只。

制法：北黄芪切片洗净，用纱布包扎，冬虫夏草洗净，老鸭宰杀后去肠脏及膏油，纳北黄芪、冬虫夏草于鸭腹，竹签缝合，加水适量炖至鸭肉熟烂，和盐调味，去竹签及北黄芪，饮汤或佐膳。

功效：具有补中益气、滋阴生血之功效，适用于气血虚弱、伤口难愈者。

③党参龙眼兔肉汤

材料：党参 20 g，龙眼肉 50 g，兔肉 200 g。

制法：党参切丝用纱布包扎。以上三物加适量清水炖至兔肉熟烂，去党参，和油盐调味后饮汤或佐膳。

功效：具有补中益气、滋阴养血之功效，适用于各类型晚期肿瘤气血两虚者。

（7）气郁质

1）整体特点：气机郁滞，以神态抑郁、忧愁柔弱等气郁表现为主要特点。形体特点：偏瘦。常见表现为神态抑郁，感情柔弱，愁闷不乐，舌淡红，苔薄白。心理特点：性格内向不稳固，敏感多虑。发病偏向容易遇到惊吓，常有胸闷的感觉，容易失眠，易患抑郁症的患者。在对外界环境适应能力方面，对精神刺激适应能力较差；不适应阴雨天气。

2）养生指南：饮食宜理气，多食黄花菜、海带、山楂等有行气、解郁、消食、醒神作用的食物。起居不宜静，气郁体质的人应尽量增加户外活动；居住环境应寂静，保持有规律的睡眠。运动量宜大，多参加民众性的体育运动项目，如打球、跳舞、下棋等，以便更多地融入社会。

3）适合的中药

柴胡：味辛、苦，性微寒；归肝、胆、肺经；有和解表里、疏肝解郁、升阳举陷、退热截疟之功效。

佛手：味辛、苦、酸，性温；归肝、脾、胃、肺经；有疏肝理气、和胃止痛、燥湿化痰之功效。

青皮：味苦、辛，性温；归肝、胆、胃经；有疏肝破气、消积化滞之功效。

香附：味辛、微苦、微甘，性平；归肝、脾、三焦经；有疏肝解郁、理气宽中、调经止痛之功效。

枳壳：味苦、辛、酸，性微寒；归脾、胃经；有理气宽中、行滞消胀之功效。

4）推荐汤方

①佛手菊花饮

材料：佛手 30 g，菊花 20 g，蜜枣 2 个。

制法：将佛手、菊花洗干净，连同蜜枣，加水约 600 mL 煎取浓汁至 200~300 mL 饮用。

功效：本方具有调畅情志、疏通气机之功，适用于气郁或肿瘤放疗后恢复期。

②橘杏雪蛤汤

材料：橘红6g，南杏仁15g，蛤士蟆6g，蜜糖适量。

制法：橘红洗净勿切碎，南杏仁搅粉，蛤士蟆洗净去筋及卵子，清水浸泡3~4小时，切成小块，先用清水煮橘红10分钟，再放入蛤士蟆煎约30分钟，调入南杏仁粉及冰糖再煮沸，去橘红分次温服。

功效：通络理气，消痰润肺，适用于体质虚弱、气郁、短气纳呆者。

③百合海带乳鸽汤

材料：乳鸽1只（200~300g），百合50g，海带30g。

制法：乳鸽去毛及内脏洗净，切小块，百合洗净，海带洗净剪断，加水适量文火煎煮2小时以上，和盐调味，饮汤食鸽肉。

功效：软坚解毒散结，理气滋肾补虚，适用于虚弱烦闷、自觉抑郁、胸闷疼痛者。

（8）血瘀质

1）整体特点：血行不畅，以肤色昏暗、舌质紫暗等血瘀表现为主要特点。形体特点：胖瘦均见。常见表现为肤色昏暗，色素沉淀，容易出现瘀斑。眼里常有红丝，刷牙时牙龈容易出血。心理特点：易烦，健忘。发病偏向易患癥瘕及痛证、血证等患者。在对外界环境适应能力方面，不耐受寒邪。

2）养生指南：饮食宜活血，多食山楂、醋、金橘等有活血、行气、解郁作用的食品，少食肥肉等滋腻之品。起居勿安适，可早睡早起多锻炼，不过于安适。运动促进血液循环，可进行一些有助于气血运转的运动项目，如舞蹈、步行、健身操等。如出现胸闷、脉搏显著加速等不适症状，应停止运动，去医院做进一步检查。

3）适合药膳中药

桂枝：味辛、甘，性温；归肺、心、膀胱经；有发汗解表、散寒止痛、通阳化气之功效。

当归：味甘、辛，性温；归肝、心、脾经；有补血活血、调经止痛、润肠通便之功效。

丹参：味苦，性微寒；归心、肝经；有活血祛瘀、通经止痛、清心除烦、凉血消痈之功效。

益母草：味苦、辛，性微寒；归肝、心包、膀胱经；有活血调经、利尿消肿、清热解毒之功效。

三七：味甘、微苦，性温；归肝、胃经；有散瘀止血、消肿定痛之功效。

虎杖：味微苦，性微寒；归肝、胆、肺经；有利湿退黄、清热解毒、散瘀止痛、止咳化痰之功效。

莪术：味辛、苦，性温；归肝、脾经；有行气破血、消积止痛之功效。

4）推荐汤方

①莲藕桃仁汤

原料：藕 250 g，桃仁 10 g，红糖 25 g。

制法：将桃仁去皮、尖口，藕洗净，切成片，与桃仁同煮汤，加红糖调味即可。

功效：活血散瘀、理气调血。

②川芎鸡血藤乌鸡汤

原料：川芎 10 g，鸡血藤 15 g，乌鸡 1 只。

制法：将川芎、鸡血藤洗净，与乌鸡同煮汤，加盐调味即可。

功效：活血散瘀、调补气血，适用于体弱且瘀血气滞患者。

③桃仁玫瑰五指毛桃茶饮

原料：桃仁、重瓣红玫瑰、五指毛桃各 6 g。

制法：将桃仁、重瓣红玫瑰、五指毛桃洗干净，加水约 600 mL 煎取浓汁至 200~300 mL 饮用。

功效：理气行郁，适用于血行不畅，以肤色晦暗、舌质紫暗等血瘀表现为主要特征的患者。

（9）特禀质

1）整体特点：天生失态，以生理缺陷、过敏反应等为主要特点。形体特点：过敏体质者一般无特别之处；先天禀赋异样者或有畸形，或有生理缺陷。常见表现为过敏体质者常有哮喘、咽痒、鼻塞、打喷嚏等；患遗传性疾病者有垂直遗传、先天性、家族性特点。心理特点：随禀质不同状况各异。发病偏向过敏体质者，易患哮喘、荨麻疹、花粉症及药物过敏等。

2）养生指南：饮食宜益气，荤素配伍合理，少食蚕豆、白扁豆、牛肉、鹅肉、鲤鱼、虾、蟹、茄子、酒、辣椒、浓茶、咖啡等辛辣及含致敏物质之品。居室宜通风，保持室内洁净，被褥要常洗晒。防过敏，不宜养宠物，避免对动物皮毛过敏。

3）适合的中药

白鲜皮：味苦、咸，性寒；归脾、肺、小肠、胃、膀胱经；有清热燥湿、祛风止痒、解毒之功效。

僵蚕：味咸、辛，性平；归肝、肺胃经；有息风止痉、祛风止痛、化痰散结之功效。

防风：味辛、甘，性微温；归膀胱、肝、脾经；有祛风解表、胜湿止痛、止痉之功效。

4）推荐汤方

①太子参山药白鲜皮瘦肉汤

原料：太子参30 g，山药30 g，白鲜皮10 g，蜜枣2个，猪腱肉250 g。

制法：将太子参、山药、白鲜皮洗净，与猪腱肉同煮汤，加盐调味即可。

功效：调理脾胃，固护正气，增强体质。

②蜂苓扶正汤

材料：陈皮3 g，桃仁3 g，云苓10 g，白术10 g，蜂房5 g。

制法：上述药材一同泡水15分钟后，大火煲开，小火煲30分钟即可。

功效：养阴生津、健脾益胃、清心安神，适用于过敏体质者。

③防风白术汤

材料：太子参5 g，白术10 g，防风10 g，木香5 g。

制法：木香待用，其余药材一同泡水15分钟后下锅，大火煮沸，小火煲30分钟，加入木香再调大火同煮10分钟即可。

功效：健脾扶正，适用于病情缓解期的过敏体质者。

三、根据中医辨证分型来指导化疗所致神经毒性患者的饮食

化疗所致神经毒性辨证分型具体详见本书辨证分型部分，本章仅介绍各证型推荐食疗中药及药膳。

（一）气滞血瘀证

1. 养生指南　清淡饮食：过量的食品调味剂如食盐、味精等，是诱发心血管疾病的高危因素，对身体有直接危害，容易引起血流不畅；调畅情志，避免郁思气结；忌食高脂、高胆固醇食物，如肥肉、奶油、蛋黄、甜食、油炸食品等，此类食物是诱发动脉硬化、形成斑块的高危因素；少食生冷，

如雪糕、冷饮等，此类食物易致气血运行不畅而成瘀；可多食用具有疏肝解郁作用的药物代茶饮，如玫瑰花、茉莉花、合欢花、佛手等，或疏肝理气的食物，如萝卜、茼蒿、柚子、西红柿，或健脾益气的南瓜、橙子、扁豆、薏苡仁等。

2. 适合的中药

三七：味微苦，性温；归肝、胃经；有散瘀止血、消肿定痛、补虚强壮之功效。

郁金：味苦，性寒；归肝、心、胆经；有活血止痛、行气解郁、清心凉血、利胆退黄之功效。

月季花：味甘，性温；归肝经；有活血调经、疏肝解郁、消肿散结、止痛之功效。

川芎：味辛，性温；归肝、胆、心包经；有活血行气、祛风止痛之功效。

益母草：味苦、辛，性微寒；归肝、心、膀胱经；有活血调经、利水消肿、清热解毒之功效。

3. 推荐汤方

①黑豆川芎粥

原料：黑豆25 g，川芎10 g，生山楂15 g，粳米50 g。

制法：洗净，川芎布包，加入清水适量，同煮成粥状，去川芎，加入适量红糖即可。

功效：行气活血，健脾补气。

②黑豆蛋酒汤

原料：黑豆60 g，鸡蛋2个，米酒10 mL。

制法：黑豆洗净，与米酒加水同煮，水沸后加入鸡蛋，煮开，可加入适量白糖调味。

功效：补气行气活血。

③玫瑰鲤鱼汤

原料：鲤鱼1条，赤小豆300 g，玫瑰花15 g。

制法：鲤鱼洗净，煎至双面金黄，加入清水适量，与赤小豆同煮，加入玫瑰花，再加入适量盐即可。

功效：行气活血，健脾补益。

（二）阳虚血瘀证

1. 养生指南　忌居住于潮湿寒冷处，平日应注意保暖，尤其是关节、腰腹部；忌食生冷寒凉的食物，如西瓜、黄瓜、藕、梨等；多食甘温助阳的食物，如核桃仁、板栗、羊肉、八角、肉桂、花椒等；按摩艾灸命门、神阙、关元、阳池、气海、足三里、太溪等穴位。

2. 适合的中药

红景天：味甘、苦，性平；归肺、心、肝经；有益气活血、通脉平喘、清肺止咳之功效。

当归：味甘、辛，性温；归肝、心、脾经；有补血活血、调经止痛、润肠通便之功效。

干姜：味辛，性热；归脾、胃、肾、心、肺经；有温中散寒、回阳通脉、温肺化饮之功效。

肉苁蓉：味甘、咸，性温；归肾、大肠经；有补肾益精、润燥滑肠之功效。

沙棘：味甘、酸，性温；归脾、胃、肺、心经；有健脾消食、活血祛瘀、止咳祛痰之功效。

3. 推荐汤方

①当归生姜羊肉汤

原料：当归 20 g，生姜 30 g，羊肉 500 g，黄酒、调料适量。

制法：羊肉洗净、切块、水飞，生姜切片，当归用纱布包裹后一起与羊肉入锅中，然后加入黄酒及调料，炖煮 1~2 小时即可。

功效：补血活血，散寒暖肾。

②元气鸡汤

原料：母鸡 1 只，熟地黄 10 g，龙眼肉 15 g，山药 10 g，大枣 10 g，枸杞子 10 g，生姜 5 g。

制法：所有食材洗净，加水同煮，可加入少量料酒，大火煮开再煮 1.5 小时，加入适量食盐即可。

功效：补气温阳，活血化瘀。

③肉桂醪糟荷包蛋

原料：鸡蛋 1 颗，肉桂粉 10 g，醪糟适量。

制法：醪糟加入等量的水放入锅中煮开，打入鸡蛋，待鸡蛋半熟时放入肉桂粉拌匀，鸡蛋煮熟即可。

功效：行气活血温阳。

④气血双调红杞茶

原料：藏红花 0.3 g，枸杞子 3 g，花旗参 3 g，山楂 3 g。

制法：所有材料用沸水冲泡 10 分钟，不拘时温饮，每日 1 剂，连服数日。

功效：活血化瘀，补气温阳。

⑤三七薤白鸡肉汤

原料：三七 6 g，薤白 6 g，鸡肉 250 g，枸杞子 20 g，大枣 4 颗。

制法：母鸡洗净、切块、水飞，其余材料加入适量清水同煮 1~2 小时，加入适量生姜、食盐即可。

功效：温阳活血，化瘀止痛。

（三）血虚瘀滞证

1. 养生指南　少食油腻、生冷、煎炸食物，保持足够的睡眠，加强运动；丰富营养早餐，日常可多食黑木耳、海带、紫菜、胡萝卜、山楂、三七、丹参、益母草、红糖、醋等；艾灸血海、足三里、神阙等穴位；可用红花、当归、桂枝、丹参、鸡血藤、首乌藤等泡脚。

2. 适合的中药

三七：味甘、微苦，性温；归肝、胃经；有散瘀止血、消肿定痛之功效。

丹参：味苦，性微寒；归心、肝经；有活血祛瘀、通经止痛之功效。

益母草：味苦、辛，性微寒；归肝、心、膀胱经；有活血调经、利水消肿、清热解毒之功效。

当归：味甘、辛，性温；归肝、心、脾经；有补血活血、调经止痛、润肠通便之功效。

阿胶：味甘，性平；归肺、肝、肾经；有补血止血、滋阴润燥之功效。

龙眼肉：味甘，性温；归心、脾经；有补益心脾、养血安神之功效。

何首乌：味甘、苦、涩，性微温；归肝、心、肾经；有补肝肾、益精血、强筋骨、乌须发之功效。

3. 推荐汤方

①当归母鸡汤

原料：母鸡 1 只，人参 2 g，生地黄 9 g，当归 6 g，白芍 6 g，川芎 5 g。

制法：母鸡洗净、切块、水飞，其余材料洗净，加入适量清水同煮1~2小时，加入适量生姜、食盐即可。

功效：补血活血，滋阴行气。

②四物炖鸡汤

原料：母鸡1只，熟地黄10 g，当归10 g，白芍10 g，川芎10 g。

制法：母鸡洗净、切块、水飞，其余材料洗净装入纱布袋内，加入适量清水同煮1~2小时，加入适量生姜、食盐即可。

功效：补血活血，滋阴养肝。

③猪肝瘦肉粥

原料：大米50 g，小米50 g，猪肝10 g，瘦肉10 g。

做法：大米、小米淘洗干净，加入约8倍量的水，煮成二米粥。猪肝、瘦肉洗净、切片，粥煮熟后把猪肝和瘦肉下锅，小火煲熟，加入适量食盐、姜丝即可。

功效：补血活血，健脾补气。

④五彩蒸鱼

原料：鲫鱼1只，大枣10 g，枸杞子10 g，百合10 g，紫苏叶5 g，生姜5 g。

制法：鲫鱼洗净，鱼身斜切数刀，其余材料洗净切丝，加入适量调味料，隔水同蒸至七分熟即可。

功效：活血补中。

⑤当归益母草鸡蛋

原料：当归10 g，益母草30 g，鸡蛋3个。

制法：将当归、益母草、鸡蛋（带壳）一同入锅，加清水煮至鸡蛋熟后，剥去壳再煮片刻，去渣取汁，饮汤食蛋，每次1个，每日2次，连续5~7天。

功效：补血活血，滋阴行气。

（四）瘀血阻络证

1.养生指南　健康作息，合理安排睡眠时间，加强运动；调畅情志，避免情绪过度波动，尤其避免郁怒、忧思等；凡具有寒凉、温燥、油腻、涩血的食物都应忌食，如乌梅、苦瓜、柿子、李子、石榴、花生仁等；高脂、高胆固醇食物也不可多食，如蛋黄、虾子、猪头肉、奶酪等；宜用行气活血药疏通气血，如当归、红花、枳壳、桃仁、参三七、银杏叶等，或活血化瘀的中药如赤芍、丹参、牛膝、红花、参三七等。

2. 适合的中药

丹参：味苦，性微寒；归心、肝经；有活血祛瘀、通经止痛之功效。

益母草：味苦、辛，性微寒；归肝、心、膀胱经；有活血调经、利水消肿、清热解毒之功效。

月季花：味甘，性温；归肝经；有活血调经、疏肝解郁、消肿散结、止痛之功效。

红花：味辛，性温；归心、肝经；有活血通经、散瘀止痛之功效。

银杏叶：味甘、苦、涩，性平；归心、肺经；有活血化瘀、通络止痛、敛肺平喘、化浊降脂之功效。

3 推荐汤方

①鸡血藤红糖鸡蛋

原料：鸡血藤30 g，鸡蛋2个，红糖适量。

制法：鸡蛋洗净，放入锅中，加适量清水、鸡血藤煮至蛋熟，捞出。鸡蛋熟后去壳，放回锅中，再煮至汤浓时，加入红糖搅拌溶化即可。经常服食。

功效：活血补血，舒筋活络。

②沙参佛手粥

原料：沙参、山药、莲子、佛手各20 g，糖适量，粳米50 g。

制法：山药切成小片，与莲子、沙参一起泡透后，再加入所有材料，加水用火煮沸后，再用小火熬成粥。

功效：行气活血，化瘀通络。

③二花理气茶

原料：月季花（干品）9 g，玫瑰花（干品）9 g，红茶3 g。

制法：所有材料用沸水冲泡10分钟，不拘时温饮，每日1剂，连服数日。

功效：理气活血，化瘀通络。

（五）冲任虚寒证

1. 养生指南　注意保暖，避免受风受寒，尤其是腰腹、肘膝关节等部位；加强体育运动，但注意不可大量出汗；平时可多晒太阳，但需注意不可暴晒过度；可艾灸关元、命门、足三里等穴位，或用干姜、附子、吴茱萸、当归等药材泡脚；加强营养摄入，可以多食用一些高蛋白食物补充热量，如豆类、牛奶制品、羊肉、牛肉、鲫鱼等，不可过食寒凉。

2. 适合的中药

鹿茸：味甘、咸，性温；归肾、肝经；有补肾阳、益精血、强筋骨、调冲任、托疮毒之功效。

当归：味甘、辛，性温；归肝、心、脾经；有补血活血、调经止痛、润肠通便之功效。

肉桂：味辛、甘，性大热；归心、肝、脾、肾经；有补火助阳、引火归原、散寒止痛、温经通脉之功效。

干姜：味辛，性热；归脾、胃、肾、心、肺经；有温中散寒、回阳通脉、温肺化饮之功效。

白芍：味苦、酸，性微寒；归肝、脾经；有养血调经、敛阴止汗、柔肝止痛、平抑肝阳之功效。

3. 推荐汤方

①黑木耳炖鸡

原料：母鸡1只，木耳20 g。

制法：母鸡洗净、切块、水飞，与泡发并洗净的黑木耳放入砂锅内，加入适量清水同煮1~2小时，加入适量生姜、食盐即可。

功效：调补冲任，滋肝养肾。

②首乌当归猪手汤

原料：猪脚500 g，何首乌20 g，当归20 g，红枣50 g。

制法：猪脚洗净、切块、水飞，其余材料洗净，加入适量清水同煮2小时，加入适量冰糖即可。

功效：补血养肝，温补冲任。

③芝麻拌双耳

原料：银耳20 g，木耳20 g，芝麻5 g。

制法：银耳、木耳泡发后洗净，加入芝麻及适量调味料拌匀，腌制30分钟即可。

功效：调摄冲任，滋补肝肾。

④巴戟益智茶

原料：巴戟天 12 g，益智仁 10 g，覆盆子 12 g。

制法：所有材料同煮 30 分钟，不拘时温饮，每日 1 剂，连服数日。

功效：温肾壮阳，调补冲任。

⑤滋阴补气三元汤

原料：莲子 10 g，大枣 10 g，桂圆 10 g。

制法：所有材料洗净，加入适量清水同煮至软烂，加入适量冰糖即可。

功效：滋阴养血，补益冲任。

（六）脾肾两虚证

1. 养生指南　饮食清淡、均衡，粗细搭配适当，荤素配伍合理；加强体育锻炼，强健体魄；劳逸适宜，以稍感疲惫为度，注意避免劳伤腰部；加强营养摄入，母鸡、羊肉、鲤鱼、乳类制品等高蛋白食物应当多吃，另可多食用平补的食物，如南瓜、山药、大枣等，但应避免补益太过。

2. 适合的中药

枸杞子：味甘，性平；归肝、肾经；有滋补肝肾、益精明目之功效。

桑葚：味甘、酸，性寒；归心、肝、肾经；有滋阴养血、生津润燥之功效。

肉桂：味辛、甘，性大热；归心、肝、脾、肾经；有补火助阳、引火归原、散寒止痛、温经通脉之功效。

干姜：味辛，性热；归脾、胃、肾、心、肺经；有温中散寒、回阳通脉、温肺化饮之功效。

白术：味甘苦，性温；归脾、胃经；有健脾益气、燥湿利水、止汗安胎之功效。

大枣：味甘，性温；归脾、胃、心经；有补中益气、养血安神之功效。

山药：味甘，性平；归脾、胃、肾经；有益气养阴、补脾养胃、生津益肺、补肾涩精之功效。

3. 推荐汤方

①当归黄芪乌鸡汤

原料：乌鸡 1 只，黄芪 45 g，当归 10 g，枸杞子 5 g，红枣 10 g。

制法：乌鸡洗净、切块、水飞，加入适量清水，与其余材料同煮 2 小时，加入适量食盐调味即可。

功效：健脾补气，滋肾养血。

②当归黄芪苁蓉羊肉汤

原料：羊肉500 g，黄芪15 g，当归5 g，肉苁蓉20 g，枸杞子5 g，大枣10 g。

制法：羊肉洗净、切块、水飞，加入适量清水，与其余材料同煮2小时，加入适量食盐调味即可。

功效：温补肾阳，健脾益气。

③苁蓉川芎炖牛肉

原料：牛肉500 g，肉苁蓉30 g，川芎10 g，生姜片。

制法：牛肉洗净、切块、水飞，加入适量清水，与其余材料同煮2小时，加入适量食盐调味即可。

功效：温补肾阳，行气健脾。

④人参固本茶

原料：人参20 g，熟地黄10 g，白术15 g，麦冬10 g。

制法：所有材料用沸水冲泡10分钟，不拘时温饮，每日1剂，连服数日。

功效：补气健脾，补肾固本。

（七）脾气亏虚证

1. 养生指南　合理安排作息，做到早睡早起；加强体育锻炼，避免久坐、久躺；低盐低脂饮食，少吃酸味食品，多吃甘味食物，三餐定时定量，避免暴饮暴食，可多食用山药、糯米、葱、蒜等，忌食生冷苦寒、油腻、矿物质等难以消化的食物；饭后可自行按逆时针方向按摩肚子，以促进消化；可艾灸或针刺足三里、中脘、脾俞等穴位。

2. 适合药膳中药

党参：味甘，性平；归脾、肺经；有补脾益肺、养血生津之功效。

山药：味甘，性平；归脾、肺、肾经；有益气养阴、补脾养胃、生津益肺之功效。

甘草：味甘，性平；归心、肺、脾、胃经；有补脾益气、清热解毒、祛痰止咳、缓急止痛、调和诸药之功效。

白扁豆：味甘，性微温；归脾、胃经；有健脾化湿，和中消暑，解毒之功效。

大枣：味甘，性温；归脾、胃、心经；有补中益气、养血安神之功效。

白术：味甘、苦，性温；归脾、胃经；有健脾益气、燥湿利水、止汗安胎之功效。

西洋参：味甘、微苦，性凉；归肺、心、肾经；有补气养阴、清热生津之功效。

龙眼肉：味甘，性温；归心、脾经；有补益心脾、养血安神之功效。

3. 推荐汤方

①十全大补鸡汤

原料：母鸡1只，当归6 g，党参10 g，熟地黄10 g，白茯苓10 g，黄芪10 g，炒白术10 g，白芍10 g，川芎3 g，肉桂2 g，炙甘草5 g，香菇丝10 g，大枣2枚去核，黄酒。

制法：母鸡洗净切块，当归、党参、熟地黄、白茯苓、黄芪、炒白术、白芍、川芎、肉桂、炙甘草洗净，同装于纱布袋内，与鸡肉同放于砂锅内，注入适量清水，烧开后，撇去浮沫，加入香菇丝、大枣、葱段、姜、黄酒和精盐，小火炖至酥烂，拣出纱布袋即可食用。

功效：健脾补气，温中补虚。

②鲫鱼黄芪汤

原料：鲫鱼1条，黄芪20 g，枳壳10 g。

制法：黄芪、枳壳洗净，同装于纱布袋内，注入清水适量，煮30分钟，加入鲫鱼，煮熟，拣去纱布袋，加入适量生姜、食盐即可。

功效：补中益气。

③北芪党参炖羊肉

原料：羊肉500 g，北黄芪25 g，党参25 g，大枣10 g。

制法：羊肉洗净、切块、水飞，加入适量清水，与其余材料同煮2小时，加入适量食盐调味即可。

功效：补益中气，温补脾阳。

④黄芪胡椒猪肚鸡汤

原料：猪肚250 g，母鸡半只，黄芪10 g，胡椒20 g。

制法：猪肚、母鸡洗净、切块、水飞，加入适量清水，与其余材料同煮2小时，加入适量食盐调味即可。

功效：温中健脾，补气升阳。

（方灿途　孟金成　陈　婷　莫炎华）

参考文献

［1］曲慧，曲颖，刘丽娟.恶性肿瘤化疗患者消化系统不良反应的饮食护理［J］.中国肿瘤临床与康复，2014.

［2］李琦.食疗在中医肿瘤护理中的应用效果观察[J].中国冶金工业医学杂志，2022，39(5):607-608.

［3］NAKAJIMA N. Differential diagnosis of cachexia and refractory cachexia and the impact of appropriate nutritional intervention for cachexia on survival in terminal cancer patients［J］. Nutrients, 2021, 13（3）:915.

［4］韩欣璞，肖海娟，方瑜，等.中医食疗在恶性肿瘤中的研究进展［J］.辽宁中医杂志，2022, 49(11):203-206.

［5］李增宁，陈伟，齐玉梅，等.恶性肿瘤患者膳食营养处方专家共识［J］.肿瘤代谢与营养电子杂志，2017, 4（4）: 397-408.

［6］周岚.肿瘤难治性恶液质患者维生素和微量元素代谢改变及治疗［J］.肿瘤代谢与营养电子杂志，2021, 8（6）:576-581.

［7］KOHNKE S, MEEK C L. Don't seek, don't find:The diagnostic challenge of Wernicke's encephalopathy［J］. Ann Clin Biochem, 2021, 58（1）:38-46.

［8］ONISHI H, KAWANISHI C, ONOSE M, et al. Successful treatment of Wernicke encephalopathy in terminally ill cancer patients:report of 3 cases and review of the literature［J］. Support Care Cancer, 2004, 12（8）:604-608.

［9］ANDRES E, SERRAJ K, ZHU J, et al. The pathophysiology of elevated vitamin B12 in clinical practice［J］. QJM, 2013, 106（6）:505-515.

［10］SOLOMON L R. Functional vitamin B_{12} deficiency in advanced malignancy:implications for the management of neuropathy and neuropathic pain［J］. Support Care Cancer, 2016, 24（8）:3489-3494.

［11］MAYLAND C R, BENNETT M I, ALLAN K. Vitamin C deficiency in cancer patients［J］. Palliat Med, 2005, 19（1）:17-20.

［12］YEOM C H, JUNG G C, SONG K J. Changes of terminal cancer patients'health-related quality of life after high dose vitamin C administration［J］. J Korean Med Sci, 2007, 22（1）:7-11.

［13］DEV R, DEL F E, SCHWARTZ G G, et al. Preliminary report:vitamin D deficiency in advanced cancer patients with symptoms of fatigue or anorexia［J］. Oncologist, 2011, 16（11）:1637-1641.

［14］BJÖRKHEM-BERGMAN L, BERGMAN P. Vitamin D and patients with palliative cancer［J］. BMJ Support Palliat Care, 2016, 6（3）:287-291.

［15］作者不详.好吃的做法和健康的做法其实可以兼容［N］.北京青年报，2021.

[16] 林丽珠,孙玲玲.岭南中医肿瘤学术流派治疗肺癌历程与展望[J].中医肿瘤学杂志,2021,3(6):22-26.

[17] 范志红.烹调时如何更多地保留营养素[J].医食参考,2021.

[18] 周金红.定向穴位透药疗法防治肺癌含铂方案化疗患者胃肠道反应的临床研究[D].合肥:安徽中医药大学,2017.

[19] 张萍,汪龙德,刘俊宏,等.恶性肿瘤化疗后消化道反应的中西医发生机制及治疗进展[J].医学综述,2021,27(23):4640-4644.

[20] 王娅玲.不同时间针刺干预对肺癌化疗所致恶心呕吐的影响[D].杭州:浙江中医药大学,2016.

[21] 李梦琳,马乾,李学.防治化疗相关性恶心呕吐的研究进展[J].中日友好医院学报,2016,30(2):103-105.

[22] 吕彩虹.结直肠癌患者围手术期饮食干预对术后康复的影响[J].中国肛肠病杂志,2018,38(5):53-55.

[23] 周建良,娄鹏荣,龚升平,等.奥氮平治疗阿片类药物所致恶心呕吐的疗效及对生活质量的影响[J].现代实用医学,2019,31(10):1341-1343.

[24] 于艳秋,殷磊.护理学基础[M].北京:人民卫生出版社,2002:322.

[25] 王琦.关于中国人九种体质的发现[C]//.中华中医药学会第八届中医体质研讨会暨中医健康状态认知与体质辨识研究论坛论文集.[出版者不详],2010:7-15.

[26] 张悦,陈峭.中医体质辨识研究的进展概况[J].环球中医药,2019,12(3):447-451.

[27] 阮剑虹,沈晓红,高成璐,等.浅谈中医体质学说[J].辽宁中医药大学学报,2008(6):18-20.

[28] 简鹏.小议匡调元教授的新中医体质观[J].光明中医,2013,28(05):906-907.

[29] 何裕民,王莉,石凤亭,等.体质的聚类研究[J].中国中医基础医学杂志,1996(5):10-12.

[30] 胡梦奕,杨新艳,叶海勇.中医体质学研究进展[J].国医论坛,2015,30(6):67-70.

[31] 田代华,吕明伟.论体质与证候[J].山东中医学院学报,1983(1):7-11.

[32] 王欣麒,赵进喜."三阴三阳体质学说"与糖尿病防治思路[J].中华中医药学刊,2007(1):119-121.

[33] 陈菲.基于中医体质辨识的老年人常见慢性病风险评估及干预试验[D].福州:福建医科大学,2020.

[34] 王琦.9种基本中医体质类型的分类及其诊断表述依据[J].北京中医药大学学报,2005(4):1-8.

[35] 王琦,王睿林,李英帅.中医体质学学科发展述评[J].中华中医药杂志,2007(9):627-630.

[36] 周颖,冯磊.中医体质分类与判定标准出台[J].中医药管理杂志,2009,17(4):297.

[37] 王琦.中医体质学说[M].北京:人民卫生出版社,2005.

第七章

抗肿瘤药物神经毒性的典型病例及分析

一、验案一：奥沙利铂所致结直肠癌患者周围神经毒性中西医结合诊治

1. 病史

吴某，男，58岁，PS评分1分。

既往史、家族史及特殊内科疾病史：无特殊。

现病史及重要的实验室检查：患者2021年5月因便血就诊，肠镜检查提示腺癌，后续多疗程化疗，患者述麻木不适，症状在1个月后仍未缓解。症状：患者神志清，精神一般，手指及足趾麻木感，有时上肢麻木，偶有刺痛感，舌质暗淡，苔薄白，脉沉涩。

2. 治疗经过

（1）治疗目标及治疗策略：排除其他原因相关周围神经病变，结合患者病史考虑为奥沙利铂所致周围神经毒性。拟予以中西医结合治疗缓解目前症状，中医辨证为瘀毒内结，予以针灸通经活络，双筋龙汤益气温经、和血通痹，配合低频电治疗及沐足等中医非药物疗法。西医治疗予以营养神经及对症处理。

（2）具体诊治经过

双筋龙汤：宽筋藤30 g，黄芪30 g，桑枝20 g，地龙10 g，蜈蚣3 g，桂枝10 g，桃仁10 g。上方以水800 mL，煎药至200 mL，每日1剂，分次温服。

中医外治法：中药沐足。

中医非药物疗法：低频治疗调节脏腑气血。

按：血行不畅，积而成瘀，脉管不通，不通则痛，故时有刺痛；化疗药物为有毒之物，易损耗机体阳气，造成阳气亏虚，元阳温煦不足，阳气推动无力，而致血瘀阻络，尤以四肢末端为甚。随着肿瘤病程的进展，正气渐虚，加上化疗药物攻伐正气，使患者气血亏虚更甚，气虚不运，则血行不畅，四肢不荣，故手足麻木不仁；血行不畅，积而成瘀，脉管不通，不通则痛，故时有刺痛；化疗药物易损耗阳气，造成人体阳气亏虚，元阳温煦不足，阳气推动无力，而致血瘀阻络，尤以四肢末端为甚；元阳不足加之寒性收引，遇寒邪则瘀血内停，故遇寒则出现麻木、疼痛或症状加重等。气虚血瘀、阳虚内寒、瘀血阻络而成此病，故在此基础上自拟双筋龙方以益气活血，温阳散寒，通经活络。

吴师机在《理瀹骈文》中提道："外治之理，即内治之理，外治之药，亦即内治之药，所异者，法耳。"外用与内服之药只是用法上的差异，本质是一样的。药物外用除了可以经皮肤腠理直达病所，起到局部治疗作用外，还可以通过经络脏腑调节人体气血阴阳，达到治疗疾病的作用，因此此方亦可用熬药作为外洗沐足，患者居家过程中自己熬药可选用熬药第一遍内服，第二遍进行药物沐足，充分发挥药效。

结语：双筋龙汤为中山市中医院肿瘤科方灿途教授所拟经验方，应用于此证型患者多可取得较满意的疗效。方中黄芪健脾扶正，益气生血，气旺则血行，瘀祛而不伤正，为本方君药；宽筋藤、桑枝二药皆可舒筋活络，通利关节；蜈蚣性辛温，走窜之力强，可攻毒散结、通络止痛；地龙性咸寒，可镇痉、解毒，又可防蜈蚣药性过于辛燥，寒热平调。上四药共为臣药，本方名亦由此"二筋二龙"（蜈蚣，又名天龙）而来；桂枝性辛温，可祛寒止痛、通阳化气；桃仁活血化瘀，与桂枝二药共为佐使。导师认为化疗药物易伤阳气，患者经多次化疗后多呈阳虚血瘀之象，故加以桂枝温阳散寒，亦可助黄芪益气升阳。全方共奏益气温阳、活血化瘀、通络止痛之功。纵观全方，方中所选药物及配伍亦符合CIPN"虚""瘀""寒"的致病特点。

笔者科室实践：化疗后所致神经毒性在本科室较为常见，尤其是紫杉醇及奥沙利铂等常用药物相关性周围神经毒性，多数患者在神经毒性分度较轻微，多为Ⅰ~Ⅱ度，少数为Ⅲ~Ⅳ度，因这类情况常见且影响患者生活和治疗，甚至影响到后续治疗方案的实施。而中医药在此病治疗过程中效果明显，且此类患者多有治疗需求，本科室特设置5张用于治疗神经毒性的经典病床，对于此类患者以中医治疗为主，除基本的中药汤方辨证论治外，配备相应的神经毒性检测设备、毫火针、低频治疗、中药沐足、艾灸、双筋龙膏方等中医特色疗法，对于提高患者生活质量、促进化疗后快速康复有显著意义。

二、验案二：毫火针治疗化疗所致周围神经毒性

1. 病史

梁某，男，63 岁，PS 评分 1 分。

既往史、家族史及特殊内科疾病史：高血压病史 5 年，长期服用氨氯地平片 5 mg 口服，每日 1 次，血压控制可。

现病史及重要的实验室检查：患者于 2021 年 10 月因咳嗽就诊，完善 CT 提示肺癌并骨转移，完善经皮肺穿刺活检及结合影像学，确诊为Ⅳ期肺鳞癌，结合患者意愿，予以替雷利珠单抗联合 TP 方案（白蛋白结合型紫杉醇联合卡铂）化疗，6 个疗程后患者再次返院，患者诉双手指麻木 2 周。症状：患者神志清、精神一般，手指麻木、酸楚感，有时疼痛不适，自汗出，舌淡红，苔白腻，脉沉。

2. 治疗经过

（1）治疗目标及治疗策略：排除其他原因相关周围神经病，结合患者病史考虑为紫杉醇及铂类药物所致周围神经毒性。拟予以中西医结合治疗缓解目前症状，中医治疗方面辨证为寒凝经脉，瘀血阻络，予以中药汤方"黄芪桂枝五物汤"益气温经，和血通痹，予以毫火针温通经络，西医治疗予以营养神经及对症处理。

（2）具体诊治经过

处方：黄芪 30 g，白芍 10 g，桂枝 10 g，生姜 20 g，大枣 10 g。上方以水 800 mL，煎药至 200 mL，每日 1 剂，分次温服。

毫火针：取穴（血海、足三里、合谷、董氏奇穴三叉穴）引阳达络，助阳化气。

按：黄芪桂枝五物汤主治"血痹"，其证"身体不仁，如风痹状"，故可有疼痛，但轻微，有酸麻感，此方芍药调荣，黄芪调卫，桂枝以助芍药、黄芪之功。生姜、大枣补中气，且调和化疗攻邪之品损伤胃气；毫火针取血

海、足三里、合谷等穴，足三里为足阳明胃经腧穴，足阳明经多气多血，主司运化水谷精微和运化人体气血，通过针刺可以强壮人体，增强抗病能力。针刺关元、气海可补肾培元，达到温阳之功；合谷为手阳明大肠经的腧穴，手阳明大肠经阳气旺盛，针刺合谷可提升阳气；董氏奇穴三叉穴分三叉一穴、三叉二穴、三叉三穴，分别位于示指与中指、中指与环指、环指与小指叉口之中央点，主治手指麻木，可达通经活络、健脾祛瘀之效。

结语：毫火针是将普通毫针烧红，迅速刺入人体一定的部位并立即退出的一种治疗方法。此疗法是刘明恩教授在火针与毫针的基础上发明出来的，是传统火针疗法在现代的延续与创新。与传统火针相比，毫火针保留了普通毫针纤细的特点，其针法及取穴简捷，不需运针、轻痛感、损伤小，具有补泻双重功效，可体内留针，疗效稳定且快捷。毫火针兼具有针灸和火针的优势，具有行气活血、温通经络、祛寒除湿、泻火解毒、去瘀除腐、壮阳补虚、升阳举陷等的作用，适用于治疗内、外、妇、儿等多种疾病。毫火针因其高效、安全、无痛、快捷、低廉等在临床得到广泛的应用。毫火针的本质是"内灸法"。以毫火针作为热量的载体，将热量迅速送入经穴病灶内，气血得热则行，行则通，通则散，故郁滞可通，瘀毒可散。贺普仁教授认为，火针"凡属寒热虚实，病灶轻重远近，无所不宜"；"热病得火而解者，犹如暑极反凉，乃火郁发之之义也"，亦印证了古人"以热引热"的理论。所以，不论疾病的寒热虚实，皆可用火针治之。CIPN以虚、瘀、寒为病机，火针治之，行气活血、温通经络、祛寒除湿，遂取效。中医学认为化疗为寒邪，由于"大毒攻伐之物"损伤脾阳，水谷精气生成不足，经络闭塞不通，输布迟缓滞涩，加上风寒湿等外邪乘虚侵袭所致，是以虚、瘀、寒为主，表现为麻木、疼痛、怕冷等不适。毫火针以温、通之性，正对CIPN的病机，因此针对本例患者，我们在中药汤方"黄芪桂枝五物汤"益气温经、和血通痹基础上，加上毫火针，患者症状得以改善，免疫治疗维持治疗后好转出院。

笔者科室实践：广东省中山市中医院康复科白伟杰主任作为刘氏毫火针的传承者之一，在临床中运用毫火针的实践中发现，毫火针在治疗各种痛症，例如慢性腰痛、膝骨性关节炎所致的膝痛等具有良好的效果，且明显优于普通针刺治疗。其将毫火针用于癌痛、神经毒性的治疗中亦收效明显，具有见效快、不良反应少等特点。本科室同医院康复科强强联手，简单规范的化疗中西医结合快速康复治疗模式，同时和福建省肿瘤医院交流，更新化疗后快速康复理念。除对于化疗后常见的胃肠道反应进行针对性处理，如恶心、呕吐、食欲减退等表现之外，本科室针对周围神经毒性，也融入快速康复理念，从治疗前的周围神经毒性的科普，包含认识及注意事项等，到治疗中的预防措施，如沐足、耳穴压豆等处理，以及治疗后对于周围神经毒性密切监控及诊治，均在医患中达成共识，未病先防，既病防变。

三、化疗后神经毒性运用食疗调护病例二则

食物是人体生存所必需的各种营养物质的能量来源，也是防病治病重要的"药物"来源，"药食同源"是中国传统医学的精华。如唐代孙思邈[1]在《千金翼方·养老食疗》中指出："安身之本，必须于食，不知食宜者，不足以全生。"。中医学认为，食物的性味及对脏器的作用存在差异，通过不同的配伍，不仅可以达到防病养生的效果，还可以为各种疾病的痊愈及康复提供重要的辅助治疗[2]。早在《素问·脏气法时论》中就有记载："毒药攻邪，五谷为养，五果为助，五畜为益，五菜为充"，意思是药物为治病攻邪之物，五谷杂粮是能够保证人体营养必不可缺的物质，水果、肉类、蔬菜则为必要的补充[3]。其本意就是要求患者要注重谷物类食物的摄入量，再通过水果、肉类、蔬菜来进行饮食的全面调养，达到均衡膳食、增强体质的作用。

对于肿瘤患者而言，食疗的目的主要在于扶正祛邪。一方面，食疗可以起到养血、助阳、滋阴、补气的作用，通过增加营养的摄入，增强患者的体质，提供"抗邪"的"正气"，"正气"得复，患者的免疫力及耐受力增强，又可以改善各种化疗后副作用，如神经毒性、恶心呕吐、疲倦乏力等，大大提高生活质量；另一方面，食疗可通过发表、破血、消导、泻下等法，达到软坚散结、活血化瘀的效果，可以抑制肿瘤细胞的繁殖，达到抗肿瘤作用[2-5]。

不同的瘤种，有着不同的治疗方式，即使都是化疗，不同的药物也有不同的副作用，这就导致了患者在化疗后常常会出现许多不一样的症状，面对这些症状，适宜食用的食物又大不相同。其中因奥沙利铂等铂类药物的广泛使用，神经毒性在临床上极为常见。本章将介绍两则病例，是本科室在中医辨证论治的基础上运用食疗法，对化疗后神经毒性的患者进行辅助，达到缓解症状、提高患者生活质量目的的典型病例。

（一）验案三：肠癌合并神经毒性的食疗法

1. 病史

梁某，男，65岁，因"便血1周余"入院。

入院时症见：神志清，精神萎靡不振，腹部隐痛不适，偶有腹胀，纳差，无恶心呕吐、胸闷胸痛、头晕头痛，大便每日5~6次，量少，质稀，夹有鲜血，小便正常，眠差。舌淡红，苔薄黄腻，脉弦滑。近1个月体重减轻约2.5 kg。

入院后行肛门指检未见明显异常，腹部查体未见明显异常。查肿瘤标志物：CEA 12.86 ng/mL；CA19-9 85.57 U/mL；结肠镜：进镜距肛缘30 cm可见乙状结肠环周隆起性新生物，管腔狭窄，内镜不能进一步通过；病理：黏液腺癌；胸部、腹部增强CT示乙状结肠壁增厚，伴多发稍大淋巴结，考虑癌。诊断为乙状结肠癌。

2. 治疗经过

（1）围手术期：饮食养生建议[4-9]：对于此例可手术切除者，术前予以补充营养，多食用高热量、高蛋白、高维生素饮食，必要时口服全营养粉或是高蛋白粉。术后应少食多餐，每天4~6餐，术后早期少食或不食含纤维量高的蔬菜、水果、粗杂粮及大块肉类等，多进食流质、半流质食物以便消化；胃肠道功能未恢复前避免食用易产气的食物，如牛奶、豆奶、甜食等，可多食用健脾益胃止呕的食物，如生姜、陈皮、山楂、萝卜、芋头等。

考虑患者无远处转移实质器官，排除手术禁忌证，行腹腔镜下姑息性乙状结肠切除+腹腔热灌注管置入+CRS术，术中送检"腹壁结节"为癌结节，肠旁见3枚淋巴结转移癌。免疫组化：BRAF（-），MLH1（+），PMS2（+），MSH2（+），MSH6（+），HER2（1+），panTRK（-）。基因检测结果：KRAS、NRAS、B-RAF，野生型。术中诊断：乙状结肠癌伴多发腹膜转移Ⅳ期（pT4aN1cM1c）。

本病例在围手术期具体食疗方如下：

根据入院时表现，考虑"邪实正未虚"，病机上以湿热毒蕴为主，故使用的食疗方如下。

（1）菱角粥[9]

功效：益胃润肠。适用于术前排便不畅的结肠癌、直肠癌患者。

材料：带壳菱角20个，蜂蜜10 g，粳米50 g。

制法：菱角洗净、捣碎，放入锅内加水煮成半糊状，加入洗净的粳米煮至粥状，加入蜂蜜即可。

（2）龙葵薏仁粥[9]

功效：清热解毒，利水消肿。适用于术前腹痛剧烈的结肠癌、直肠癌患者。

材料：龙葵15 g，半边莲15 g，草河车15 g，薏苡仁100 g。

制法：龙葵、半边莲、草河车洗净加水煎取汁液，与薏苡仁同煮成粥即可。

（3）乌龙茶乌梅汤[10]

功效：解毒、利尿、止泻、抗癌。适用于术前腹痛、腹泻严重的结肠癌、直肠癌患者。

材料：乌龙茶叶6 g，乌梅12 g，蜂蜜适量。

制法：乌龙茶叶、乌梅加适量水煎成汤后，再加入适量蜂蜜即可。不拘时服用。

术后患者疲倦、乏力较前加重，纳差，考虑正气未复，脾胃功能受损易出现消化不良、食欲减退等情况，故以"补虚健脾，补益气血"为主要治法，使用的食疗方如下。

①芡实粉粥[9]

功效：健脾、涩肠、止泻。适用于术后大便功能失常的结肠癌、直肠癌患者。

材料：芡实粉60 g，粳米100 g。

制法：粳米洗净，加入适量清水同煮，大火煮沸后加入芡实粉，搅匀，小火煮至粥状即可。

（5）黄精粥[11]

功效：益气补虚，活血消肿，清热解毒，行瘀散结。适用于气血两虚之结肠癌、直肠癌患者。

材料：黄芪、黄精各15 g，枸杞子20 g，马齿苋20 g，槐花10 g，地榆、败酱草20 g，白花蛇舌草、土茯苓各20 g，粳米100 g。

制法：上述材料（除粳米外）洗净加水煎取汁液，与粳米同煮成粥即可。

手术治疗是目前早期肠癌常用的治疗手段，但手术属于有创治疗手段，易导致患者出现应激及炎症反应，从而引起严重的代谢失衡等各种不良反应。

目前，临床上对肿瘤术后患者实施中医食疗的研究较少，多是以中药汤剂作为辅助治疗手段[12]。但多研究表明，中医食疗对肿瘤术后患者实施中医食疗具有十分重要的现实意义[13]，可以有效改善各种炎症反应，提高免疫力，改善生活质量，延长生存期限。

本病例通过指导患者养生食疗，减轻了手术对患者的身体负担，加速了患者身体的康复。

2. 化疗期　饮食养生建议[4,5,6,8,9]：忌食太甜、油腻、辛辣刺激性食物；多食用高蛋白食物，如豆类及豆制品、乳类及乳制品、肉类、鸡蛋、花生酱等，有利于白细胞、淋巴细胞数量恢复及体内毒素的排出，帮助人体生长和组织修补，促进患者放化疗后的恢复；化疗后期易引起口腔溃疡、咽喉肿痛，吞咽能力下降等问题，因此患者要注意多饮水，多漱口；推荐食用绿茶、绿豆、雪梨、蜂蜜等滋阴补津之品。

根据免疫组化及患者实际情况，术后行5次顺铂腹腔热灌注治疗+8个周期mFOLFOX6+西妥昔单抗注射液方案化疗。患者在第3个疗程化疗时开始出现口唇麻木、青紫，考虑奥沙利铂所致周围神经毒性。

此时症见：神志清，精神一般，偶有腹痛、腹胀，食欲一般，口唇麻木、青紫，无恶心呕吐、胸闷胸痛、头晕头痛，睡眠尚可，大便每日1~2次，质稀，小便正常。舌紫暗，苔薄白，脉弦滑。考虑患者化疗期间出现慢性化疗相关周围神经系统病变，影响患者生活质量，为预防疾病加重，具体食疗方如下。

（1）黄芪大枣粥[11]

功效：温肾健脾，止血消肿，益气补虚。适用于脾肾阳虚之肠癌、直肠癌等患者。

材料：黄芪50 g，槐花15 g，附子5 g，大枣15枚，糯米50 g，红糖适量。

制法：黄芪、槐花、附子布袋包扎，加适量水煮20分钟，去药袋取汁，加入糯米煮至粥状，再下大枣煮5分钟，加入适量红糖即可。

（2）当归枸杞茶

功效：补血活血。适用于气血亏虚之肠癌、直肠癌等患者。

材料：当归5 g，枸杞子15 g，大枣15 g。

制法：上述材料分别洗净，放入沸水中焖30分钟以上，不拘时饮。

化疗相关周围神经系统毒性在古籍中无明确病名记录，但因症状与

"痹""萎"证十分相似，因此现多参照痹证的治疗方法防治[14]。本病例中，本科室把握了患者此时"虚""寒""瘀"的病机特点，在使用中医外治法——针刺、艾灸的基础上，结合中医食疗，取得了良好的效果。第4、5个疗程化疗期间，患者口唇麻木症状未见加重，控制尚可。

3. 化疗康复期间 饮食养生建议[4-6, 8-9]：以粗粮、面食和谷类为主；多食用优质蛋白，限制红肉（即牛、羊、猪肉）摄入量，每周不超过3~4次；建议食用豆类及其制品；建议增加蔬菜水果的种类，每天进食400~800 g蔬菜（深绿色和深黄色蔬菜优选），250~300 g水果；奶制品不能少，如果对乳糖不耐受，可以选择酸奶、奶酪等；避免腌制、烟熏的食物；戒烟限酒。

此时症见：神志清，精神一般，偶有腹部隐痛，无腹胀，食欲可，口唇麻木，食生冷或天气寒冷时加重，无恶心呕吐、胸闷胸痛、头晕头痛，睡眠尚可，二便正常。舌紫暗有瘀斑瘀点，苔薄白，脉涩滑。考虑患者化疗后正虚邪恋，以控制奥沙利铂神经毒性、预防肿瘤复发为主要治疗目的，故推荐患者的食疗方为归参鳝鱼羹。

功效：养血活血，补益中气。适用于气滞血瘀、中气不足之肠癌、直肠癌等患者。

材料：当归10 g，党参20 g，鳝鱼500 g。

制法：鳝鱼剖好洗净，当归、党参装入纱布中，与鳝鱼同入铝锅内，放入调料，加水适量。烧沸后用文火煎熬1小时即成。早、晚各服1次。

患者于本院门诊定期随诊，疗效评价：疾病稳定（SD），在食疗配合中医药治疗的基础上，口唇麻木明显好转，唇色亦较之前明显红润。但患者在化疗结束后半年时述偶有头晕头痛、耳鸣、腰酸等症状，结合此时的舌脉：舌瘦稍暗红，苔薄白，脉细。四诊合参，考虑患者年老体虚，肝肾阴虚，故推荐患者的食疗方为甲鱼淮山火锅[11]。

功效：补气养血。适用于肝肾阴虚之结肠癌、直肠癌。

材料：甲鱼1只，火腿100 g，枸杞子50 g，淮山药30 g，熟地黄20 g，女贞子15 g。

制法：甲鱼切块、洗净、水飞，熟地黄、女贞子洗净入药包，加适量清水及葱姜蒜、桂皮、香叶同煮，用小火炖至甲鱼酥烂，加入食盐即可。

1个月后患者再次门诊随诊，自述上述症状明显好转。

(二)验案四：肺癌合并神经毒性的食疗法

1. 病史

周某，男，48岁，因"气喘伴咳嗽咳痰3个月余"入院。

入院时症见：神志清，精神一般，咳嗽，咳白色稀痰，偶有血丝，偶有胸痛，无胸闷，自述夜间常发热，以手心为主，体温多在37.4~37.5℃，无恶风恶寒，食欲一般，睡眠差。舌红，少苔，脉细数。近3个月体重减轻约5 kg。

入院后查体可闻及双肺呼吸音减低，其余未见明显异常。查肿瘤标志物：CEA 37.84 ng/mL；查胸部CT示左肺门及纵隔内占位，考虑肺癌；纵隔及左肺门淋巴结肿大；右肺上叶结节，转移可能；右侧斜裂下结节；两肺肺气肿、左肺下叶肺大疱。排除禁忌证，行肺肿物穿刺活检术，术后病理（左肺肿物穿刺标本）符合小细胞癌。免疫组化：AE1/AE3（+部分）、Syn（+）、ChromograninA（+部分）、CD56（+）、TTF-1（+）、CK7（+部分）、Ki-67（+90%）。外院PET-CT：左上肺门不规则软组织团块伴左肺门、纵隔、双侧锁骨上淋巴结肿大，全身多发骨转移；右上肺前段实性结节考虑转移。诊断：左肺小细胞癌并多发骨转移（广泛期，cT4N3M1c，Ⅳb期）。

2. 食疗方

（1）化疗期：饮食养生建议[4, 5, 15~17]多喝水，建议饮用蜂蜜水等，但不要喝咖啡、酒和碳酸饮品；以清淡饮食为主，少吃辛辣刺激、甜腻之物，少吃肥甘厚味之品，如动物内脏、肥肉、煎炸之品，少吃海鲜；可食用芡实、陈皮、砂仁、橘红等，或鸡屎藤、木棉花、田基黄、溪黄草、鸡骨草等；戒烟戒酒，避免刺激性食物。

根据免疫组化及患者实际情况，行EP方案化疗3个疗程，具体用药：顺铂（40 mg d1~3）+依托泊苷（0.1 g d1~5），影像学复查示瘤体缩小不明显（缩小<30%），疗效评价：SD，且患者在化疗期间出现手足麻痹，呈"手套"样分布。

此病例在第3个疗程化疗期间出现化疗后周围神经毒性，此时症见：神志清，精神一般，咳嗽，痰多且黄腻，难以咳出，胸闷，便秘，伴恶心呕吐，手足麻木、干燥、瘙痒、脱皮，遇寒加重，夜间加重，无晨僵，食欲、睡眠差。舌红，苔黄，脉数。考虑患者此时化疗相关周围神经系统症状较明显，以痰热蕴肺为主要病机,故推荐食疗方如下。

1)蕺菜大枣赤豆粥[17]

功效:清热解毒、化瘀凉血。适用于热毒蕴肺的肺癌患者。

材料:干蕺菜50 g,赤小豆60 g,生薏苡仁90 g,大枣25枚,白糖适量。

制法:蕺菜洗净浸泡半日,单包;薏苡仁、赤小豆洗净浸泡5小时。大枣洗净去核与上药加水同煮至粥状,加适量白糖即可。

2)笋菇萝卜炒肉丝[17]

功效:健脾祛湿、清化痰热。适用于痰热蕴肺的肺癌患者。

材料:芦笋350 g,香菇60 g,胡萝卜150 g,瘦猪肉丝100 g,食用油40 g,葱、姜、水淀粉适量。

制法:胡萝卜、芦笋、香菇、猪肉洗净,切丝,撒上少许盐浸味。油锅烧热后,放入葱、姜略炒,迅速加入肉丝炒至六分熟,放入芦笋丝、胡萝卜丝、香菇丝、少许盐,继续翻炒,加少许水淀粉,淋少许香油后即可。

3)橄榄萝卜饮[18]

功效:清肺化痰。适用于痰热蕴肺伴咳嗽的肺癌患者。

材料:青橄榄400 g,白萝卜100 g。

制法:上述材料洗净,加入适量清水同煮1小时,可加入适量蜂蜜或食盐调味,取汁饮用即可。

考虑患者化疗不敏感,故在EP方案的基础上加斯鲁利单抗300 mg,行4个疗程治疗后影像学示瘤体明显缩小,疗效评价:部分缓解(PR)[接近完全缓解(CR)]。此时症见:神志清,精神一般,干咳少痰,咽干口渴,胸闷气短,五心烦热,体倦,手足麻木症状加重,且伴见手足脱皮、干燥、瘙痒,食欲、睡眠一般,舌红绛少津,苔薄黄,脉细数无力。考虑因化疗药物累计计量,致化疗相关周围神经系统病变加重,此时以阴虚肺燥为主要病机,故推荐患者的食疗方如下。

1)二冬膏[17]

功效:甘凉清淡、润肺解毒。适用于阴虚肺燥的肺癌患者。

材料:天冬500 g,麦冬500 g,蜂蜜50 g。

制法:将天冬、麦冬洗净,各水煮4小时,捞出晾凉后再各煮2小时,再次捞出晾凉后再分别煮2小时,合并煎液,过滤后晾凉成清膏,每100 g

清膏加入蜂蜜 50 g，混合均匀后，每日 2 次，每次服 20 g，开水调服。

2）杏仁猪肺汤[19]

功效：甘凉清淡、润肺解毒。适用于阴虚肺燥的肺癌患者。

材料：甜杏仁 30 g，猪肺 1 个，生姜汁 50 g，蜂蜜 200 g。

制法：猪肺洗净沥干，其余材料塞进肺管，丝线束口，加入适量清水，小火煨炖 3 小时即可。

7 个疗程化疗后复查，影像学提示疗效评价：疾病稳定（SD），在食疗配合中医药内服外治的基础上，患者化疗结束后手足麻木等症状得到明显控制，咳嗽、咳痰等伴随症状亦得到改善，大大提高了患者的生存质量。

（2）化疗康复期间饮食养生建议[4, 5, 15~17]：忌腥油腻食物，禁忌辛辣等刺激性食物，如绿、黄、红色蔬菜，以及黑木耳、杏仁露、荸荠、芦笋、柠檬、红枣、大蒜等，多吃高蛋白、多维生素、低动物脂肪、易消化的食物及新鲜水果、蔬菜，不吃陈旧变质食物，少吃熏、烤、腌泡、油炸、过咸的食品，主食粗细粮搭配，以保证营养平衡。禁烟酒。

此时患者处于化疗后康复期，症见：神志清，精神一般，偶有手足麻木，伴见手足干燥，偶有瘙痒，咳嗽气短，面色不华，倦怠懒言，腰膝酸软，舌淡苔白，脉沉无力。考虑患者肺肾两虚，故推荐的食疗方如下。

1）枸杞杏仁参蛤粥[17]

功效：补益肺肾。适用于肺肾两虚，但寒热均不明显的肺癌患者。

材料：枸杞子 100 g，苦杏仁 80 g，核桃仁、黑芝麻各 50 g，人参粉 4 g，蛤蚧粉 4 g，糯米 100 g，蜂蜜适量。

制法：糯米、枸杞子、苦杏仁、核桃仁和黑芝麻洗净，加入适量清水煮至粥状，再加入人参粉、蛤蚧粉、少许蜂蜜，混合均匀即可。

方药分析：方中枸杞子（《神农本草经》），性味甘平，归肺经，功善滋补肝肾，润肺明目。苦杏仁（《神农本草经》），性味苦微温，归肺经，功善止咳平喘，润肠通便。核桃仁温肺补肾，敛肺定喘。枸杞子、黑芝麻（《本草纲目》），甘平益肾，加蜂蜜甘平，助其润肺补虚，清热解毒。人参（《神农本草经》），甘微苦，入肺、脾经，功善补气生津，安神益智。蛤蚧（《开宝本草》），性味咸平，入肺、肾经，功善补肺益肾，止咳定喘。全方共奏补益肺肾、止咳平喘之功。

化疗康复期间，患者于本科门诊定期复查随诊，未见肿瘤复发，手足麻木亦得到有效控制及改善。

随着科学技术的发展，现在肿瘤患者的生存期得到了显著延长。面对大量的肿瘤患者，多项研究证实[2,4~7,13,14,20]，在肿瘤患者治疗过程中加入食疗的方法，可显著提高治疗效果，对患者身体的康复、疾病的治疗及预后均有重要。

四、中医特色疗法（如艾灸、拔罐）的临床案例

在中医特色疗法中，艾灸和拔罐是两种常见的治疗手段，它们在临床实践中被广泛应用于各种疾病的治疗，包括抗肿瘤药物所致的神经毒性。以下是一些临床案例的概述。

案例一：艾灸治疗化疗后周围神经痛。

李女士，52岁，乳腺癌患者，接受化疗后出现严重的周围神经痛。在尝试了多种西药治疗无效后，转投中医治疗。医师采用艾灸疗法，选取足三里、三阴交等穴位进行温和灸，每次治疗30分钟，每日1次。经过2周的治疗，患者的神经痛明显减轻，生活质量得到显著提升。

案例二：拔罐疗法缓解化疗后疲劳症状。

张先生，48岁，肺癌患者，在化疗期间出现严重的疲劳症状，影响了他的日常生活和工作。中医师采用拔罐疗法，选择背部膀胱经和督脉上的穴位进行拔罐，每次治疗20分钟，隔日1次。经过1个月的治疗，张先生的疲劳症状得到明显缓解，精神状态也有所改善。

案例三：艾灸和拔罐结合治疗化疗后失眠。

王女士，60岁，卵巢癌患者，化疗后出现严重的失眠问题。中医师采用艾灸和拔罐相结合的治疗方法，首先在患者的神门、安眠等穴位进行艾灸，然后在其背部和足部的相关穴位进行拔罐。治疗后，王女士的睡眠质量得到显著改善，失眠症状得到有效控制。

案例四：拔罐治疗化疗后恶心呕吐。

赵先生，55岁，胃癌患者，在化疗期间出现频繁的恶心和呕吐。中医师采用拔罐疗法，选择中脘、足三里等穴位进行拔罐，每次治疗20分钟，每日1次。经过1周的治疗，赵先生的恶心呕吐症状明显减少，食欲也有所恢复。

这些案例展示了中医特色疗法在抗肿瘤药物所致神经毒性治疗中的应用

和效果。艾灸和拔罐作为非药物疗法，通过调节机体的阴阳平衡，激活补益气血，可以有效缓解化疗带来的各种副作用，提高患者的生活质量。然而，值得注意的是，中医治疗应在专业中医师的指导下进行，以确保治疗的安全性和有效性。

（方灿途　孟金成　陈　婷　张华堂）

参考文献

[1] 林燕, 李建. 孙思邈. 千金翼方［M］. 北京：中国医药科技出版社, 2017: 50.

[2] 李琦. 食疗在中医肿瘤护理中的应用效果观察［J］. 中国冶金工业医学杂志, 2022, 39（05）: 607-608.

[3] 孙朗, 许霞. 《食宪鸿秘》中的食疗养生思想［J］. 浙江中医药大学学报, 2022, 46（09）: 1032-1035.

[4] 韩欣璞, 肖海娟, 方瑜, 等. 中医食疗在恶性肿瘤中的研究进展［J/OL］. 辽宁中医杂志: 1-11［2022-10-09］.

[5] 王凯, 潘力弢, 谢恩健, 等. 孙晓生教授指导应用食疗和艾灸在肿瘤化疗和康复期调治经验［J］. 深圳中西医结合杂志, 2020, 30（22）: 76-78.

[6] 李小东, 侯凤刚, 李霞, 等. 大肠癌术后患者中医饮食知识知晓及需求的质性研究［J］. 浙江中医药大学学报, 2020, 44（07）: 682-687.

[7] 任娜娜, 张咏梅, 杨莉, 等. 大肠癌手术病人饮食教育研究现状及展望［J］. 全科护理, 2019, 17（1）: 31-34.

[8] 张权, 张爱萍. 张爱萍治疗大肠癌经验总结［J］. 中国民间疗法, 2018, 26（7）: 5-6.

[9] 陈训忠. 大肠癌的药粥食疗［J］. 山东食品科技, 2001, 3（7）: 22.

[10] 王智英, 姚清泉. 大肠癌病人的饮食防治［J］. 中国食品, 1999（4）: 18-19.

[11] 李典云. 肠癌药膳六款［J］. 东方药膳, 2009（2）: 15.

[12] 侯莉莉. 研究合理饮食在胃癌术后治疗的作用与中医食疗的应用前景［J］. 智慧健康, 2019, 5（36）: 66-67.

[13] 王凌玲, 黎余余. 中医食疗在肿瘤患者中的应用效果观察［J］. 光明中医, 2017, 32（4）: 475-476.

[14] 倪雪, 孙涛. 化疗诱导周围神经毒性的中西医治疗进展［J］. 辽宁医学杂志, 2022, 36（3）: 92-96.

[15] 孟志强, 李华兴. 肺癌治疗期间的药膳食疗［J］. 抗癌之窗, 2018（4）: 53-55.

[16] 林丽珠, 孙玲玲. 岭南中医肿瘤学术流派治疗肺癌历程与展望［J］. 中医肿瘤学杂志, 2021, 3（6）: 22-26.

[17] 于弘. 肿瘤食疗探讨［D］. 哈尔滨：黑龙江中医药大学, 2017.

[18] 黄春华. 肺癌咳嗽食疗方［J］. 上海中医药报, 2009（4）: 1-2.

[19] 姜恩顺, 代金刚. 肺癌的饮食疗法［J］. 家庭中医药, 2012, 19（4）: 32-34.

[20] 魏玉林, 王淑美. 中医治疗肺癌咳嗽临床研究［J］. 中华中医药学刊, 2016, 34（1）: 186-188.